Birgit Bergfeld

# Willkommen auf der Intensivstation

Birgit Bergfeld

# Willkommen auf der Intensivstation

## WAS SIE NIE ERLEBEN MÖCHTEN

GOLDEGG VERLAG

Bildrechte Umschlag: Blutbeutel: © mabie – Fotolia.com
Röntgen © 350jb – Dreamstime.com

Sämtliche Personennamen und Detailsituationen wurden verändert, sodass keine Rückschlüsse auf tatsächliche Begebenheiten möglich sind.



Der Verlag und seine Autoren sind für Reaktionen, Hinweise oder Meinungen dankbar. Bitte wenden Sie sich diesbezüglich an verlag@goldegg-verlag.at.

ISBN Print: 978-3-902729-43-9
ISBN E-Book: 978-3-902729-44-6


Mommsengasse 4/2 • A-1040 Wien
Telefon: +43 (0) 1 5054376-0
E-Mail: office@goldegg-verlag.com
http://www.goldegg-verlag.com
Herstellung: Goldegg Verlag GmbH, Wien
Druck: CPI Moravia Books

# Inhaltsverzeichnis

# Vorwort

Schon mit acht Jahren wollte ich Krankenschwester werden. Ich lag mit einem Herzfehler in der Kinderklinik eines großen Krankenhauses und musste operiert werden. Eigentlich sollten solche Herzfehler gleich nach der Geburt vom Kinderarzt entdeckt werden, bei mir war es aber erst der alte Hausarzt unserer Familie, der bei der Behandlung einer Bronchitis ein Herzgeräusch bemerkte. Dies gefiel ihm überhaupt nicht und so überwies er mich zur Kontrolle an eine große Uniklinik mit eigener Kinderchirurgie. Die Ärzte dort bestätigten seinen Verdacht auf meinen Herzfehler und so kam ich um eine Operation leider nicht herum.

Mit dreizehn anderen Kindern lag ich in einem Krankensaal. Das jüngste konnte noch nicht laufen und die ältesten waren schon Teenager. Mit meinen acht Jahren war ich altersmäßig also genau in der Mitte. Den ganzen Tag musste eine Schwester im Saal anwesend sein und die meiste Zeit hatten wir viel Spaß. Wir haben gespielt und Unsinn gemacht, zum Beispiel die Wasserhähne zugeklebt und nur oben einen Schlitz offengelassen, damit das Wasser beim Aufdrehen bis auf die gegenüberliegenden Betten spritzte. Nach meiner kindlichen Einschätzung musste das also ein toller Beruf sein, in dem man so viel Spaß mit Kindern hatte. Aber schon damals hat es mich interessiert, was die Schwestern eigentlich machten, wenn sie nicht bei uns im Zimmer waren.

Die OP-Vorbereitungen fand ich nicht so lustig. (Besonders nach dem obligatorischen Einlauf am Abend vorher den Po bis zum Erreichen der Toilette zuzukneifen, war echt schwer). In der Nacht habe ich auch kaum geschlafen und als es am nächsten Morgen los in Richtung OP ging, hatte ich große Angst. Aber alle waren nett zu mir und eine Schwester gab mir noch einmal feuchte Tupfer für meinen trockenen Mund, anstatt mich nur zu vertrösten: „Du bekommst doch gleich Narkose, dann merkst du sowieso nichts mehr." Nein, es haben sich wirklich alle Personen bemüht, meine Angst zu lindern – wer immer das auch war, in den grünen Kitteln mit Haube und Mundschutz. (Ich war viel zu aufgeregt, um mitzubekommen, ob sich jemand bei mir vorgestellt hatte). Kurze Zeit später bekam ich die „Schlafspritze“, sollte von zehn an rückwärts zählen und das war es dann. Von der OP selbst habe ich natürlich nichts mitbekommen. Nach der Operation musste ich ein paar Tage auf der Intensivstation bleiben und ich war so platt, wie man es nur sein kann. Ob dies nun die Nachwirkung der OP an sich war oder eine Nebenwirkung der Schmerzmittel, weiß ich nicht, wahrscheinlich war es eine Kombination aus beidem. Meine Eltern kamen jeden Tag zu Besuch, auch wenn sie nur wenige Minuten bleiben durften. Die lange Anfahrtszeit – eine Stunde mit dem Auto bis zum Krankenhaus – war für sie überhaupt kein Thema.

Kinder waren als Besucher nicht erlaubt, deshalb musste meine fünfjährige Schwester im Auto warten und auf meinen zweijährigen Bruder aufpassen, wenn kein Babysitter zur Hand war. Zur Belohnung gab es danach Eis.

Ich habe es genau mitbekommen, wenn meine Eltern an meinem Bett saßen, und es war frustrierend, dass ich weder ein Wort sagen noch mich irgendwie bewegen konnte. Einmal schaffte ich es, meinen kleinen Finger zu heben, als sie sich verabschiedet hatten und gerade das Zimmer verließen. In der Tür drehte sich mein Vater um und in dem Moment hob ich den Finger und „winkte“ ihm zu.

Jahre später sprachen wir einmal darüber und er erzählte, wie er sich deswegen mit meiner Mutter gestritten hatte, die alles als Einbildung abgetan hatte. Meine Mutter war schon ein wenig betroffen, dass ich so viel mehr mitbekommen hatte, als alle dachten.

Ansonsten ist mir noch deutlich die Nachtschwester in Erinnerung geblieben, die mit dem Rücken zu mir die ganze Nacht im Fernsehen irgendwelche Schwarz-Weiß-Krimis guckte. Mit Ton, denn ihr Kopfhörer funktionierte nicht. Das war Folter!

Heute meckere ich Kollegen an, wenn sie im Hintergrund den Fernseher mit Musikvideos laufen lassen und im Zimmer alle Patienten schon im Rentenalter sind.

Und warum mich damals keiner gefragt hat, ob ich meinen

Tee mit oder ohne Zucker möchte, weiß ich auch nicht. Immer war er pappesüß. Dabei schmeckt Pfefferminztee ohne Zucker viel besser und macht nicht noch mehr Durst. Sogar als ich schon wieder sprechen konnte, wurde ich gar nicht erst gefragt.

Andererseits gab es auch eine Schwester, die mir die ganze Nacht lang alle zehn Minuten mein Kissen zurechtrückte, weil ich nicht mehr liegen konnte. Das hat sie bestimmt genervt, aber sie blieb immer nett und lustig.

Nach zwei Wochen Krankenhaus mit insgesamt vier Tagen auf der Intensivstation durfte ich wieder nach Hause und wollte ab dem Zeitpunkt unbedingt Krankenschwester werden. Meine Familie war nicht begeistert über meinen Berufswunsch, wusste sie doch durch meinen Onkel, der als Stationsleiter in einem Krankenhaus arbeitete, welche Belastungen dieser Job mit sich bringt.

„Kind, wenn du schon im Krankenhaus arbeiten willst, warum studiert du nicht Medizin?" Aber ich wollte nicht *vor* dem Bett stehen und Anweisungen erteilen, sondern *am* Bett und mit den kranken Menschen direkt zusammenarbeiten.

Bis heute bereue ich meine Berufswahl nicht, trotz aller schwierigen Umstände.

Das Interesse an der Intensivmedizin entstand während der Ausbildung. Eigentlich wollte ich in den OP, doch diese Arbeit stand zu jener Zeit eher unter dem Motto: „Haken halten, Maul halten", das war nichts für mich.

Im dritten Lehrjahr, nach sechs Wochen Intensiveinsatz, wusste ich, wohin ich wollte: auf eine chirurgische Intensivstation. Die innere Medizin liegt mir nicht so, ich mag es lieber handfest. Einen gebrochenen Knochen kann man nageln, ein krankes Herz weniger. Da hat jeder seine Vorlieben.

Inzwischen bin ich über zwanzig Jahre in der Intensivpflege tätig. In kleinen Kreiskrankenhäusern und in großen Unikliniken. Eigentlich unterscheiden sich nur die Krankheitsbilder. Die kleinen Häuser nehmen natürlich keine schwerverletzten Unfallpatienten auf, dafür haben sie aber bei der medizinischen Ausstattung oft die Nase vorn. Wahrscheinlich kauft es sich leichter vier neue Beatmungsgeräte als vierzig. Wie in jedem Beruf hat auch hier jeder Arbeitsbereich seine Vor- und Nachteile. Sind in einem großen Haus die Krankheitsbilder interessanter, so ist in einem kleinen Haus der Umgang miteinander viel persönlicher, weil man vom Chefarzt bis zum Küchenmitarbeiter jeden kennt.

Doch, ob in einem großen oder einem kleinen Haus: Die Realität unterscheidet sich ganz markant von den romantischen Serien im Fernsehen. Auch das motivierte mich, dieses Buch zu schreiben. Die Wirklichkeit hat weder mit „Grey's Anatomy", „Dr. House" oder „Emergency Room" noch etwas mit „Schwester Stefanie" oder der „Schwarzwaldklinik" zu tun!

Der viel wichtigere Grund dafür, dass ich dieses Buch geschrieben habe, liegt allerdings in einer ganz anderen Botschaft: Ich habe so viele schreckliche Verletzungen gesehen und viel menschliches Leid aus nächster Nähe miterlebt. Viele der Verletzungen wären vermeidbar gewesen, wenn die Leute vor dem Unfall ihr Gehirn eingeschaltet hätten! Besonders Autounfälle unter Alkoholgenuss verursachen völlig unnötige Schmerzen und harte Folgeschicksale. Ab drei Promille stehen nun mal Bäume urplötzlich mitten auf der Fahrbahn oder die Kurve ist an einer Stelle, wo sie vorher nie gewesen ist. Ganz ehrlich.

Nach einer langen langen Nacht, in der ich zwei junge, durch eigenen Leichtsinn verletzte Patienten sowie einen schwer kranken älteren Herren betreute, kam mir die Idee zu diesem Buch.

Die zwei jungen Patienten raubten mir den letzten Nerv. Hier tut etwas weh und dieses Kissen liegt falsch, das Getränk ist zu warm und die Bettdecke zu schwer. Der Gips zu hart und das Kopfkissen zu weich. Ich will zu meiner Mama, mein armes Motorrad ist kaputt und am Montag hätte ich Gesellenprüfung.

Hallo? Feiern gehen und Bier trinken – aber kein Geld für den Bus. Der eine aus der Kurve geflogen, der andere gegen einen Baum gefahren. Wie so oft. Mein Mitleid hielt sich in Grenzen.

Der ältere Herr im Nachbarzimmer war auf dem Zebrastreifen angefahren worden. In zwei Wochen wollte er mit seiner Frau Goldene Hochzeit feiern, alle Vorbereitungen liefen auf Hochtouren, es sollte ein großes Familienfest werden. Jetzt lag er hier mit Knochenbrüchen und einer Blutung im Kopf. Ob er wieder gesund werden würde? Seine Chancen standen schlecht.

Nach dieser Nacht kam ich morgens nach Hause und hatte noch das Gejammer der beiden Nervensägen im Ohr. Da nahm ich mir vor alles aufzuschreiben, was Patienten auf einer Intensivstation so erwartet. Vielleicht schaltet dann der ein oder andere vor seiner Alkoholfahrt doch sein Gehirn ein.

Etwas schwarzer Humor muss dabei sein, er stellt Abstand zu den vielen belastenden Situationen her und ist gut für meine Psyche. Vielen Kollegen geht es genauso.

Manchmal liegen nur Minuten zwischen Freude und Leid. Ein Patient springt dem Tod noch einmal von der Schippe, während ein anderer trotz aller Hilfsmaßnahmen verstirbt. Man kann sich nicht jedes Schicksal zu eigen machen, es gibt ohnehin genug Bilder, die für immer im Kopf bleiben: die strahlenden Eltern, die erfahren, dass ihr Kind über den Berg ist, neben der weinenden Frau, die weiß, dass ihrem Mann nicht mehr zu helfen ist. Die knappe Zeit, die man gerne für die wirklich wichtigen Sachen hätte, anstatt Geduld für Patienten aufzubringen, die nicht hier liegen müssten.

Den richtigen Weg für seine eigene Psyche zu finden, ist nicht leicht. Da tut es einfach nur gut, wenn man zwischendurch einmal kräftig lachen kann, auch wenn es niemand außer den Kolleginnen und Kollegen versteht. Schließlich möchte ich weiterhin gerne zur Arbeit kommen.

Noch ein Wort zum Schluss: Natürlich sind alle Namen fiktiv und alle Situationen so abgeändert, dass sich keine lebende oder tote Person damit in Verbindung bringen lässt. Jegliche Ähnlichkeiten mit Ihnen bekannten Situationen oder Personen sind nicht gewollt und rein zufällig entstanden.

Dem Lesefluss zuliebe habe ich gängige Begriffe wie „die Schwester" oder „der Arzt" verwendet, obwohl es gerade in der Intensivmedizin geschlechtlich sehr ausgeglichen zugeht. Ich hoffe, es fühlt sich niemand in seiner Berufsehre gekränkt.

Und nun willkommen in einer Welt, die Sie niemals persönlich kennenlernen möchten!

*Birgit Bergfeld*

# 1. Willkommen auf der Intensivstation – wo Sie niemals sein möchten

Hatten Sie schon mal das zweifelhafte Vergnügen, eine Intensivstation aus der Nähe kennenzulernen? Diesen meist unbekannten Ort, wo große Schilder mit „Zutritt verboten“ und „Eintritt nur nach Aufforderung“ an der Tür hängen?

Wenn Sie zufällig daran vorbeikommen und die Türen offenstehen, sehen Sie viele blau gekleidete Menschen geschäftig umher laufen und im Hintergrund schrillt und piepst es ohne Unterlass. Unheimlich hört sich das an und manchmal traut sich selbst langjähriges Personal anderer Stationen nicht ohne Aufforderung einzutreten.

Wer allerdings einen kleinen Einblick in die Materie bekommt, stellt fest, dass auch in diesem ehrwürdigen und gefürchteten Bereich nur ganz normale Menschen arbeiten und ganz normale Menschen als Patienten liegen.

Allerdings ist die Arbeit mit diesen Patienten nicht mit „gewöhnlicher“ Krankenhausarbeit zu vergleichen. Nirgendwo sonst sind Sie als Patient den Schwestern und Pflegern, den verschiedenen Ärzten, den Krankengymnasten (wobei diese noch am meisten auf Sie eingehen) und anderem Personal so ausgeliefert wie auf der Intensivstation.

Nirgendwo sonst ist Ihr Leben so abhängig von funktionierenden Maschinen und Menschen, die diese bedienen können. Von Medikamenten, ohne die Sie nicht überleben würden.

Nirgendwo sonst nehmen völlig fremde Menschen Ihren Körper so in Besitz.

Und nirgendwo sonst wird Ihnen so oft ungefragt unter die Wäsche gegriffen. Bei der Frage „Darf ich einmal auf Ihren Verband gucken?“ ist das Hemd schneller oben, als Sie „Nein“ sagen können. Zwar hätten Sie von einer Verweigerung ohnedies keinen Vorteil, aber Ihre Zustimmung hätte man ja eigentlich abwarten können ...

Nur leider sitzt weder väterlich-gütig Professor Brinkmann aus der „Schwarzwaldklinik“ neben Ihnen auf der Bettkante noch Schwester Stefanie, die in der gleichnamigen Fernsehserie nicht nur Ihre Verbände wechselt, sondern auch das Blumengießen bei Ihnen zu Hause übernimmt.

In Wirklichkeit können Sie froh sein, wenn jemand mitbekommt, dass Sie einen Hund haben und dessen Versorgung organisiert, bevor das arme Tier ausgetrocknet neben seinem leeren Trinknapf liegt.

Den wirklichen „Professor“ werden Sie auf Ihrer Bettkante niemals finden, es sei denn, es stehen Fotoshootings für Werbezwecke an. Schließlich müssen sich selbst Krankenhäuser in der Öffentlichkeit gut verkaufen.

Und die Zeiten der überall präsenten, hingebungsvollen Krankenschwester sind schon lange vorbei. Gerade auf der Intensivstation, an einem Ort, wo es an erster Stelle um Ihr Über(!)leben geht und nicht nur um Ihres, wird „Schwester Stefanie“ Ihnen eher eine Herzdruckmassage verpassen, als mit Ihnen um die Blumen zu trauern.

Das ist noch nicht einmal böser Wille. Es ist einfach die Realität.

Leider geben Sie auf der Intensivstation Ihre Selbstbestimmung zum größten Teil am Eingang ab. Was dann mit Ihnen passiert und warum sich niemand wünscht hier zu landen, erfahren Sie in den nächsten Kapiteln.

## Schwimm oder geh unter – Alltag auf der Station

Nachts auf der chirurgischen Intensivstation: Ausnahmsweise ist es einmal ruhig, manche Patienten können sogar schlafen, was gar nicht so selbstverständlich ist bei einem Rund-um-die-Uhr-Betrieb, wo es selten richtig dunkel wird. Schon die Monitore tauchen das Zimmer in eine diffuse Helligkeit, selbst wenn ansonsten das Licht komplett gelöscht ist. Aber meist brennt zumindest die Nachtbeleuchtung, denn für die Dokumentation auf der Patientenkurve und die Verabreichung von Medikamenten ist Licht nun einmal unerlässlich. Im Dunkeln Medikamente zu verwechseln oder Ihr schmerzverzerrtes Gesicht zu übersehen, dient nicht Ihrem Wohlbefinden.

Auch die Umgebungsgeräusche kommen Ihrem Schlafbedürfnis nicht entgegen. Oft alarmieren Monitore, Infusionspumpen piepsen, verwirrte Patienten rufen laut um Hilfe, das Personal unterhält sich ebenfalls nicht immer leise und wenn Sie als Patient nach Schmerzphasen gerade zur Ruhe kommen, steht bestimmt ein Assistenzarzt neben Ihrem Bett und fragt, ob Ihnen etwas weht tut ... Die Frage an sich ist auch nicht verkehrt, allerdings sollten Ärzte erkennen können, ob ein Patient schläft oder nicht. Denn es ist gar nicht so selten, dass Sie wegen dieser Frage wachgeschüttelt werden. Sie hatten dann vielleicht glücklicherweise keine Schmerzen, aber an Schlaf ist auch nicht mehr zu denken. „Bewusstseinsüberprüfung" ist die Rechtfertigung für diese Störung.

Der Tag ist lang auf einer Intensivstation und selten können Sie mehr als ein bis zwei Stunden am Stück schlafen. Und das auch nur zwischen Mitternacht und sechs Uhr (mit viel Glück).

Kommt in der Nacht ein Notfallpatient, ist die Ruhe von allen komplett dahin.

Morgens um sechs geht dann der übliche Tagesbetrieb los: Das Pflegepersonal macht seine „Übergabe", das heißt, der Nachtdienst berichtet dem Tagdienst von den Vorkommnissen während der letzten Stunden. Zuerst versammeln sich alle Mitarbeiter in der „Zentrale", dort werden die Patienten kurz vorgestellt, damit wichtige Dinge allen Mitarbeitern bekannt sind. Beispielsweise, wenn ein Patient Wirbelsäulenverletzungen hat und nicht bewegt werden darf, ein anderer operiert wird und jetzt nichts mehr trinken soll oder ob vielleicht noch ein Neuzugang erwartet wird.

Die detaillierte Übergabe findet am Patientenbett statt, dort werden die Einzelheiten besprochen und Besonderheiten gemeinsam begutachtet. An dieser Übergabe sind aber nur die beiden Schwestern beteiligt, die den Patienten übergeben bzw. übernehmen. Ansonsten würden Übergaben Stunden dauern.

Die Ärzte, die auf einer Intensivstation meistens im Schichtdienst arbeiten, machen untereinander ebenso ihre Übergabe. Sie müssen gemeinsam von Bett zu Bett gehen und über alle Patienten gründlich sprechen. Das kann schon ordentlich Zeit in Anspruch nehmen. Bei zwölf Patienten auf einer Station ist mit einer Visitendauer von fünf Minuten pro Patient schon eine Stunde um, bevor auch nur eine praktische Tätigkeit erledigt wurde. Und je kritischer die Lage bei einem Patienten ist, desto mehr Zeit geht dafür ins Land. Unendlich lange kann man sich aber auch nicht aufhalten, denn normalerweise folgt kurz nach der Übergabe die Chefarztvisite, in der alle Intensivpatienten den Chef- und Oberärzten der verschiedenen Abteilungen vorgestellt werden. Da können schon einmal zehn bis zwanzig Personen von Zimmer zu Zimmer gehen. Aber keine Angst, viele der defilierenden Personen suchen hinterher in ihren eigenen Arbeitsbereich auf. Sie müssen sich nur für ihre Bereitschaftsdienste auf dem Laufenden halten.

Eine große Intensivstation wird meistens fachübergreifend geleitet. Das heißt zum Beispiel, dass die Anästhesieabteilung in erster Linie für die Patienten zuständig ist und die Chirurgen „nur“ zur Visite oder bei bestimmten Maßnahmen anwesend sind. Viele der Patienten liegen ja in einem künstlichen Tiefschlaf, deshalb ist das durchaus eine sinnvolle Regelung.

Sind alle Visiten und Übergaben vorbei, kann der Tag richtig beginnen.

Es folgt die normale Routinearbeit. Den Patienten wird Blut abgenommen, wer darf, bekommt Frühstück, dann folgt die Körperpflege, einige Patienten dürfen aufstehen, andere werden regelmäßig umgelagert, es werden Medikamente verabreicht und Atemtherapien durchgeführt. Die Röntgenassistenten kommen vorbei, genau wie die Krankengymnasten. Untersuchungen stehen an, Patienten, denen es besser geht, werden auf die Normalstation verlegt und aus dem OP neue Patienten übernommen.

Wenn Sie als Patient Glück haben, ist mittags Zeit für ein

Schläfchen, dann wechselt das Personal wieder und die Spätschicht beginnt. Jetzt werden die Patienten mit neuen Infusionsprogrammen versorgt, sonst bleiben die Arbeiten ähnlich wie im Frühdienst. Essen verabreichen, lagern, mobilisieren, Atemtherapie, Körperpflege. Oft dauern auch Operationen bis in den Nachmittag hinein oder Untersuchungen stehen an. Außerdem kommen Besucher, jeder macht sich Sorgen um seinen Angehörigen und möchte den Arzt sprechen. Dieser hat dann wirklich viel zu tun, um der großen Zahl der Anfragen gerecht zu werden.

Der Tag ist also ausgebucht.

Nun hofft so mancher Anfänger auf eine ungestörte Nachtruhe, aber Fehlanzeige. Auch nachts müssen die Patienten regelmäßig umgelagert werden, damit sich keine Druckgeschwüre auf der Haut bilden.

Selbst wer vielleicht schlafen könnte, beim Nachbarpatienten muss noch lange keine Ruhe herrschen! Leider gibt es keine festen Termine für Notfallpatienten, die kommen immer ungeplant und so ist die momentane Ruhe immer nur die Ruhe vor dem nächsten Sturm.

Nachts ist auch die Zeit der Nebenarbeiten, für die am Tag oft keine Zeit bleibt. Material muss aufgefüllt und nachbestellt werden, ebenso Medikamente. Andere Materialien werden gereinigt und für die Sterilisation vorbereitet. Verfallsdatenkontrolle gehört ebenso dazu wie die Überprüfung technischer Geräte. Am Computer werden Statistiken erstellt und Laborentnahmen für den nächsten Tag vorbereitet.

Ist endlich alles erledigt, bleibt dem Personal vielleicht noch Zeit, um kurz zusammenzusitzen, etwas zu essen und sich ein paar Geschichten aus dem bisherigen Arbeitsleben zu erzählen.

Krankenschwesternstorys haben übrigens selten etwas mit Anglerlatein zu tun. Wenn Sie wirklich ein paar Geschichten zu hören bekommen, können Sie sicher sein, dass sie meist *untertrieben* sind. Die Wahrheit ist oft so unappetitlich, dass sie keiner hören will. Oder möchten Sie zum Beispiel wirklich darüber Bescheid wissen, dass halbverdauter Heringssalat sich schlecht aus den Haaren waschen lässt, nachdem ein Patient schwungvoll über die Bettkante gekotzt hat, als Sie gerade dabei waren, seinen Trinkbecher vom Fußboden aufzuheben? Da haben Sie selbst nach doppelter Haarwäsche hinterher noch das Gefühl, frisch vom Fischmarkt zu kommen!

Oder haben Sie schon einmal darüber nachgedacht, wie es sich anfühlt, wenn frischer warmer Durchfall in Ihre Schuhe rinnt, weil der Patient seinen Schließmuskel nicht mehr unter Kontrolle hatte, als Sie ihm gerade ins Bett halfen? (Deswegen hat langjähriges Pflegepersonal immer ein zweites Paar Schuhe in der Umkleide stehen.)

Diese Situationen sind nur mit einer ordentlichen Portion schwarzen Humors zu ertragen und da man zu Hause schlecht mit den Worten „Schatz, stell dir vor, was mir heute passiert ist ..." am Mittagstisch sitzen kann, werden sie eben nur unter Kollegen ausgetauscht.

Auch ein Assistenzarzt ist immer anwesend. Mit etwas Glück hat dieser sogar schon Berufserfahrung und rennt nicht die ganze Nacht hektisch von Patient zu Patient, aus Angst, irgendetwas zu übersehen und bei der Morgenvisite eins aufs Dach zu bekommen. Bis jemand die nötige Erfahrung hat, um kritisch kranke Patienten ruhig und sicher zu behandeln, geht schon einige Zeit ins Land und „Wunderärzte" wie im Fernsehen gibt es kaum. Denn der Unterschied zwischen Theorie und Praxis ist nach wie vor enorm. Es braucht lange Einarbeitungszeiten, bis „der Neue" alles sicher beherrscht ... Dennoch heißt es, möglichst schnell Aufgaben zu übernehmen und die Kollegen zu entlasten. Lernen kommt lange danach.

Es gilt: Schwimm oder geh unter!

Im Intensivbereich ist das natürlich besonders stressig. In Notsituationen schnell zu handeln und trotzdem keine überflüssige Panik zu verbreiten, ist eine echte Herausforderung.

Rasch und überlegt vorzugehen, ist unabdingbar. Zum Beispiel bei einem Patienten mit plötzlichem Blutdruckabfall: Hat dieser ein akutes Problem? Innere Blutungen vielleicht? Oder ist es nur ein Messfehler, weil irgendein Schlauch abgeknickt ist?

Je mehr Monitoring vorhanden ist, desto mehr Fehlalarme

gibt es auch. Aber ein falsch interpretierter Fehlalarm kann lebensgefährlich werden. Also muss man, möglichst in Sekundenschnelle entscheiden: Auf die Werte reagieren oder nicht? Spritzt man einem Patienten mit als sehr niedrig angezeigtem Blutdruck Adrenalin und er hat in Wirklichkeit ganz normalen Druck, so kann er dadurch Werte bekommen, die die Blutgefäße im Gehirn platzen lassen (normaler Druck: 120/80, sehr niedriger Druck: 40/20 und dann Drücke von 300/140 mmHg).

Da ist es schon verständlich, wenn jemand, der neu im Intensivbereich ist und auf einmal die Verantwortung für all diese schwer verletzten Patienten hat, nervös wird.

Normalerweise wird diese Unsicherheit mit zunehmender Erfahrung weniger, aber manchmal wünscht man sich, der Verantwortliche hätte sich lieber ein anderes Studienfach ausgesucht ... Besonders, wenn sich derjenige als „beratungsresistent“ herausstellt, und Dinge, die auf der Station grundsätzlich in bestimmter Art und Weise gehandelt werden, ohne Rücksprache ändert oder ignoriert. Zeitpunkte für Medikamentengaben zum Beispiel oder die zeitlichen Absprachen für Verlegungspatienten. Auch gerne immer wieder praktiziert werden fehlende Absprachen für Untersuchungen. Kaum liegt der schwere Patient auf der Seite, muss unbedingt jetzt und sofort eine bestimmte Untersuchung sein, für die er wieder umgelagert werden muss. Das geht wirklich an die Nerven!

Aber jeder bekommt seine Chance und manchmal wird aus einer jungen, schüchternen Person eine kompetente Fachkraft, die zwar leise, aber sinnig arbeitet, während ihr couragierter Kollege mit seinen Vorstellungen der Intensivtherapie nur Ärger verursacht.

So fließen Tag und Nacht ineinander über, mit ihren fest strukturierten Arbeitsabläufen, die immer und immer wieder von ungeplanten Ereignissen unterbrochen werden.

Als Patient bekommen Sie den Unterschied zwischen Tag und Nacht manchmal gar nicht mit.

## Visite – Enttarnung eines Mythos

Mindestens dreimal täglich ist Visite. Manchmal mit, manchmal ohne Chefarztbeteiligung. Wenn aber ein Dutzend Weißkittel das Zimmer stürmt, niemand Sie als Mensch wahrnimmt, geschweige denn begrüßt, dann können Sie sicher sein: Es ist „Chefvisite".

Der Chef ist leicht zu erkennen: Es ist jener, der am Fußende des Bettes steht, sich mit der Hand das Kinn reibt und in großes Schweigen hüllt. Mehr als „na ja", „weiter so" und „müssen wir mal sehen" werden Sie nicht aus ihm rauskriegen. Als Privatpatient bekommen Sie natürlich einen persönlichen Händedruck, das ist wichtig für die Abrechnung. Unter Umständen hören Sie auch einen vollständigen Satz.

Sind Sie neu auf der Station, wird gesagt: „Das kriegen wir schon wieder hin". Geht es Ihnen nach ein paar Tagen immer noch schlecht, wird an Ihr Gewissen appelliert: „Sie müssen nur richtig gut mitmachen, dann wird es schon wieder", als wären Sie für Ihren Zustand alleine verantwortlich. Wenn keiner mehr etwas sagt außer „hmhm", dann können Sie anfangen, sich Sorgen zu machen ...

Haben Sie Pech und liegen in einem Isolierzimmer, weil böse Bakterien sich in Ihnen eingenistet haben, minimieren sich schlagartig die defilierenden Personen. Von den Visiten bekommen Sie dann unter Umständen gar nichts mit. Die werden nämlich vor der Tür abgehalten. Lediglich morgens kommt der Stationsarzt vorbei, untersucht Sie und klärt Sie über die anliegenden Dinge auf.

Sind Sie hingegen Privatpatient, hat der Chef natürlich Pech gehabt (oder meistens einer seiner Oberärzte). Abgerechnet wird nur bei persönlichem Händedruck und dafür muss der Arzt das Zimmer nun mal betreten. Unter Maske, Haube, Schutzkittel und Handschuhen werden Sie trotzdem Schwierigkeiten haben, den Chef von der Putzfrau zu unterscheiden. Dabei ist die Putzfrau die Einzige, die Ihnen nicht (!) unaufgefordert unter das Hemd greift!

Ist der Ärzteschwarm wieder aus dem Zimmer, folgt die Standardfrage jedes wachen Patienten: „Was war das denn?"

Die Antwort „Chefvisite" löst dann oft großes Erstaunen aus. „Wer war denn der Chef?", lautet die nächste Frage. „Der Kleine mit den braunen Haaren und der Brille" ist bei zwanzig Personen natürlich schlecht zu identifizieren. Und Fragen oder gar Gespräche: Fehlanzeige!

Zur Rechtfertigung muss ich sagen, dass bei einer halben Stunde Visitierzeit für jeden Patienten etwa zwei Minuten zur Verfügung stehen, für Gespräche reicht das leider nicht aus. Vieles könnte aber schon mit dem einfachen Satz „Für Ihre Fragen stehe ich Ihnen später zur Verfügung" gut gemacht werden.

Es ist auch viel sinniger, Fragen außerhalb der Visiten zu klären, eventuell zusammen mit den Angehörigen, die ja auch gerne wissen möchten, wie es nun weitergeht. Man muss es dem Patienten nur mal sagen!

Dieses Visiten-Spektakel wiederholt sich täglich und wird insgeheim auch „Muppet-Show" genannt.

Der Sinn der täglichen Chefvisite (bei der auch sämtliche Oberärzte der entsprechenden Abteilungen mitlaufen) ist der, sich über alle Intensivpatienten zu informieren, damit man weiß, welcher Patient in der Nacht Probleme machen könnte und wen man gegebenenfalls verlegen kann, wenn ein Notfallpatient aufgenommen werden muss.

Mitten in der Nacht liegen Chefs allerdings normalerweise im Bett und lassen die Arbeit von ihren Oberärzten erledigen. Dafür wird man schließlich Chef. Höheres Gehalt für weniger Arbeit. Oder eher andere Arbeit. Statt sich die Nächte mit Operationen um die Ohren zu schlagen, fährt der Chef oft lieber frisch ausgeschlafen zum nächsten Kongress. Statt blutende Patienten wiederzubeleben, ist es beliebter, Studien zu den neuesten Medikamenten zu lesen. Nach Jahren als Oberarzt mit dicken Ringen unter den Augen von den vielen durchgearbeiteten Nächten ist das schon ein erstrebenswerter Job.

Noch kurz etwas zur Hierarchie im Krankenhaus: Der Chefarzt ist natürlich der „Oberboss". Gegen seinen Willen geht selten etwas (allerdings muss er ja nicht alles mitkriegen). Ihm unterstellt sind die Oberärzte, die für bestimmte Bereiche innerhalb des Fachgebietes verantwortlich sind. Der leitende

Oberarzt ist zudem der ständige Vertreter des Chefs, wenn dieser sich mal wieder auf Kongressen herumtreibt oder Urlaub hat. Die Assistenzärzte sind für die Routinearbeit zuständig. Gewisse Dinge erledigen sie selbstständig, schwierigere Sachen unter Anleitung eines Oberarztes.

In größeren Krankenhäusern befindet sich nachts neben den diensthabenden Assistenzärzten von jeder Fakultät ein Oberarzt im Haus. Dieser wird gerufen, wenn sein Assistenzarzt nicht weiter weiß, sich Arbeiten akut überschneiden oder es um einen Privatpatienten geht.

Kurioserweise beobachtet man im Laufe der Jahre, dass jeder Oberarzt so seine spezielle Patientenklientel hat. Der eine „fängt" immer Patienten mit Luftnot oder Kreislaufproblemen von der Normalstation ein („zur Sicherheit eine Nacht auf Intensiv überwachen") und falls kein Patient von dort zur Verfügung steht, geht es einem Intensivpatienten garantiert so schlecht, dass der Oberarzt die ganze Nacht auf der Station bleibt. Was erfahrungsgemäß in Arbeit ausartet ... Hier noch eine Blutentnahme und dort ein Röntgenbild und zur Sicherheit auch eine Ultraschalluntersuchung. Von diesem Medikament ein wenig mehr, von dem anderen etwas weniger. So geht die Nacht auch herum.

Ein anderer Oberarzt verbringt seine Dienste mit Unfallpatienten im OP – ist der eine fertig, steht der nächste vor der Tür. Und wieder ein anderer kann die Nächte oft durchschlafen. (Die Dienste dieses Arztes sind natürlich beim restlichen Personal besonders beliebt!)

Woher es kommt, dass Ärzte anscheinend unterschiedliche „Klientel" anziehen? So genau kann ich das gar nicht sagen. Es ist dasselbe Phänomen wie bei bestimmten Schwestern, die immer das Chaos anziehen, egal in welchem Zimmer sie stecken.

Eine Erklärung wäre vielleicht, dass der Oberarzt mit den Unfallpatienten viele Wochenenddienste macht, weil er weder Frau noch Kinder zu Hause sitzen hat. Gut bezahlt werden diese Dienste ja auch. Und gerade am Wochenende wird gerne gefeiert, dazu viel getrunken und trotzdem noch Auto gefahren.

Oder bei schönem Wetter eine Motorradtour gemacht, die Bäume im Garten beschnitten oder größere Hausarbeiten erledigt. Das erhöht natürlich die Unfallrate und somit die Chance, die Nacht im OP anstatt im Bett zu verbringen.

Der Oberarzt, der seinen Patienten gerne zur Sicherheit eine Nacht auf der Intensivstation gönnt oder sich die ganze Nacht um einen kritischen Intensivpatienten kümmert, ist vielleicht von Haus aus ein penibler Mensch, der ohne „Stiftung Warentest" noch nicht einmal einen Kugelschreiber kaufen würde. Er könnte keine Minute schlafen, wenn er nicht das Gefühl hätte, alles, wirklich alles für den Patienten getan zu haben. Auch wenn einiges vielleicht bis zum nächsten Morgen Zeit gehabt hätte.

Und der Oberarzt, der in den Nächten oft schlafen kann, gibt Anweisungen gerne telefonisch durch und steht erst beim erneuten Telefonat persönlich am Bett des Patienten. Selbstverständlich unterstellen wir ihm mal, dass er an die Fähigkeiten seiner Assistenzärzte glaubt und nicht einfach nur faul ist.

Also wenn nachts um zwei das Telefon klingelt, kann man schon am Namen des Diensthabenden raten, was jetzt angemeldet wird.

## Notfall-Alarm!

Zwei Uhr Nacht – Notfall-Alarm! Was passiert, wenn mitten in der Nacht ein Notfallpatient angekündigt wird? Manchmal kommen Patienten von der Normalstation, bei denen sich nachts Komplikationen ergeben, zum Beispiel plötzlich auftretende Blutungen nach Operationen. Wenn diese Patienten noch einmal operiert werden müssen, geht es vielen so schlecht, dass sie nicht wieder auf ihre eigentliche Station können. Jede Operation ist ja eine Belastung für den Körper und zwei Eingriffe kurz hintereinander, unter Umständen mit hohem Blutverlust, können ihn sehr schwächen. Dann ist die Atmung noch zu schwach oder der Blutdruck muss durch Medikamente unterstützt werden. Auch der „Aufwachraum" ist nachts nicht extra besetzt. Brauchen Patienten länger, um sich zu stabilisieren, werden sie vorsorglich auf die Intensivstation gelegt.

Oft kommen schwer verletzte Patienten nach Verkehrsunfällen – mit Vorliebe nachts nach dem Discobesuch („Tragt mich ins Auto, ich fahre euch alle heim ...") oder im Herbst bei Nebel und Glatteis. Auch beliebt ist es offensichtlich, den ersten Schnee mit Sommerreifen zu testen.

Falls die Nacht bis dahin ruhig war, ist es jetzt damit vorbei.

Im „Schockraum" der Ambulanz läuft die Erstversorgung. Die Rettungsleitstelle informiert über die bereits festgestellten Einzelheiten: wie lange es bis zur Ankunft dauert, welche Verletzungen schon bekannt sind und ob der Patient künstlich beatmet wird. Dann glühen im Krankenhaus die Telefonleitungen: Ein Anästhesist wird verständigt, der Allgemeinchirurg ist vielleicht noch im OP und versorgt einen anderen Patienten, dann muss der zweite Dienst gerufen werden, der Unfallchirurg ist ohnehin gerade in der Ambulanz und für eventuelle Kopfverletzungen zieht man den Neurologen hinzu. Der Röntgenassistent wird informiert und die Intensivstation schon einmal vorgewarnt.

Weiß die Intensivstation Bescheid, geht dort der Routineablauf der Patientenaufnahme los: Ist ein Bett frei, bleibt alles entspannt. Schließlich kommen die Patienten zuerst in den Schockraum zur Aufnahmediagnostik, es bleibt also ein bisschen Zeit und ein leerer Bettenplatz ist ohnehin schon so vorbereitet, dass jederzeit schnellstmöglich ein Patient versorgt werden kann.

Ist kein Bett frei, muss verlegt werden. Das ist schon aufwendiger. Der Doc verschwindet im Dienstzimmer, um die Papiere fertig zu machen, und wir müssen den endlich mal schlafenden Patienten leider stören, um ihn für die Verlegung vorzubereiten. Intensivpatienten aufzuwecken fällt uns schwer, selten genug können sie einige Stunden am Stück schlafen und nach einer Verlegung auf der neuen Station wieder zur Ruhe zu kommen ist nicht leicht. Nach Möglichkeit informiert der Arzt die entsprechenden Patienten bei der Abendvisite, dass im Notfall eine nächtliche Verlegung anstehen könnte. Dann ist dieser auf die Situation schon vorbereitet, kann noch Fragen loswerden und sich vielleicht für die nette Betreuung bedanken (oder auch nur heilfroh sein, endlich wegzukommen). Ist der Patient also geweckt und über seine aktuelle Verlegung informiert, werden alle Schläuche entfernt, die dieser auf der Normalstation nicht mehr braucht. Die arterielle Kanüle (ein dünner Plastikschlauch, der in einer Arterie liegt und zum Blutabnehmen sowie zur permanenten Blutdruckmessung dient) wird gezogen, eine Transportinfusion angeschlossen, Elektroden entfernt und die persönlichen Gegenstände zusammengepackt. Die notwendigen Dinge für den neuen Patienten werden vorbereitet: Infusionssysteme, Labor, Waschschüssel, Mundpflegeutensilien, gegebenenfalls ein neues Beatmungssystem plus Absaugeinheit und was sonst noch dazugehört. Wurde der Patient von der übernehmenden Station abgeholt, wird im Schnelldurchgang das Zimmer geputzt und neu aufgerüstet. Ach ja, dieser Putzdienst wird natürlich vom Pflegepersonal durchgeführt, denn einen nächtlichen Putzdienst gibt es für Intensivstationen leider nicht.

Dann kehrt vorerst wieder Ruhe ein. Es sei denn, die zuständige Schwester ist ganz neu im Intensivbereich und hat jetzt schon schnelleres Herzrasen als der angekündigte Patient.

Aber auch bei der Versorgung schwer verletzter Patienten ähneln sich die Abläufe und mit den Jahren werden selbst Polytraumen mit ihren unterschiedlichen Verletzungen zur Routine. Das Herzrasen weicht dann eher einer gewissen Neugier. Trotzdem gibt es Patienten, die auch bei langjährigem Personal für eine gewisse Nervosität sorgen.

Kinder zum Beispiel. Die kommen meist in die spezialisierten Kinderkliniken und landen erst ab dem Teeniealter auf einer „normalen" Intensivstation. Die Ansage „Kind, zwei Jahre, vom Autoreifen überrollt, Zustand nach Leberblutung" treibt jeder Schwester in der Erwachsenenpflege die Schweißperlen auf die Stirn. (Das ist der Moment, in der alle 200-kg-Patienten willkommener wären). Ein so kleines Kind braucht ganz andere Medikamente als ein Erwachsener, andere Dosierungen, andere Materialien. Diese sind auf einer Erwachsenenstation normalerweise überhaupt nicht vorhanden. Die

Aufnahme eines Kindes ist auch die absolute Ausnahme. Zum Beispiel wenn nach einer Operation die Gefahr einer Nachblutung so groß ist, dass der Weg von der Kinderintensivstation in den OP einfach zu weit wäre. In den neueren Kliniken liegen natürlich auch die Kinderintensivstationen in nächster Nähe zu den OPs, in vielen älteren aber nicht.

Die Logistik bekommt man ja noch hin, Materialien sind in der Anästhesie und den Kinderstationen vorhanden und müssen „nur“ geholt werden. Aber im Stress mit den ungewohnten Utensilien und Medikamenten zu arbeiten ist eine besondere Herausforderung. Dazu gesellt sich die Angst, gerade bei einem Kind etwas verkehrt zu machen. Ein eingespieltes Team ist jetzt von unschätzbarem Wert! So übernimmt ein Kollege den anderen Patienten der zuständigen Schwester, ein weiterer kümmert sich um die Vorbereitung der Medikamente und besorgt auch alle anderen Sachen, die im Zimmer benötigt werden. Einfach, damit die Schwester das Zimmer nicht verlassen muss und so den kleinen Patienten immer im Auge behalten kann. Zur Pause wird sie abgelöst und eine Kollegin oder ein Kollege bleibt für diese Zeit im Zimmer.

Gut, dass diese extremen Situationen nur sehr selten vorkommen.

Außerdem werden zügig die noch anfallenden Arbeiten erledigt, bevor der neue Patient auf der Station eintrifft: andere Patienten lagern, Schreibkram erledigen, aufräumen etc. Einfach alles ist nach Möglichkeit so zu organisieren, dass man nachher Zeit hat, sich um den neuen Patienten zu kümmern. Der beansprucht beim Ankommen nämlich mehrere Personen für sich, gerade wenn sein Leben noch auf Messers Schneide steht.

Ab jetzt nehmen wir mal an, dass *Sie* dieser Patient oder diese Patientin sind. Sie können also quasi live erleben, was Sie hoffentlich in der Realität nie mitmachen müssen …

## „Polytrauma" – der klassische Notfallpatient

Der polytraumatisierte Patient ist der klassische nächtliche Notfallpatient. Als „Polytrauma" sind Sie mehrfach verletzt, und zwar mehrfach in jeder möglichen Kombination. „Poly" heißt „viele". „Trauma" bedeutet in der Medizin „durch Gewalt verursachte Verletzung, Wunde oder Schädigung".

Laut Definition haben Sie also mehrere gleichzeitig entstandene Verletzungen in unterschiedlichen Körperregionen. Von denen ist zumindest eine oder die Kombination mehrerer lebensbedrohlich.

Es gibt viele Möglichkeiten, seinen Körper zugrunde zu richten ...

Knochen brechen zum Beispiel, schließlich haben Sie gut zweihundert Stück davon. Nicht alle brechen allerdings gleich gut (um sich das Zungenbein zu brechen, müssten Sie schon mit einem Seil um den Hals aus dem Fenster springen und das Seil auch noch sicher irgendwo befestigt haben. Zum Ausprobieren ist das ganz eindeutig, auch in anderen Varianten, nicht [!] zu empfehlen).

Arme und Beine brechen natürlich besonders gut, auch mehrfach! Sind sie richtig zerbröselt, heißt das Trümmerfraktur, da wird das Zusammenflicken zur Sisyphusarbeit. Der Kopf eignet sich ebenfalls ausgezeichnet für Brüche, die Schädelknochen sind zwar hart, aber nicht allzu elastisch. Leider liegt das Gehirn gleich darunter und wenn die Knochen schon kaputtgehen, bleibt es selten unversehrt. Dort liegen auch jede Menge Blutgefäße und eine Hirnblutung wird schnell lebensgefährlich.

Rippenbrüche sind ebenso eine häufige Verletzung bei Verkehrsunfällen oder Stürzen. Je älter Sie sind, desto unelastischer und brüchiger werden Ihre Rippen. Verletzen Bruchstücke Ihre Lunge, so kann diese sich nicht mehr ausdehnen und Sie bekommen Luftnot. Helfen kann Ihnen da nur eine entsprechende Drainage.

Aber nicht nur gebrochene Knochen gehören zum Polytrauma, innere Organe können verletzt werden, große Blutgefäße reißen, Muskeln zerquetscht werden, die Haut kann in Fetzen davonfliegen – die Palette ist breit. Sind Herz und Lunge betroffen, ist richtig Not am Mann.

Sich von Kopf bis Fuß so schwer zu verletzen ist gar nicht schwer. Sie brauchen nur bei Einfahrt eines Zuges zu nah an der Bahnsteigkante stehen und vom Sog mitgerissen werden. Dann haben Sie nicht nur eine der oben aufgeführten Verletzungen, sondern alle. Überleben Sie diesen Unfall, haben wohl alle in der Nähe befindlichen Schutzengel Überstunden gemacht.

Generell verträgt es sich nicht gut mit der Gesundheit, seinen Körper unter oder zwischen schweren Gegenständen zu „parken".

Die Durchsage „Vorsicht an der Bahnsteigkante" bekommt nach einem überstandenen Unfall bei zukünftigen Bahnreisen eine ganz neue Bedeutung!

Auch mehrere vermeintlich „leichte" Verletzungen können sich in ihrer Kombination als lebensgefährlich erweisen. Der Körper besteht ja nicht aus einzeln agierenden Teilen, die Organe und der Stoffwechsel funktionieren nur gemeinsam. Im schlimmsten Fall kann aus einem doppelten Oberschenkelbruch ein Multiorganversagen entstehen und dieses ist oft nicht mit dem Leben vereinbar.

Durch den Schock, zum Beispiel nach einem Unfall mit großem Blutverlust, gerät Ihr Körper in eine absolute Ausnahmesituation. Er reduziert den Blutdurchfluss in den kleineren Blutgefäßen, damit die Durchblutung von Herz und Gehirn länger aufrechterhalten werden kann. Dabei werden aber Stoffe freigesetzt, die wiederum im Körper Vorgänge anstoßen, die im Endeffekt zu einer Organschädigung führen. Im schlimmsten Fall stellt ein Organ seine Funktion ganz ein.

Bei der Niere kann man das ganz gut überbrücken. Durch eine Dialyse, umgangssprachlich auch „künstliche Niere" genannt, werden die Schadstoffe über einen Filter aus dem Körper entfernt. Für die Lunge ist das Beatmungsgerät zuständig, aber bei Leber und Herz wird es schwierig. Diese kann man nicht so schnell künstlich ersetzen und auf ein Ersatzorgan brauchen Sie schon gar nicht zu hoffen. Ein ausgeprägtes Multiorganversagen kann Sie innerhalb weniger Tage dahinraffen, so schnell kann man nicht einmal Ihren Namen auf die Liste der Organempfänger setzen.

Ich will hier nicht in die Tiefe der medizinischen Zusammenhänge einsteigen, dazu bedarf es Fachliteratur. Doch eines ist in jedem Fall klar: Als „Polytrauma“ sind Sie ein Patient der allerhöchsten Dringlichkeitsstufe!

# 2. Was Sie tun können, um auf der Intensivstation zu landen

## Über Springer, Alkohollenker und Unglücksraben

Wer als Arzt oder in der Pflege ein paar Jahre im Intensivbereich arbeitet und sich nicht mehr jedes Mal in die Hose macht, wenn ein „Polytrauma" angekündigt wird, stellt fest, dass sich vieles wiederholt. Natürlich ist niemand vor „Überraschungen" sicher, aber im Großen und Ganzen lässt sich der Mensch gut in verschiedene Verletzungsmuster einteilen.

Im Groben unterteilen wir Kopf-, Brustkorb- und Bauchverletzungen sowie Verletzungen an den Extremitäten (Arme und Beine). Je nachdem, was Ihnen zugestoßen ist, können bestimmten Vorfälle eigene Verletzungskategorien zugeordnet werden.

Was können Sie also konkret machen, um auf einer Intensivstation zu landen? (Ganz abgesehen natürlich davon, dass es jede Menge unschuldiger Opfer gibt, die nichts anderes „tun", als zur falschen Zeit am falschen Ort zu sein. Und ausgenommen jene Patienten, die auf Grund schwerer Krankheit zu einem Intensivaufenthalt gezwungen sind.)

Um nähere Bekanntschaft mit einer Intensivstation zu pflegen, können Sie selbst mit dem Auto verunglücken, von einem Auto angefahren werden, Motorrad fahren, mit dem Motorrad aus der Kurve fliegen, im „Weg stehende" Bäume mitnehmen, von irgendwo herunterspringen, vom Baum (Dach, Gerüst, von der Leiter, Treppe ...) fallen. Weitere „beliebte" Möglichkeiten sich schwer zu verletzen, sind: Fahrrad zu fahren und dabei auf Sand wegzurutschen, mit den Reifen in Straßenbahnschienen einzufädeln, von einem Autofahrer übersehen zu werden, bei Rot über die Straße zu gehen, als Fußgänger mit dem MP3-Player im Ohr den Verkehr nicht mehr zu registrieren und vor die

Straßenbahn (den Bus, das Auto, das Fahrrad, den LKW ...) zu laufen. Ebenso hoch im Kurs steht es bei vielen, betrunken vom Barhocker zu fallen oder über eine Bordsteinkante zu stolpern.

Auch einem aggressiven Kampfhund kann man in die Fänge geraten, dazu braucht man aber keinen Alkohol – oder vielleicht nur den Alkoholgehalt im Blut des Hundehalters, dessen Kampfhund doch „nur spielen" will.

Oft ist es tödlich, den LKW-Anhänger ohne angezogene Bremse abzukoppeln, zwischen Eisenbahnwaggons zu geraten, in ein Messer zu laufen oder in eine Schlägerei verwickelt zu werden. Nicht selten versuchen Menschen sich zu erschießen oder anzuzünden – das ist allerdings beides gar nicht so leicht und zum Nachahmen überhaupt nicht empfohlen!

Was auch immer Sie hinter sich haben, auf jeden Fall sind Ihre Verletzungen lebensgefährlich und ein Intensivaufenthalt notwendig. Viel zu viele Unfälle passieren durch Kurzschlusshandlungen, Leichtsinn oder übermäßigen Alkoholgenuss. Oder würden Sie bei klarem Verstand nachts auf dem Güterbahnhof die Waggons hochklettern? Dass Sie für die Oberleitungen quasi als Blitzableiter dienen, lernt man doch schon als Schulkind im Physikunterricht. Bei 15.000 Volt brauchen Sie die Oberleitung noch nicht einmal zu berühren, ein Abstand von 1,5 Metern reicht aus, damit Sie den Stromschlag nicht überleben. Aber erzählen Sie das mal den Kids, die sich nach dem zehnten Bier ohnehin für unsterblich halten.

(Ich bin sicher: Wenn die Leute genau wüssten, was sie im Krankenhaus erwartet, und nicht nur eine wohlige Vorstellung von Wunder vollbringenden Ärzten à la „Grey's Anatomy" hätten, würden sie sich vielleicht vorher doch genauer überlegen, was sie tun ...)

Nehmen wir zum Beispiel die „Springer". Sie sind natürlich ein sehr unglücklicher Mensch, wenn Sie erwägen, Ihrem Leben durch einen Sprung aus der Höhe ein Ende zu bereiten. (Es ist ja leider ein typisches Phänomen unserer Zeit, dass viele dieser Menschen erst *nach* ihrem Selbstmordversuch psychologische Hilfe bekommen. Etwas früher hätte ihnen dies vielleicht große Schmerzen erspart).

Sie können natürlich von allem möglichen herunterspringen – meistens geht es jedoch über das Balkongeländer in die Tiefe, ab und zu auch durch das (offene) Fenster. Was dazu gehört, um so einen verzweifelten Schritt zu tun, kann man sich gar nicht vorstellen. Oft finden Außenstehende die Gründe banal und können sie nicht nachvollziehen. Streit in der Familie ist zum Beispiel ein häufiger Grund – mit den Eltern, den Schwiegereltern, den Kindern oder auch mit der besten Freundin oder dem besten Freund. Als „Normalsterblicher" würde man sagen: „Dann geh deiner Schwiegermutter aus dem Weg, du musst doch nicht jeden Sonntagnachmittag bei ihr hocken, wenn das immer in Streit ausartet." Oder: „Lass dir doch von deinen Kumpels nicht alles vorschreiben." Wie sehr sich derjenige aber unter Druck gesetzt fühlt, weil ihn seine Freunde sonst ausgrenzen oder die Schwiegermutter hinter dem Rücken über die „böse" Frau des Sohnes tratscht und wie schwer ihm oder ihr das Leben dadurch gemacht wird, kann kein Außenstehender wirklich beurteilen.

Oft ist es bei Ankunft des neuen Patienten auch unklar, ob dieser gefallen oder gesprungen ist oder sogar gestoßen wurde.

Übrigens gehören auch Dachdecker in die Kategorie der unglückseligen „Springer", diese machen zwar keinen freiwilligen „Abflug", erleiden aber dabei dieselben schlimmen Verletzungen. Ein Moment der Unkonzentriertheit und schon geht es abwärts – Sicherheitsmaßnahmen werden in diesem Beruf leider oft nicht sehr großgeschrieben.

Je nach Jahreszeit sind auch Obstpflücker bei den „Gewinnern". Diese sind meistens über 60 Jahre alt und klettern mit oder ohne Leiter in Obstbäumen herum. Obwohl mindestens die Hälfte dieser Menschen bereits unter diversen Vorerkrankungen leidet und jeder sich fragt, was Opa mit seinen Herzbeschwerden in luftiger Höhe eigentlich zu suchen hat, passiert es immer wieder, dass solcherart Verunglückte bei uns eingeliefert werden. Auf die Frage nach dem „Warum" und den Grund, der diese Menschen in luftige Höhen getrieben hat, bekommt man oft die lapidare Antwort: „Es ist doch noch nie etwas passiert!" Ja, es ist immer einmal das erste Mal! Muss man denn wirklich darauf warten, bis etwas passiert? Es ist ein tragisches Phänomen, dass viele nicht einsehen wollen, dass sie für manche Dinge einfach zu alt geworden sind – früher schimpften sie selbst auf ihre Eltern, die dergleichen Unvernünftiges taten, heute tun sie es selbst ... Hinterher fragen sich viele, warum um alles in der Welt sie sich auf so etwas eingelassen haben, nur dann ist es leider zu spät.

Logischerweise macht die Höhe einen nicht zu unterschätzenden Unterschied: Zweiter Stock: Etwa fünf Meter hoch, unten befindet sich entweder Rasen oder Beton. Das „rumst" ganz gut beim Aufprall! Mit einiger Wahrscheinlichkeit sind Ihre Unterschenkel kaputt, eventuell noch ein paar Rippen oder ein Arm gebrochen, aber sonst könnten Sie glimpflich davonkommen. Es sei denn, Sie landen auf Ihrem Hintern, das halten Becken und Wirbelsäule nicht aus oder Ihr Kopf kommt zuerst auf, dann brauchen Sie allerdings keine Intensivbehandlung mehr, sondern einen Bestatter. Trotzdem sollten Sie es nicht ausprobieren, nur weil Sie meine Bekanntschaft machen möchten. Es tut nur mächtig weh und knackst bestimmt sehr unangenehm beim Aufkommen. (Mit dem Kopf voraus springt übrigens kaum jemand, obwohl das eigentlich die sicherere Methode wäre, um sein irdisches Dasein zu beenden.)

Ich kann Ihnen leider keine Auskunft darüber geben, ob der Schock, den Sie erleiden, groß genug ist, um Ihre Schmerzen zu verdrängen, bis Sie behandelt werden. Wenn Sie bei uns im Krankenhaus ankommen, hat sich schon der Notarzt um Ihre Schmerzen gekümmert. Je nach Dosierung sind Sie dann leicht „angetüdelt" oder wurden richtig in Narkose versetzt. Das hängt davon ab, wie schwer der Notarzt Ihre Verletzungen einschätzt.

Viele Leute springen komischerweise nur, wenn sie Publikum haben. Wahrscheinlich aus Angst, dass niemand sie finden könnte und sie lange Zeit allein im Dunkeln und mit Schmerzen irgendwo auf der Wiese liegen. Oder sie brauchen Zuschauer für einen theatralischen Auftritt. Allemal ist es jedenfalls ein Hilfeschrei.

Die typische Klientel für das Springen aus dem 2. Stock –

also eine durchaus gefährliche Höhe – sind junge Mädchen. Liebeskummer („ohne ihn kann ich nicht leben") und zu viele Promille sind da keine gute Kombination. Schwer verletzt *müssen* sie dann ohne „ihn" – allerdings dann unter weitaus widrigeren Umständen – ihr Dasein fristen und können oft kaum glauben, was sie sich da angetan haben. Die meisten dieser „Springer"-Patienten landen nur auf der Intensivstation, um sicherzugehen, dass nicht noch schlimmere Verletzungen vorliegen als die offensichtlichen und weil Patienten mit Suizidversuch überwachungspflichtig sind. Schließlich weiß ja niemand, ob Sie sich weiterhin gefährden wollen oder eher froh sind, überlebt zu haben. Manchmal wissen Sie es selbst nicht, wenn Sie wieder wach sind.

Nach Ihrem Selbstmordversuch blockieren Sie erst einmal ein Bett. (Das nächste Opfer eines schweren Verkehrsunfalls wird dann ins 200 km entfernte Großklinikum geflogen, da jetzt für ihn kein Bett mehr frei ist. Das erhöht dessen Überlebenschancen auch nicht gerade ...). Ich weiß, das klingt zynisch, aber Selbstmordkandidaten stoßen in einem Krankenhaus nicht immer auf großes Verständnis, wenn die Schwere ihrer Verletzungen eigentlich kein Intensivbett erfordert. Früher gab es in den Krankenhäusern einmal „Sitzwachen", da hatten Sie dann rund um die Uhr einen Studenten oder eine Schwesternhelferin an Ihrer Seite, die aufgepasst haben, dass Sie sich nichts antun. Diese Jobs sind leider inzwischen wegrationalisiert worden. Es fragt sich nur, was teurer ist, eine Sitzwache oder ein Intensivbett, welches je nach Fakultät ab 2.000 Euro pro Tag und Patient kostet. Das ist schon manchmal frustrierend. Man hört vor dem Dienst im Radio die Nachrichten und erfährt, dass in der Nähe ein schwerer Unfall stattfand, kommt zur Arbeit und findet einen „Kurgast" (im Sinne der Intensivmedizin) vor. Viele der Krankenhausärzte fahren ja auch Notarztwagen, von denen hört man dann später, wie nervend die Suche nach einem freien Bett gewesen ist.

Natürlich hat jeder Verletzte einen Anspruch auf angemessene Betreuung, das ist überhaupt keine Diskussion. Nur, ob die Verteilung von Intensivbetten nicht geschickter organisiert werden könnte, ist eine Frage, die man sich insgeheim öfter stellt.

Sind die „Selbstmordkandidaten im Affekt“ nach ein paar Tagen wieder halbwegs auf dem Damm (und/oder wieder nüchtern), wird oft nur gemeckert: „Ich liege so unbequem, mich juckt es am Rücken, ich muss aufs Klo, es zieht hier, Fenster auf, Fenster zu, ich brauche ein Kissen, ich will dies, ich will das ...“ Aber gut, mit Gips an mehreren Extremitäten und wegen verordneter Bettruhe sind Sie natürlich ein wenig unflexibel.

Ihre Probleme haben sich in der Zwischenzeit natürlich leider nicht in Luft aufgelöst und so war die ganze Sache mit der Springerei „für die Katz'“. Immerhin kümmert sich jetzt aber wenigstens ein Psychologe um Sie.

Als Pflegepersonal sind wir für die Aufarbeitung Ihrer Probleme leider die falschen Ansprechpartner, auch wenn Sie uns gerne zwischendurch Ihr Herz ausschütten dürfen. Ein längeres Gespräch ist schwierig, da viele Arbeiten auf der Intensivstation ohne Zeitverlust erledigt werden müssen (Medikamente der Spritzenpumpen wechseln zum Beispiel). Die Prioritäten auf der Intensivstation liegen nun mal nicht auf der „psychischen Betreuung“, sondern in den Bemühungen, das Leben selbst zu retten. Da steht die Psyche weiter hinten auf der Prioritätenliste – das ist leider die harte und ernüchternde Realität.

Nach vier bis sechs Wochen im Bett oder Rollstuhl lernen Sie langsam wieder das Laufen. Mit zwei gebrochenen Beinen geht das, selbst an Krücken, nicht so schnell. Den Frust können Sie ja am Personal ablassen ... Selbst einer Schwester mit sonnigem Gemüt fällt es auf die Dauer schwer, immer wieder aufs Neue einen missmutigen Patienten, der nur herumnörgelt und mit nichts zufrieden ist, zur Mitarbeit zu motivieren und dabei stets freundlich zu bleiben. Wenn der Tag anfängt und es Sie weder freut aufzustehen noch sich beim Waschen helfen zu lassen, später über das Frühstück meckern, keine Lust auf Krankengymnastik haben, die für Sie so wichtigen Übungen verweigern und das den ganzen Tag so weitergeht, ist es kein Wunder, wenn niemand gerne an Ihrem Bett weilt. Die so knapp bemessene Zeit für die einzelnen Patienten mit „Bitte stehen Sie doch auf, bitte waschen Sie sich, bitte essen Sie doch was, bitte machen Sie die Übungen doch mit“ zu verbringen geht auf Dauer echt an die Nerven.

Bei einem Sprung aus dem vierten Stock geht es schon heftiger zur Sache: Doppelte Höhe, das lohnt sich. Die Beine sind auf jeden Fall kaputt, die Unterschenkel vielleicht sogar mehrfach gebrochen – unter Umständen sogar mit Beteiligung der Oberschenkel oder des Hüftgelenks. Meist sind auch Becken und Wirbelsäule an verschiedenen Stellen gebrochen. Dabei ist es ein großer Unterschied, ob der Bruch „stabil“ oder „instabil“ ist. Stabile Brüche haben glatte Bruchkanten und sind nicht verschoben, sie heilen meist von selbst aus. Instabile Verletzungen werden möglichst operativ versorgt, weil sie sich bei Belastung sonst verschieben. Als Beispiel: Bei einer instabilen Wirbelsäulenfraktur (Fraktur = Bruch) würden sich beim Verdrehen des Rückens die Wirbel verschieben und das Rückenmark verletzen. Im schlimmsten Falle wären Sie dann querschnittsgelähmt.

Die Arme sind natürlich auch dabei, die kann man zwar gut wieder flicken, aber kommen Sie einmal vier Wochen ohne Ihre Arme aus! Es ist nämlich äußert unangenehm, beide Arme im Gips stecken zu haben. Sie sind bei den einfachsten und auch peinlichsten Verrichtungen des Alltags völlig hilflos und auf andere angewiesen und können Sie sich weder den Hintern auf der Toilette abwischen noch die Nase putzen oder alleine essen.

Und mit diesen Problemen stehen Sie nach einiger Zeit alleine da. Wer wird Sie dann erst waschen, später füttern und mehrmals am Tag auf die Toilette begleiten? Im Krankenhaus bleiben Sie nämlich nicht, bis alle Brüche komplett ausgeheilt sind, die folgenden Behandlungen werden später alle ambulant vorgenommen. Eine interessante Frage, nicht wahr? Mutti, Ehepartner oder Pflegedienst? Aber es ist ja nur für vier bis sechs Wochen, dann dürfte alles ausgeheilt sein. Was meinen Sie, wie sehr Sie zwei heile Arme zu schätzen lernen? Darüber haben Sie vorher noch nie so genau nachgedacht.

Wer aus dieser Höhe am Kopf keine Verletzungen abbekommen hat, ist schon ein Glückspilz. Schädelbrüche und Gehirnblutungen sind ein Garant dafür, nicht nur die nächsten Wochen im Krankenhaus, sondern wegen der Spätfolgen gleich die nächsten Monate in der Rehaklinik zu verbringen. Wenn nach Gehirnblutungen bestimmte Areale geschädigt bleiben, müssen Sie unter Umständen vieles wieder neu lernen. Für grundlegende Dinge wie Laufen, Sprechen, Essen oder Schreiben brauchen Sie vielleicht Monate der Therapie. Ob Sie danach wieder voll funktionsfähig sind und zum Beispiel Ihren Beruf weiter ausüben können, kann man auch nie wissen.

Mit Sicherheit hat auch Ihre Lunge einen mächtigen Schlag abbekommen. Entweder dringt eine Rippe in sie ein oder sie reißt beim Aufprall. Eine eingerissene Lunge fällt in sich zusammen, das nennt man Pneumothorax (Luft im Brustkorb). Außerdem wird es wahrscheinlich zu Blutungen in diesem Bereich kommen. Beides beeinträchtigt die Atmung, tut höllisch weh und erfordert die sofortige Behandlung mit einer Thoraxdrainage. Dabei wird ein fingerdicker Schlauch seitlich zwischen den Rippen in den Brustkorb eingeführt und durch einen angeschlossenen Drainagekasten wird mittels Unterdruck das Blut abgesaugt und die Lunge wieder entfaltet. Muss man nicht haben, oder?

Bei einem Sprung von noch weiter oben kommen Sie vielleicht ganz an der Intensivstation vorbei, aber das ist nicht unser Thema und wird zum Nachmachen ebenfalls nicht empfohlen! (Denken Sie also bitte zunächst an die armen Angehörigen, die dann die „Reste“ identifizieren müssen. Das ist kein Spaß!)

Sie sehen, Springen ist für nichts eine Lösung: Entweder Sie sind – wie geplant – tot, dann werden Sie nie erfahren, welche schönen Erlebnisse vielleicht noch auf Sie gewartet hätten, oder Sie landen auf der Intensivstation und werden Ihre Tat jeden Tag bitter bereuen.

Alle, die in ihrem Beruf mit luftigen Höhen zu tun haben, beschwöre ich: Passt bitte gut auf euch auf! Und um an die letzten Äpfel heranzukommen, gibt es bestimmt nette Nachbarn, die helfen, oder man macht aus dem Fallobst Apfelmus oder

Ähnliches. Sich hier beweisen zu wollen endet im schlimmsten Falle im Rollstuhl, im Pflegeheim oder sogar auf dem Friedhof.

Neben den „Springern“ sind auch die Autofahrer einfach zu katalogisieren. Typische Ursachen eines Autounfalls: erstens Alkohol, zweitens viel Alkohol, drittens zu schnelles Fahren und viertens nicht angeschnallt sein. Miteinander sind all diese Voraussetzungen natürlich beliebig kombinierbar – öfter auch unter Drogenkonsum!

Immer gibt es die unschuldigen Opfer der oben genannten Lenker, das ist für alle Beteiligten besonders bitter. Sie können noch so viele Jahre unfallfrei hinter sich bringen, all Ihre Umsicht nützt Ihnen nichts, wenn Ihnen ein betrunkener Depp auf der falschen Spur entgegenkommt. So eine Tragödie reißt Lücken in Familien, die nie wieder zu schließen sind. Und auch für den unglückseligen Lenker verändert dies auf nie wieder gutzumachende Weise das ganze Leben. Leider denkt niemand daran, was passieren kann, wenn man mit aberwitzigem Tempo cool über die Autobahn flitzt, als hätte man einen Schutzschild. Nur wenn man an einer Unglücksstelle vorbeikommt und mit vielen anderen einen Stau verursacht, weil man sich die Autowracks genau ansehen muss, fährt man kurz etwas langsamer. Leider hält diese Besinnung nicht lange und wir vergessen wieder, wie plötzlich auch unser Leben zu Ende sein kann.

Die Verletzungen der Autofahrer sind ebenfalls beliebig kombinierbar und entsprechen zum Teil denen der „Springer“. Airbagfahrer erkennt man an den Schwellungen im Gesicht, die ganz schön wehtun können. Eine Alternative zum Airbag gibt es allerdings nicht, es sei denn, Sie wollen gar kein Gesicht mehr haben ... Angeschnallte Fahrer müssen sich mit heftigen Hämatomen (Blutergüssen) an Schulter und Becken auseinandersetzen. Aber lieber Hämatome als einen zerschundenen Oberkörper.

Sonderbarerweise sind die Autofahrer, die sich mit ihrem Wagen absichtlich in den Tod begeben wollen, oft angeschnallt! Warum, wissen diese – so sie gegen ihren Plan überleben – auch nicht genau, es ist beim Anschnallen wohl schon ein gewisser Automatismus vorhanden. Der lässt allerdings proportional zur Promillezahl nach.

Wie gesagt, die Verletzungen der Autofahrer sind äußerst vielseitig. Von oben angefangen: Schädelbrüche aller Art, Gehirnblutungen durch zerrissene Gefäße, Gehirnquetschungen mit Schwellungen, die so extrem sein können, dass manchmal ein Teil der Schädelknochen operativ entfernt werden muss, damit das Gehirn Platz zum Ausdehnen hat. (Nach etwa acht Wochen setzt man den „Deckel" wieder ein, so lange kommt er ins Gefrierfach.)

Um die Spätfolgen kümmern wir uns hier nicht ausführlich, aber es ist erstaunlich, was alles an Gehirnverletzungen überlebt werden kann. Doch dafür sind die Neurochirurgen zuständig, die natürlich nur an großen Kliniken zu finden sind. Diese Tatsache bedeutet für Schädelverletzte zwar längere Transportzeiten, aber nur dort können diese Verletzungen auch adäquat behandelt werden.

Eine Besonderheit bei den Schädelverletzungen ist bestimmt das „Frontalhirnsyndrom". (Natürlich ist es wesentlich vielschichtiger, als hier im Folgenden beschrieben). Als Patient mit Frontalhirnschaden (also Schädigungen der vorderen Gehirnbereiche hinter der Stirn) sind Sie oft nicht mehr in der Lage, Ihr Denken und Handeln logisch zu steuern. Sie befinden sich in einer vollkommen anderen Realität, wissen vielleicht nicht, wer Sie sind, aber finden Ihre Gedanken und Handlungen vollkommen logisch. Beispielsweise benutzen Sie eine Banane als Telefon und sind ernsthaft darüber verärgert, dass der Empfang so schlecht ist. Dabei ist Ihnen vollkommen klar, dass Sie eine Banane in der Hand halten, aber dass man damit nicht telefonieren kann, verstehen Sie nicht. Im Endeffekt beschimpfen Sie das Personal, weil dieses die Banane nicht reparieren kann. Ein andermal sitzen Sie im Sessel neben Ihrem Bett. Wegen Ihrer Wirbelsäulenverletzungen ist das ein elektrisch verstellbarer Spezialstuhl. Da passiert am Nachbarbett ein Notfall. Der Patient dort muss wiederbelebt werden. Eine Schwester macht eine Herzdruckmassage, der Doc versucht zu intubieren, viele andere laufen herum und holen Medikamente, dabei werden Anordnungen gerufen und es ist laut und hektisch. Jeder Mensch, der seine sieben Sinne halbwegs beieinander hat, würde begreifen, dass dort im Moment eine kritische Situation herrscht und für Nebensächlichkeiten absolut keine Zeit ist. Und was machen Sie? Sie winden sich so lange im Sessel herum, bis Sie an dessen Fernbedienung kommen und dann geht es los: rauf, runter, Kopfteil tief, Beine hoch, alle Möglichkeiten miteinander kombiniert. Das finden Sie lustig und lachen sich halb tot. Kein Gedanke daran, dass Sie aus dem Sessel fallen könnten. Und schon gar kein Gedanke daran, dass das jetzt ein äußerst unpassender Moment für Späße ist! Nebenan herrscht das Chaos und Sie feiern Party ... Kurz bevor Sie wirklich auf dem Fußboden landen, flitzen zwei Schwestern zu Ihnen und verfrachten Sie schnell ins Bett. Blöde Schwestern, alle Spielverderber. Aus dem Bett können Sie jetzt zwar nicht mehr, den Bettgittern sei Dank, aber verbal verkünden Sie lautstark Ihren Protest. Leider werden Sie immer noch ignoriert, am Nachbarbett regiert weiterhin das Chaos. Anstatt endlich Ruhe zu geben, beglücken Sie alle Anwesenden nun mit einem Liedchen ... Selbstverständlich können Sie nichts dafür und sind in einem höchst bedauernswerten Zustand, aber glauben Sie mir, für Ihre Umgebung ist Ihr Verhalten anstrengend!

Natürlich spielen auch Gesichtsverletzungen durch Glassplitter eine große Rolle. Ohne Gurt fliegen Sie nämlich ungebremst durch die Scheibe. Man sagt zwar, dass die Haut im Gesicht schnell heilt, weil sie gut durchblutet ist, aber dafür kann eine fiese Scherbe an der falschen Stelle Ihre Mimik für immer entstellen. Wie bei jenem Paar auf Hochzeitsreise: frisch getraut und unterwegs in die Flitterwochen nach Venedig. Die beiden bogen nach einer mittäglichen Rast gerade vom Parkplatz des Restaurants auf die Hauptstraße ab, als ihnen ein Lkw ungebremst in die Seite fuhr. Ihr Auto überschlug sich mehrfach und leider hatten sich die beiden nach dem Losfahren noch gar nicht angeschnallt. Der frischgebackene Ehemann blieb zwar hinter dem Steuer sitzen, knallte aber mit voller Wucht mit den Zähnen auf das Lenkrad (ja, es gab auch Zeiten ohne Airbag als Grundausrüstung). Die junge Ehefrau flog durch die Scheibe und hatte noch Glück, dass die Scherben keine großen Blutgefäße trafen. Als „Andenken“ behielt sie eine tiefe Narbe vom

Unterkiefer bis zum Augenwinkel. Er verbrachte die erste Zeit der Flitterwochen auf der HNO-Station mit verdrahteten Zähnen, durfte nur durch einen Strohhalm Flüssigkost zu sich nehmen und träumte nach drei Tagen von gebratenen Steaks.

Bei Wirbelsäulenverletzungen kommt es darauf an, ob der sogenannte Spinalkanal, durch den die Nerven laufen, zerquetscht ist oder nicht. Bleibt er heil, haben Sie Glück und sitzen *nicht* den Rest Ihres Lebens im Rollstuhl. Unglücklich wird es, wenn Ihr oberster Halswirbel betroffen ist. Um diesen zu stabilisieren, bekommen Sie unter Umständen, je nach Art des Bruches, eine gepolsterte Kunststoffweste, ähnlich einem Korsett, um den Oberkörper geschnallt, von dem aus vier Stangen in die Höhe ragen, an denen wiederum vier Querstangen befestigt sind. Zusätzlich werden weitere Stangen direkt an Ihrem Schädelknochen festgeschraubt. Halofix nennt man diese Stangen mit Korsett. Mindestens sechs Wochen dürfen Sie sich mit dem Ding herumärgern, können nicht die kleinste Kopfbewegung machen, geschweige denn, sich damit unter die Dusche stellen. Unter dem Korsett befindet sich ein Fell, um Druckstellen zu vermeiden. Das riecht nach einiger Zeit schon ein wenig ... Wenn Ihnen das zu mühsam ist, gibt es natürlich eine Alternative: Querschnittslähmung, ab dem Hals abwärts inklusive lebenslanger künstlicher Beatmung. Nichts, wofür man sich unbedingt anstellen möchte, oder? Dann schon lieber das Korsett.

Die anderen Brüche entlang der Wirbelsäule fesseln Sie zwar auch längere Zeit ans Bett, es kommt aber darauf an, auf welche Art Sie sich die einzelnen Wirbel gebrochen haben. Relevant ist dabei hauptsächlich, ob der Wirbelkanal eingequetscht und Nerven zerstört wurden oder nicht. Dies bedeutet einen enormen Unterschied für Ihre nachfolgende Lebensqualität: Rollstuhl oder kein Rollstuhl.

Brust und Bauch bieten ebenso viel Platz für Verletzungen: Rippenbrüche, Lungeneinrisse, Verletzungen der großen Blutgefäße, Leber und Milz können aufs Heftigste bluten. Ohne sofortige OP und große Mengen an Blutkonserven haben Sie keine Chance, diese Verletzungen zu überleben.

Darmverletzungen werden dagegen meist erst später bemerkt, wenn dessen Inhalt sich nach und nach in die Bauchhöhle entleert und die ersten Entzündungszeichen auftreten. Peritonitis, Bauchfellentzündung, lautet hier der medizinische Fachbegriff, und wenn die Entzündung auf weitere Organe übergreift, stellen Niere und Leber gerne ihre Funktion ein. Dann wird Ihr Intensivaufenthalt nicht mehr in Tagen, sondern in Wochen oder Monaten gemessen. Die prickelnde Erfahrung, zwischen Tod und Leben zu pendeln, ist inklusive.

Auch Blutungen in diesem Bereich sind nicht einfach zu entdecken, dabei können die sogenannten Mesenterialgefäße, also jene, die den Darm mit Blut versorgen, ebenso „schön" bluten wie alle anderen Blutgefäße. Im Bauch ist viel Platz zum Hineinbluten und bei einigen Patienten bietet er sogar sehr viel Platz!

Besteht der Verdacht, dort könnte etwas nicht stimmen, kommt zuerst der Chirurg und macht eine Ultraschallaufnahme (Sonografie). Durch dicke Speckschichten hindurch zu sonografieren ist allerdings nicht leicht. Er sieht die Blutung also erst, wenn eine gewisse Menge Blut in den Bauch gelaufen ist. Außerdem wollen sich Ihre Laborwerte trotz Blutkonservengaben nicht stabilisieren. Selbst dann heißt es oft: „Es ist nichts zu sehen." Spätestens ab drei Litern Blut im Bauch sieht aber auch der blindeste Chirurg, dass da etwas ist, was dort nicht hingehört. Und schon kommen Sie zügig in den OP. Sie sehen also, bei Ihrem Überleben kommt es auch darauf an, wie viel Potenzial Sie Ihrem Schutzengel mit Ihrem bisherigen Lebenswandel noch gelassen haben: Geraten Sie an einen guten Chirurgen, an einen sehr guten oder an einen ausgezeichneten? Bei einem schlechten Chirurgen – auch die gibt es – sollten Sie vielleicht Ihren Schutzengel austauschen, falls Sie überleben. Dessen Möglichkeiten sind danach nämlich bestimmt aufgebraucht.

Natürlich gibt es noch viele weitere Verletzungsmöglichkeiten im Bauch, aber im Prinzip geht es immer nur um eines: Hauptsache, es blutet nichts!

Beckenbrüche sind ebenfalls sehr schmerzhaft. Mit viel Pech liegen Sie mehrere Wochen fest im Bett, bei noch größerem Pech werden die Knochen mit einem Fixateur fixiert. Dazu werden von außen lange Metallstäbe in Ihre Knochen geschraubt und ein paar Zentimeter über der Haut mit Querstäben zur Stabilisierung verbunden. Unterhose ade, die passt da nämlich nicht darüber.

Ist Ihr Becken kaputt, befindet sich an dieser Stelle natürlich auch ein großer Bluterguss, das sogenannte Hämatom. Es ist anfänglich blau und verteilt sich im ganzen Beckenbereich. Die Haut wird prall und spannt. Und wo ist die Haut im (unteren) Beckenbereich gerade bei Männern sehr dünn und empfindlich? Genau! Der Hoden ähnelt dann in Form und Farbe einer blauen Kegelkugel und tut genau so weh, als hätte man diese an besagter Stelle abbekommen! Auch bei Frauen kann der Genitalbereich blau werden und anschwellen, und das ist ebenfalls nicht angenehm.

Weiter unten am Körper befinden sich noch die Beine, die Sie sich logischerweise brechen können wie ein mehrfach geknicktes Streichholz. Dabei wird natürlich auch die Muskulatur verletzt. Diese kann so anschwellen, dass sich der Muskel quasi seine eigene Blutversorgung abquetscht. Kompartmentsyndrom nennt man das und die einzige Möglichkeit zur Entlastung ist eine Operation. Das Bein (am Arm ist das genauso möglich) wird in dem entsprechenden Bereich aufgeschnitten und die Muskulatur freigelegt. So hat sie mehr Platz, um sich auszudehnen. Manchmal ist das Gewebe schon so kaputt, dass Teile vom Muskel entfernt werden müssen. Über dem offenliegenden Muskel wird eine Art Schwamm angebracht. Dieser dient als Schutz und saugt die austretende Wundflüssigkeit auf. Im OP wird der Schwamm alle paar Tage gewechselt. Je nach Größe der Verletzung heilt alles von selbst wieder zu oder es wird Hautersatz an diese Stelle platziert. Ist alles verheilt, bleibt eine schöne Delle im Bein zurück!

Eine richtig lebensbedrohliche Sache ist ein abgerissenes Bein! Das kommt gar nicht so selten vor. Bei Rangierarbeiten auf dem Bahnhof ist die Gefahr groß, unter oder zwischen die Waggons zu geraten. Das hält das beste Bein nicht aus. Ist das Bein ab, reißen die großen Blutgefäße ebenfalls ab und Sie verbluten, bevor das nächste Krankenhaus erreicht ist. Mit viel Glück hat aber ein beherzter Mensch den Rest von Ihrem Bein ordentlich abgebunden und das abgerissene Bein mit ins Krankenhaus gegeben. Es wird natürlich sofort operiert! Zuerst wird mit allen Mitteln versucht, Ihr Bein wieder anzunähen, erst wenn das nicht gelingt, wird es amputiert. Jetzt können Sie sich fragen: Warum denn amputieren, das Bein ist doch schon ab? Doch da ist der Rest, der von Ihrem Bein übrig geblieben ist. Dieser muss in einen nutzbaren Stumpf umgewandelt werden, damit Sie später eine Prothese tragen können. Der Knochen wird so abgesägt, dass keine scharfen Kanten mehr ins Fleisch schneiden, die Blutgefäße werden unterbunden und genügend überstehende Haut zum Zusammennähen muss auch vorhanden sein. Allerdings wird vorher genauestens dokumentiert, dass die Amputation nicht zu vermeiden war. Sonst kommen Sie Jahre später auf die Idee, Sie wären nur einbeinig, weil der diensthabende Chirurg schnell wieder ins Bett wollte ... Deshalb rennt im ganzen Gewusel des OPs zusätzlich jemand mit einer Kamera herum und fotografiert Bein und Stumpf aus allen Blickwinkeln. Hinterher kommt das nun überflüssige Bein in die Pathologie, wird dort weiter untersucht, für versicherungsrechtliche Belange aufgehoben oder entsorgt. (Krankenhausmüll ist übrigens grundsätzlich Sondermüll.) So ein einzelnes Bein ist ganz schön schwer und unhandlich, wenn man es durch die Flure tragen muss ...

Nach solchen Arbeitstagen ist es makaber, wenn am nächsten Mittag „Geschnetzeltes nach Art des Hauses" auf dem Kantinenspeiseplan steht ... (Zufällig natürlich!) Aber auch das Makabere – und die Angewohnheit, darüber zu scherzen – ist Teil der Arbeit in der Intensivstation. Oft dient diese Reaktion als eine Art Kanal, um all das Unglück, dessen unmittelbare Zeugen Arzt oder Krankenschwestern werden, etwas von sich wegzulenken. Mit Humor, selbst wenn er manchmal noch so schwarz ist, lässt sich die Arbeit viel leichter ertragen und manchmal sind einige Situationen einfach komisch, auch wenn der Hintergrund tragisch ist.

Zum Beispiel bei „Uwe", einem Patienten mit Schädel-Hirn-

Trauma: Er wurde mit seinem Vornamen angesprochen, da er auf seinen Nachnamen überhaupt nicht reagierte. Den ganzen Morgen mahnten wir: „Uwe, leg dich hin“, „Uwe, wirf dein Essen nicht durch die Gegend“, „Uwe, nicht an den Schläuchen ziehen“, und so weiter. Es war ausgesprochen anstrengend. Als Uwe kurz vor der Übergabe vollkommen ernst fragte: „Uwe? Wer ist eigentlich Uwe?“, war die Fassung dahin. Uns liefen vor Lachen die Tränen über das Gesicht. Auch wenn Uwe eine schwere Verletzung hatte und dies natürlich überhaupt nicht lustig war, entbehrte diese Situation nicht einer unwiderstehlichen Situationskomik!

Bei einem schwerstverletzten Patienten stehen die Extremitäten nicht gerade im Vordergrund, was die Unfallchirurgen natürlich ungern hören. Diese haben stundenlange „Knochenaneinanderflickerei“ hinter sich und wenn Arm oder Bein eigentlich schön gekühlt und hochgelagert werden müssten, um optimal zu verheilen, heißt es: „Lunge schlecht, Patient kommt auf den Bauch.“ Und schon wird der Körper ohne Rücksicht auf frisch eingegipste Knochen gedreht und gewendet ...

Unfälle im Verkehr und durch Sturz aus großer Höhe machen einen großen Teil der Intensivpatienten aus, doch natürlich gibt es durchaus noch andere Gründe, schwer verletzt auf der Intensivstation zu landen. Messerstechereien als typisches Ende einer durchzechten Nacht sorgen hier häufig für „Gäste“. Früher reichte es noch aus, sich nach der Disco zu prügeln, aber heutzutage werden scheinbar sofort die Messer gezückt. Je höher der Alkoholpegel, desto geringer die Toleranzgrenze. Dann wird nicht mehr diskutiert, sondern zugestochen. Leider bietet sich der Oberkörper an, ihm mit einem relativ kleinen Messer großen Schaden zuzufügen. Ein Stich in die Lunge und Sie pfeifen quasi aus dem letzten Loch. Ein Stich in die Leber und Sie haben binnen kürzester Zeit nur noch halb so viel Blut im Körper wie normalerweise. Ein Stich in den Bauch und Ihr Darminhalt verteilt sich im Bauchraum und verursacht schwerste Entzündungen. Bei einem Stich in die Wirbelsäule (selten, aber schon passiert) kommen Sie nur mit viel Glück am Rollstuhl vorbei. Auch wenn Sie als Opfer schon am Boden liegen, schützt Sie das nicht vor weiterer Brutalität, wie die verschiedensten Medienberichte zeigen. Da fragt man sich schon, was bei den Menschen, die so brutal agieren, im Kopf vorgeht – obwohl ich nicht sicher bin, ob ich das überhaupt wissen möchte.

## Alles entscheidend: Erstversorgung am Unfallort

Jetzt wo Sie wissen, was Sie tun können, um die Intensivstation kennenzulernen, und welche Verletzungen dazugehören, schauen wir uns einmal an, was Ihrem „Rendevouz" vorangeht.

Bevor Sie als verunfallter Mensch nämlich auf der Intensivstation landen, steht die Versorgung durch den Notarzt an. Dieser macht, im Gegensatz zu seinen Kollegen, noch „Hausbesuche" (von der Leiter fällt man meistens daheim) oder er begibt sich direkt an den Unfallort. Je nach Organisation sitzt der Notarzt gleich mit im Krankenwagen oder wird von einem Fahrer an die Unfallstelle gebracht. Der Rettungswagen mit den Sanitätern ist dann schon vor Ort. Kommt der Notarzt extra an den Unfallort, ist er flexibler: Wenn seine Anwesenheit nicht mehr nötig ist, kann er schon einen anderen Einsatz übernehmen und ist nicht an den Rettungswagen gebunden. Einen Schwerverletzten begleitet er selbstverständlich ins Krankenhaus.

Im Fernsehen wird natürlich suggeriert, mit dem Notarztwagen zu fahren sei Action pur: kaum im Dienst, schon von Unfall zu Unfall unterwegs, immer am Limit, immer in Zeitnot, von blutenden Menschenmassen umgeben, in letzter Sekunde Leben retten. Von wegen! Viele Einsätze sind unspektakulär. Leute haben lediglich ihre Tabletten vergessen und jetzt leichte Herzbeschwerden. Oder die Luft wird knapp, weil sie auf Pollen allergisch sind und sich nicht rechtzeitig ein neues Asthmaspray besorgt haben. Oder sie sind von der Leiter gefallen, haben eine Knieprellung und die Ehefrau ist gerade zum Einkaufen.

Manche wollen nur ein wenig Gesellschaft und denken sich jede Woche neue Beschwerden aus, damit sie einmal wieder „Besuch" bekommen – traurig, aber wahr.

Aber es gibt sie, die Einsätze, die so belastend sind, dass

man sich fragt, wie es die Menschen vor Ort aushalten können. Menschen mit schwersten Verbrennungen, Menschen, die ihr Leben am Baum hängend beendet haben, Menschen mit Schuss- oder Stichverletzungen, die einem unter den Händen verbluten, und natürlich Kinder. Verunglückte Kinder, verprügelte Kinder, ertrunkene Kinder, misshandelte Kinder. Die Zeitungen sind voll davon. Und überall sind Menschen vom Rettungsdienst, dem Technischen Hilfswerk, von der Feuerwehr oder der Polizei vor Ort und tun ihre Arbeit. Wenn die Intensivpflege schon ein schwerer Job ist, was sind dann diese Berufe? Nicht umsonst stehen diese Menschen in der Gunst der Bevölkerung weit vor Politikern oder Konzernmanagern.

Außerdem gibt es jene Massenunfälle, bei denen der erste Rettungswagen vor einer Menge an Verletzten steht und theoretisch nicht weiß, wo er anfangen soll, jedenfalls sieht das so aus. Praktisch gibt es dafür sogenannte „Behandlungsprinzipien bei Großschadensereignissen", die genau festlegen, wie an einem solchen Unfallort vorgegangen werden soll. Regelmäßige Übungen finden auch statt, oft gemeinsam mit Feuerwehr und Technischem Hilfswerk. Am Unfallort werden die Verletzten gesichtet und in mehrere Kategorien eingeteilt. Besteht akute Lebensgefahr, muss natürlich sofort reagiert werden, die leichter Verletzten werden zum Beispiel in einem Zelt versorgt und später auf die Krankenhäuser verteilt. Es ist mit Sicherheit ein schwerer Job, diese Einteilungen vorzunehmen. Wie schnell kann man bei mehreren Verletzten jemanden falsch einschätzen. Ist derjenige schwerer verletzt, der am lautesten schreit? Oder derjenige, der leise vor sich hin wimmert? Eine Verantwortung, die wohl nur mit viel Erfahrung zu schultern ist.

Nun liegen Sie nach einem Autounfall im Straßengraben – es muss ja nicht gleich eine Massenkarambolage sein – und warten auf Hilfe. Außerdem sind Sie im Auto eingeklemmt und können sich nicht selbst befreien. Dass Sie leicht verletzt sein könnten, ignorieren wir, schließlich sollen Sie ja auf die Intensivstation. Wenn Sie im Auto eingeklemmt sind ist es schwierig für den Notarzt, an Sie heranzukommen. Trotzdem wird er versuchen, zumindest einen Arm von Ihnen zu erreichen, um einen Venenzugang zu legen. Damit könnten Sie zumindest eine Infusion zur Kreislaufstabilisierung bekommen oder ein Schmerzmittel, bis die Feuerwehr Sie befreit. Danach werden Sie – je nach Verletzungen – an Ort und Stelle des Geschehens vom Notarzt in Narkose versetzt. Wenn Sie Luftnot haben, zum Beispiel, benommen oder gar bewusstlos sind. Oder bei mehreren Verletzungen, wenn Lebensgefahr zu befürchten ist. So wird Ihre Atmung stabilisiert (da Sie künstlich beatmet werden) und man nimmt Ihnen mit der Narkose die Schmerzen. Außerdem bekommen Sie von den weiteren Aktionen nichts mehr mit – was ganz gut sein, kann, denn viele Maßnahmen sind für Sie unangenehm: Venenzugänge oder Thoraxdrainagen legen, Extremitäten schienen, Umlagerung für den Transport oder Ihnen die Kleidung vom Körper zu schneiden, kann ganz schön wehtun. Sie frieren jämmerlich, vielleicht herrschen Minusgrade. Eigentlich wäre eine Narkose doch ganz schön, oder?

Mit viel Glück für Sie hat Ihr Notarzt schon zahlreiche Einsätze dieser Art hinter sich und macht sich nicht mehr in die Hose, wenn es heißt: Ein Schwerverletzter ist zu versorgen. Vielleicht kann er auch noch gut intubieren und schafft es, Ihnen den Beatmungsschlauch in die Luftröhre zu schieben, ohne dass Sie sich vorher übergeben müssen und dann statt Luft Ihren eigenen Magensaft in der Luftröhre haben (was nebenbei bemerkt einen Rattenschwanz an Komplikationen nach sich ziehen kann).

Allerdings wird nicht jeder Verletzte gleich in Narkose versetzt. Vielleicht sind Ihre Verletzungen ja nicht so schwer, dass Sie ein Intensivbett brauchen. Für jeden Beinbruch eine Nacht auf der Intensivstation zu buchen ist dann doch übertrieben. Und so ganz ohne Risiko ist eine Narkose mit Intubation nicht, auch wenn Sie keinen Magensaft in der Lunge haben: Es können Verletzungen durch das Laryngoskop, ein Hilfsinstrument zum Einführen des Tubus (Beatmungsschlauch), passieren, Einrisse an Lippen, Gaumen oder Mundschleimhaut entstehen, lockere Zähne können abbrechen oder die Stimmritzen verletzt werden, der Tubus kann zu tief liegen, wodurch nur eine Lungenhälfte belüftet ist, oder er steckt in der Speiseröhre. In beiden Fällen sieht es schlecht aus mit der Sauerstoffversorgung. Lange halten

Sie das ohne Hirnschaden nicht aus, wenn nur Ihr Magen mit Sauerstoff aufgepumpt wird. Wenn also Ihre Herz- und Lungenfunktion in Ordnung ist und Sie mithilfe von Schmerzmitteln halbwegs transportfähig sind, bleiben Sie vorerst schön wach.

Mit Tatütata geht es Richtung Krankenhaus und der Krankenwagen wäre noch schneller, wenn die Autofahrer unterwegs so reagieren würden, wie es sein sollte, wenn sich ein Fahrzeug mit Martinshorn nähert. Aber davon, sich rechts zu halten und die Straße freizumachen oder auf der Autobahn eine Rettungsgasse zu bilden, haben viele Fahrer wohl noch nie etwas gehört. Dabei wird es in der Fahrschule gelehrt und ist theoretisch ganz einfach: auf einspurigen Straßen rechts an den Straßenrand fahren. Auf einer zweispurigen Straße fahren die Fahrzeuge auf der rechten Spur an den rechten Rand und die Fahrzeuge auf der linken Spur an den linken Rand. Bei dreispurigen Straßen ist es je nach Land leider unterschiedlich, soll aber in Zukunft einheitlicher werden. In Deutschland fahren Autos auf der linken Spur ganz nach links und jene auf der mittleren sowie auf der rechte Spur nach ganz rechts. So wird eine Gasse für die Rettungsfahrzeuge frei. In Österreich soll der Pannenstreifen freigehalten werden. Dieser ist aber oft durch liegengebliebene Fahrzeuge blockiert oder nicht breit genug für neuere Rettungsfahrzeuge, deswegen wird eine Änderung zugunsten des deutschen Modells erwogen. Bei Reisen in andere Länder wäre es gut, sich vorher über die Vorschriften zu informieren. Wie auch immer: Wer die Straße nicht freimacht, kann berechtigterweise mit einem Bußgeld rechnen.

Es ist auch wirklich nervig. Hinten im Rettungswagen stehen Sanitäter und Notarzt und versuchen verzweifelt, Sie am Leben zu erhalten, und der Wagen ruckelt, stoppt, fährt wieder an, stoppt wieder, fährt wieder an und so weiter und so weiter. Selbst bei normaler Fahrt schwankt er schon so, dass es schwierig ist, das Gleichgewicht zu halten. Dabei Herzdruckmassage zu machen oder diverse Schläuche an der richtigen Stelle in Ihrem Körper zu platzieren ist eine echte Herausforderung. Also: Bahn frei, bitte! Im Krankenhaus angekommen, flucht der Fahrer zum wiederholten Male darüber, welche Vollidioten eine Krankenwageneinfahrt mit Bordstein geplant haben. So werden alle Insassen zum Schluss noch mal richtig durchgeschüttelt, was der ganzen Fahrt die Sahnehaube aufsetzt. Aber der Bordstein wird mit Sicherheit erst dann abgetragen, wenn der zuständige Planungsbeauftragte selbst mit Knochenbrüchen über die Schwelle rumpeln muss.

Nun sind Sie im Krankenhaus angekommen, was passiert aber mit Ihren Angehörigen? Diese hatten vielleicht Glück im Unglück und stehen noch voller Sorge um Sie an der Unfallstelle. Weiterfahren können sie nicht, das Auto ist kaputt und ihr Zuhause liegt vielleicht noch Hunderte von Kilometern entfernt. Bei einem schlimmen Unfall kann die Notfallseelsorge hinzugezogen werden. Haupt- und ehrenamtliche Mitarbeiter verschiedener Organisationen (Kirche, Rettungsdienste) kümmern sich dann um die Betreuung Ihrer Angehörigen und später auch um die Psyche der Einsatzkräfte. (Gut, dass es für deren Psyche auch Hilfsangebote gibt). Die weiteren Maßnahmen an der Unfallstelle (Fahrzeuge abschleppen, Fahrbahn reinigen, Verkehr leiten) organisiert Polizei oder Feuerwehr.

Ein Wort noch zu den Ersthelfern am Unfallort. Die Ersten, die dort eintreffen, sind ja nicht Polizei oder Rettungswagen, sondern Menschen wie Sie und ich. Im seltensten Fall sind wir auf eine solche Situation vorbereitet. Der einzige Fehler, den wir jetzt aber machen könnten, wäre – wegzugehen! Alles andere kann die Situation nur verbessern. Das fängt mit dem Absichern der Unfallstelle an und hört vielleicht mit der Herzdruckmassage auf. Zwischendurch die Polizei zu verständigen wäre auch nicht schlecht.

Viele Leute haben leider Angst, an einer Unfallstelle etwas verkehrt zu machen. Dabei ist es höchst selten, dass man wirklich in die Verlegenheit kommt, jemanden wiederzubeleben. Zwar wäre es hilfreich, wenn alle Autofahrer regelmäßig ihre Erste-Hilfe-Kenntnisse auffrischen würden, solange es aber keine Vorschrift ist, bleibt dies Wunschdenken. Aber ein Warndreieck aufstellen sollte jeder können, damit aus einem „kleinen“ Unfall nicht eine Massenkarambolage wird. Und auch die Polizei zu verständigen, entweder mit Handy oder an der Notrufsäule, bringt jeder wohl zusammen. Danach dauert es meist nur noch fünf bis zehn Minuten, bis Hilfe vor Ort ist, die Zeit kriegen Sie doch herum, oder? Was meinen Sie, wie dankbar ein Unfallopfer Ihnen sein wird, wenn Sie seine Hand halten und sagen, dass Hilfe unterwegs ist! Und falls Sie als Laienhelfer tatsächlich einmal eine Wiederbelebung durchführen sollten: Vertrauen Sie darauf, es kann dem armen Menschen nur helfen. Ohne Sauerstoff wird sein Gehirn nicht lange überleben. Wenn Sie ihn „liegen lassen", hat er bis zum Eintreffen der Rettungskräfte keine große Chance, seinen Unfall schadlos zu überstehen. Sie können also seine Situation nicht noch schlimmer machen, als sie ohnehin schon ist.

Sie sehen, auch als nicht professioneller Helfer ist man am Unfallort sehr wichtig. Über die neuesten Erste-Hilfe-Leitlinien kann man sich im Internet informieren, aber auch die Tageszeitungen berichten darüber oder man macht einfach wieder einen Kurs mit. Übrigens gibt es auch Kurse für Erste Hilfe bei Kleinkindern oder spezielle Angebote für Kinder und Jugendliche. Zumindest sollte jedes Kind die Notrufnummern für die Polizei und für Feuerwehr und Rettungsdienst kennen, bevor es sein erstes Handy bekommt. Vielleicht sind auch Sie einmal darauf angewiesen, dass jemand diese kleinen Hilfsdienste für Sie leistet – sie können über Leben und Tod entscheiden!

## Zwischen Leben und Tod: im „Schockraum"

Die erste Station, die Sie im Krankenhaus erwartet, ist der sogenannte Schockraum. Dieser ist für Patienten in lebensbedrohlichen Situationen vorgesehen und bezieht sich mit seinem Namen nicht auf allgemeines Erschrecken, sondern auf den „Schock" aus medizinischen Gründen, also auf einen Kreislaufzusammenbruch (Volumenmangelschock durch Blutverlust, cardiogener Schock bei Herzinfarkt, septischer Schock bei Vergiftungen zum Beispiel). Der Raum beinhaltet alles, was für Ihre Kreislaufstabilisierung nötig ist, also Notfallmedikamente, Infusionen, Narkosegerät, verschiedene Untersuchungsgeräte, Material für Punktionen oder Blutentnahmen und so weiter.

Wenn Sie dort narkotisiert eintreffen, bekommen Sie natürlich nichts mit. Wenn Sie wach sind – viel „Vergnügen“! Die Schockraumroutine live mitzuerleben ist bestimmt ein Erlebnis. Wenn sich alle Beteiligten gleichzeitig auf Sie stürzen und durcheinanderreden. Auch wenn niemand Sie in die Unterhaltung miteinbezieht, es geht tatsächlich darum, Ihnen zu helfen! Selten werden Schockräume groß genug für alle Beteiligten gebaut, die gleichzeitig (!) darin arbeiten müssen. Man nehme einen Anästhesisten nebst Anästhesieschwester, einen Allgemeinchirurgen, einen Unfallchirurgen, einen Neurologen, ein bis zwei Schwestern aus der Ambulanz, einen Röntgenassistenten und je nach Uhrzeit ein bis zwei Krankenpflegeschüler oder Medizinstudenten. Das sind in etwa zehn Personen, die den Raum schon ausfüllen, ohne dass sich ein Patient darin befindet!

Von außen sieht man Sie jetzt nicht mehr. Wer nun ein heilloses Durcheinander erwartet, hat nur zum Teil recht. Schließlich werden Sie für die verschiedenen Fakultäten ordentlich aufgeteilt: Ihr Kopf gehört dem Anästhesisten, ein Arm auch, aber mehr bekommt dieser von Ihnen nicht ab. Der Anästhesist ist zuständig für Ihre Atmung und die Herz-Kreislauf-Funktion. Er gibt Ihnen die Medikamente, die Sie fürs Überleben brauchen. Schmerzmittel, Infusionen, Blutkonserven, Medikamente zur Kreislaufunterstützung und so weiter. Mitunter ist es schwierig, Ihnen die notwendigen Mittel zu verabreichen, gerade wenn Sie Alkohol intus haben und meinen, trotz Knochenbrüchen und sonstigen Verletzungen nach Hause zu wollen. Die Flucht von der Trage wird Ihnen leider nicht gestattet. Sollten Sie sie trotzdem versuchen, spritzt man Ihnen nach Möglichkeit ein Beruhigungsmittel. Aber vielleicht haben Sie schon so sehr randaliert, dass Ihre Venenzugänge flöten gegangen sind. Trotzdem haben Sie keine Chance. Wer randaliert, ist zumindest bei Bewusstsein und lange gefackelt wird da nicht.

Genügend Leute sind ohnehin vor Ort und mit sechs Mann, die an Ihren Armen und Beinen hängen, gehen Sie nirgendwo hin. Der Anästhesist wird schon eine Vene finden und dann dauert es nicht lange, bis das Beruhigungsmittel wirkt und Sie vorerst friedlich schlummern.

Tatsächlich gibt es Patienten, die nur auf Grund der Menge an Beruhigungsmitteln intubiert werden mussten und gleichzeitig an Verletzungen nur ein paar Prellungen hatten. Und nicht alle Randalierer sind große starke Männer. Selbst schmächtige Kerlchen oder auch Frauen können erstaunliche Kräfte entwickeln. Gehören Sie nicht zu den Randalierern, sind relativ schmerzfrei, kooperativ, lassen alles über sich ergehen und Ihr Kreislauf ist auch in Ordnung, dann brauchen Sie mit Sicherheit nicht auf die Intensivstation … Glück gehabt!

Aber Sie „sind" ja ein Polytrauma, also schwerstverletzt. Ohne starke Medikamente halten Sie Ihre Schmerzen auf keinen Fall aus.

Nebenwirkung der starken Schmerzmittel ist leider das Aussetzen der Atmung. Ab einer bestimmten Dosis hören Sie langsam, aber sicher auf zu atmen und das ist auf Dauer ungesund. Hatten Sie bis jetzt noch keine Narkose, wird es langsam Zeit dafür. Das Beatmungsgerät übernimmt Ihre weitere Luftzufuhr. Also bekommen Sie noch zwei, drei Medikamente mehr, werden endlich intubiert und Ruhe ist. Nichts ist schöner als ein ruhiger Patient. Schreienden und um sich schlagenden Patienten kann man nur sehr schwer helfen!

Wenn möglich, legt man Ihnen eine sogenannte arterielle Kanüle. Das ist ein dünner Plastikschlauch, der vorzugsweise in eine Arterie an Ihrem Handgelenk geschoben wird (dort, wo Sie den Puls fühlen können). Darüber kann man mit einem Sensor permanent Ihren Blutdruck messen und auch Blut abnehmen. Sehr praktisch also.

Mit diesen Tätigkeiten ist der Anästhesist gut ausgelastet. Parallel dazu werden Sie natürlich von den anderen Ärzten bearbeitet.

Weist Ihr Kopf Verletzungen auf, wird dem Anästhesisten der Platz am Kopfende vom Neurologen, Neurochirurgen oder bei Wunden vom Unfallchirurgen streitig gemacht. Dann wird es richtig eng ... Ihr Bauch gehört dem Allgemeinchirurgen mit seinem Sonografiegerät (Ultraschall). Damit kontrolliert er, ob innere Organe lädiert sind und bluten. Leber und Milz können so stark bluten, dass kaum noch Zeit bleibt, bis in den OP zu kommen. Nierenblutungen sind auch nicnt zu verachten, besonders wenn die Niere hinterher ihre Funktion einstellt und Sie an die Dialyse (künstliche Niere zum Entgiften des Körpers) angeschlossen werden müssen. Manchmal sticht der Chirurg auch mit einer langen Kanüle in Ihren Bauch hinein. Ist Blut in der Spritze, ist auf jeden Fall irgendwo etwas kaputt und alle arbeiten mit Hochdruck, um herauszufinden, woher das Blut kommt.

Blutet es in Ihrer Lunge, werden dicke Schläuche zwischen die Rippen gestochen und an eine Vakuumdrainage angeschlossen, damit das Blut abfließen kann. Wenn Ihr Lungengewebe zerrissen ist, entweder durch einen starken Aufprall oder eine in der Lunge steckende Rippe, ist ebenfalls eine Drainage nötig, diesmal damit die Luft nicht einfach so aus der Lunge herauszischt. Das passiert nämlich, wenn das Gewebe dort reißt. Sie wollen einatmen, aber die Lunge dehnt sich nicht aus. Die Luft kann sich nicht in der Lunge verteilen und entweicht durch das Leck hinaus. Und wohin geht die Luft dann? Schließlich hat der Mensch kein eingebautes Überdruckventil! Sie verteilt sich unter der Haut (Hautemphysem) und manchmal sind dort richtige kleine Bläschen zu sehen. Bis in die Augenlider, Arme oder Leisten kann sich dieses Emphysem ausbreiten und wenn man diese Haut anfasst, knistert es wie zerknülltes Pergamentpapier. Ohne Drainage ist diesem Zustand nicht beizukommen und auch mit Drainage dauert es seine Zeit, bis die Bläschen nicht mehr zu sehen sind.

Der Unfallchirurg begutachtet zeitgleich Ihre Arme und Beine und seufzt, weil sich in dieser Situation keiner dafür interessiert, ob die Brüche schief stehen oder nicht.

Im Fernsehen sind die Chirurgen ja die großen Helden und werfen mit Anordnungen nur so um sich: „Schwester, schnell drei Konserven Null negativ“, oder „Der Patient hat keinen

Puls mehr, gebt ihm Adrenalin", oder „Eine Thoraxdrainage, schnell", oder „Macht OP drei fertig, der Patient muss sofort dorthin". Idealerweise braucht der Chirurg für seine Diagnosen keine Geräte, sondern erfasst alles mit einem Blick. Außerdem sieht er auch nachts um drei aus, wie frisch dem Schönheitssalon entsprungen. Hinterher liegen ihm Patient und Angehörige zu Füßen, denn „der Gott in Weiß" ist der große Lebensretter.

Alles Blödsinn! Und ein Chirurg allein rettet noch kein Leben. Das ist immer Teamwork. Ohne fittes OP-Personal nützen die besten Fähigkeiten eines Chirurgengottes nur wenig. Ohne Anästhesie, die den Patientenkreislauf stabil hält, wird auch keine Operation zum Erfolg. Ganz krass gesagt, einem toten Patienten nützt der beste Chirurg auch nichts mehr. Den meisten Chirurgen ist das auch bewusst und denjenigen, die sich trotzdem für die Könige aller Ärzte halten, fehlt es wohl grundsätzlich im Oberstübchen. Natürlich ist es eine besondere Situation, wenn um das pure Leben eines Patienten gekämpft wird. Es ist ein tolles Gefühl, wenn dieser Kampf gewonnen wird, und es ist furchtbar, wenn er verloren geht. Aber es ist und bleibt Teamwork!

Dabei geht es in großen Kliniken, die ja Erfahrung mit schwer verletzten Patienten haben, eher ruhig zu. Viele Arbeitsgänge laufen parallel, da idealerweise eine Schwester von der Anästhesie sowie eine Schwester von der Ambulanz bei den verschiedenen Tätigkeiten assistieren. Am Hals wird also vielleicht ein Venenkatheter gelegt, während zeitgleich eine Drainage zwischen Ihren Rippen landet.

Mit der Diagnostik einer Großzehenfraktur wird sich auch niemand aufhalten, da gibt es schon festgelegte Reihenfolgen für die Untersuchungen: Bluten Sie irgendwo, besteht die Gefahr eines Herz- oder Lungenversagens, sind Gehirn oder Rückenmark verletzt? Zwischen all die Leute drängt sich der Röntgenassistent, der seine Aufnahmen auch nicht von der Tür aus schießen kann. Knochen und Lunge sind ohne Röntgenbilder aber nicht zu beurteilen.

Am Schluss der Diagnostik werden die Prioritäten festgelegt: Bringt man Sie ins CT zur weiteren Diagnostik oder in den

OP oder vielleicht sofort auf die Intensivstation? Am liebsten macht man erst einmal einen „Trauma-Scan", also schiebt man Sie durch den Computer*T*omografen. Dort wird mittels Röntgentechnik Ihr Körper vom Kopf bis zum Becken (Beine nur, wenn nötig) in dünne Scheiben zerlegt. Anhand der Bilder kann man genau sehen, wo es Verletzungen in Ihrem Körper gibt. Das macht es leichter, die Behandlungsreihenfolge festzulegen.

Wird „No Touch" angeordnet, was bedeutet, dass der Patient so wenig wie möglich bewegt werden darf, etwa aufgrund seiner Kopfverletzungen, wird ein Spezial-Rotationsbett wegen der Lungenverletzungen bestellt oder werden Ihre Knochenbrüche erst im OP versorgt? Abgekürzt wird die Diskussion, wenn Sie akut aus Leber oder Milz bluten, dann geht es sofort in den OP, denn einem verblutenden Patienten nützen keine langen Besprechungen, da sind sich Gott sei Dank alle immer sehr schnell einig.

Aber nicht nur die blutenden Patienten sind die, die es vielleicht nicht mehr bis auf die Station schaffen.

Kurz nach Weihnachten kam ein kleiner Junge, der auf einem zugefrorenen See eingebrochen war. Die Feuerwehr konnte ihn unter dem Eis hervorholen, aber schon an der Unfallstelle musste er reanimiert werden. Halbwegs stabilisiert kam er in die Klinik und kaum im Schockraum, musste er wieder reanimiert werden. Immer wieder bekam er Herzrhythmusstörungen, die zunehmend schwerer zu behandeln waren. Es war nicht möglich, ihn vom Schockraum auf die Station zu bringen. Nach langer Herzdruckmassage und der Ausnützung allen medizinischen Möglichkeiten musste man einsehen, dass ihm nicht mehr zu helfen war. Der Anblick des kleinen toten Jungen auf der Trage hat alle Beteiligten noch lange verfolgt.

Gott sei Dank überwiegen die positiven Erlebnisse. Junge Patienten, die nach Unfällen literweise Blut verloren haben und nur dank unzähliger Hände überhaupt den Weg in den OP schafften. Manch einer wurde dort trotz kaum messbaren Blutdruckes notoperiert, traf unter Reanimationsbedingungen auf der Station ein und bekam doch noch irgendwie die Kurve.

Diese Fälle sind Bedingung dafür, diesen Job auf Dauer machen zu können.

## Operation gelungen, meistens

Im OP macht es einen großen Unterschied, ob Sie als Patient ungeplant ins Tagesprogramm platzen oder nachts alle aufscheuchen.

Eine allgemeine „Empfehlung“ kann ich hier nicht geben (ob Sie „lieber“ tagsüber verunfallen oder nachts – wie es ausgeht, ist doch weitgehend der Umsicht Ihres Schutzengels überlassen). Normalerweise ist die Organisation einer OP unaufwendig, es sind nur einige Telefonate notwendig.

Bei einem Notfall tagsüber operierende Ärzte zu finden, ist meist kein Problem, sie sind ja alle da. Ob die anderen wartenden Patienten in der Ambulanz oder auf der Station dann zwei oder gar vier Stunden auf ihre Versorgung warten müssen, ist in diesem Fall egal. Notfälle gehen natürlich vor, so unangenehm das für die anderen ist. Dafür steht deren Leben nicht auf dem Spiel.

Stecken unglücklicherweise gerade alle Chirurgen im OP fest (schließlich können sie ja nicht einfach das Skalpell fallen lassen und zum nächsten Patienten eilen), müssen die Ärzte einspringen, die eigentlich für die Stationsarbeit oder in der Ambulanz eingeteilt waren. Zumindest bis ein Operateur frei wird (bei großen Operationen mit einer Dauer von vier bis acht Stunden kann die Notoperation schon lange fertig sein, bis jemand frei wird).

Und immer einen Operateur im Hintergrund für Notfälle frei zu haben, ist schlichtweg zu teuer. Wenn schon einer da ist, muss er auch „Geld reinbringen“. (Ein kleiner Tipp für alle ambulanten Patienten: Haben Sie am besten immer einen Picknickkorb dabei und bringen Sie die Kinder irgendwo unter, dann wartet es sich leichter).

Nun müssen wir nur noch einen freien OP-Tisch für Sie

finden, und das ist schon schwieriger. Denn im normalen Tagesprogramm sind alle Tische belegt. Wenn mehrere OPs angesetzt sind, wird der erste Tisch genommen, der frei wird. Falls tatsächlich kein freier Tisch zur Verfügung steht, wird notfalls im Schockraum operiert. Die meisten Instrumente müssen aber aus dem OP herbeigeschafft werden und die hygienischen Umstände sind nicht mit denen im OP zu vergleichen, dort zu operieren ist also eine absolute Notlösung. Normalerweise werden Sie als polytraumatisierter Patient von der Rettungsleitstelle aber frühzeitig angekündigt, dann pausiert ein Saal, bis Näheres von Ihnen bekannt ist.

Die Chirurgen finden es allerdings nicht prickelnd, in einem fremden Saal zu arbeiten, müssen sie doch ihr Routine- Equipment mitbringen und sich in einem fremden Saal zurechtfinden. Das kostet wertvolle Zeit und ist für alle sehr nervenaufreibend. (Spätestens nach dem hundertsten Polytrauma sind die Chirurgen aber mit jedem Saal gut bekannt.)

Tagsüber hat man also viele Hände zur Verfügung. Jeder, der abkömmlich ist, packt mit an. Sehr vorteilhaft.

Bei einem Notfall nachts sieht die Situation schon wieder ein bisschen anders aus: Ein freier OP-Saal ist jetzt kein Problem mehr, dafür müssen sich die Ärzte vierteilen. Die vielen helfenden Hände vom Tag sind verschwunden. Jeder muss selbst sehen, wie er klarkommt. Im Vorteil ist derjenige, der sich überall gut auskennt. Wer ziemlich neu im Geschäft ist, steht nun ordentlich unter Strom. Das muss noch nicht einmal an der fehlenden Erfahrung liegen, auch Dinge zu suchen ist eine ziemlich nervige Angelegenheit, wenn es schnell gehen soll. Und selbst wenn Arzt und Schwester wissen, was zu tun ist, sind unbeschriftete Schubladen oder fehlendes Material echte Ärgernisse. Eigentlich sollte der Schockraum jederzeit aufgefüllt und einsatzbereit sein, aber wenn ein Notfallpatient den anderen jagt, wird das schwierig. Und dann soll der Patient ans Beatmungsgerät angeschlossen werden und es funktioniert nicht. Ein Albtraum!

Im Idealfall werden neue Kollegen, egal welcher Fachrichtung, auch im Schockraum eingewiesen oder zumindest von einem erfahrenem Kollegen begleitet, bis sie sich dort auskennen.

Wenn Sie als Patient den Schockraum in Richtung OP verlassen, verschwinden alle Fachärzte, deren Arbeiten jetzt erledigt sind. Übrig bleiben der Anästhesist nebst Anästhesiepfleger. Die beiden betreuen Sie weiterhin auf allen Wegen. In diesem Falle fahren sie mit Ihnen in den OP.

Der Chirurg kümmert sich darum, sein komplettes Team zusammenzutrommeln. Das heißt also: wieder telefonieren. Eine Sekretärin gibt es dafür nicht, also muss er sich persönlich darum kümmern. Das ist aber nicht schlimm, spätestens nach drei Diensten kann er alle Telefonnummern auswendig. Es gibt eine letzte Absprache der Ärzte, dann wird die OP-Pflege verständigt: „Polytrauma in fünf Minuten, Saal drei." Mehr braucht es nicht. Während die eine OP-Schwester sich wäscht, holt die andere das benötigte Material. Zusammen werden dann die Tische vorbereitet und wenn die Ärzte in den Saal kommen, ist normalerweise alles fertig.

Am OP-Tisch stehen meistens ein Oberarzt, ein bis zwei Assistenzärzte und eine OP-Schwester. Eine weitere OP-Schwester bleibt als „Springerin" im Saal und ist für die Organisation rundherum zuständig.

Am Kopfende steht weiterhin der Anästhesist und versorgt Sie mit allem, was Ihr Körper so braucht.

Falls parallel noch eine andere OP läuft (ein „Polytrauma" und ein „akuter Blinddarm" sprechen sich selten zeitlich ab) und alle weiteren Ärzte dort beschäftigt sind, muss der Rufdiensthabende von zu Hause kommen. Wie der Name schon sagt, wird dieser zu Hause angerufen, wenn er in der Klinik erscheinen muss. Sobald die anliegenden Arbeiten erledigt sind, darf er wieder nach Hause gehen. Allerdings müssen Sie als armer Schwerverletzter nicht warten, bis besagter Arzt im Krankenhaus angekommen ist, denn Sie wurden ja von der Rettungsleitstelle zeitig angekündigt und in der Regel helfen sich die Unfall- und die Allgemeinchirurgen gegenseitig aus; wenn Knochen und innere Organe verletzt sind, stehen sie ohnehin gemeinsam am Tisch.

Oft kommt diese Situation auch nicht vor. Der diensthabende Oberarzt verplant sich normalerweise nicht fest. Für die anfallenden Routinearbeiten sind die Assistenzärzte zuständig. So kann er im Notfall mit Ihrer Versorgung schon anfangen, bis Verstärkung kommt.

Diese Arbeitsabläufe sind in großen Kliniken Routine und fest organisiert. Im OP passiert jetzt nichts weiter Aufregendes, was Sie sich gebrochen oder verletzt haben, wird versorgt und Blutungen gestillt. Die spannende Frage ist immer „nur", ob Ihr Kreislauf stabil bleibt, das heißt, dass Blutdruck und Puls zumindest vorhanden sind. Eine Reanimation (Wiederbelebung) während der OP macht nämlich keinen Spaß, erst recht nicht, wenn Ihr Bauch weit eröffnet wurde (irgendwie muss man ja an Ihre blutenden Organe herankommen). In Ihrem Bauch stecken die Instrumente zur Blutstillung und gleich daneben wird Herzdruckmassage gemacht. Die Chancen für Ihre schnelle Genesung sinken nach so einem Vorfall natürlich rapide und selbst wenn man Sie rettet, bleibt immer noch die Frage, ob Ihr Gehirn alles unbeschadet überstanden hat. Vom Unfall genesen, aber mit dem Verstand eines Kleinkindes ausgestattet zu sein, ist nicht für jeden ein erstrebenswerter Zustand, was auch immer Lebensqualität für jeden Einzelnen bedeutet. Das ist ein Thema, über das man nach einer Reanimation nachdenkt – *währenddessen* hat man andere Sachen im Kopf. Außerdem sind die Ursachen eines Herz-Kreislauf-Stillstandes und die Möglichkeiten der Wiederbelebungsmaßnahmen so vielfältig, dass man darüber keine allgemeingültigen Aussagen machen kann. (Nach dem Motto: Der ist ohnehin schon zu alt, da machen wir nichts mehr – das steht uns nicht zu!)

Jedes Großklinikum sollte allerdings in der Versorgung schwerverletzter Patienten so versiert sein, dass eine Reanimation im OP kein unüberwindbares Problem darstellt. Wenn Sie also vorhaben, alkoholumnebelt gegen einen Brückenpfeiler zu fahren oder Ähnliches, sollten Sie sich für Ihr Überleben tunlichst in die Nähe eines Großklinikums begeben. Falls Sie nämlich nicht gleich als richtiges „Polytrauma" eingestuft werden, kann es durchaus sein, dass Sie in einem kleineren Krankenhaus landen. Dort sind Sie zwar mit allen planbaren Routinefällen gut aufgehoben, als Polytrauma aber an der falschen Stelle. (Zwei Tage in einem kleinen Krankenhaus zu liegen, bis sich die ersten Komplikationen einstellen und Sie doch in ein großes Haus verlegt werden, ist keine gute Voraussetzung, um schnell wieder auf die Beine zu kommen.)

Übrigens brauchen Sie in die OP nicht extra einzuwilligen. Erstens unterschreibt es sich schlecht, wenn Sie schon am Unfallort Narkose bekommen haben. Sie dafür wieder aufzuwecken geht ebenfalls nicht, auf Angehörige zu warten dauert auch zu lang und so wird von Ihrer „mutmaßlichen Einwilligung" ausgegangen. Die OP-Aufklärung würde lauten: „Würden Sie zustimmen, Ihre akute Leberblutung zu versorgen, da ansonsten Ihr Leben in wenigen Minuten ein Ende hätte?" Blöde Frage, oder? Notoperationen können auch ohne Ihre Einwilligung stattfinden, da man davon ausgeht, dass Sie gerne Ihr Leben gerettet haben möchten. Auch die daraus folgenden Operationen, wie zum Beispiel „Verfahrenswechsel" am Bein, werden ohne Ihre Zustimmung gemacht – solange Sie noch im Tiefschlaf liegen.

Am Bein wird zum Beispiel bei der ersten Operation ein Fixateur angelegt. Also eine Menge Stangen, die in Ihre Knochen geschraubt werden, damit diese sich nicht verschieben. Nach einiger Zeit ersetzt man sie durch eine Platte. Das muss sein, sonst können Sie den Rest Ihres Lebens keine lange Hose mehr anziehen, komisch aussehen würde es auch und es bestünde Infektionsgefahr durch eindringende Keime. Stehen Sie zu diesem Zeitpunkt nicht mehr unter Narkose, findet natürlich eine entsprechende Aufklärung statt. Rein theoretisch könnten Sie die Operation natürlich ablehnen, dann würden die Stangen im Bein bleiben, aber in der Praxis habe ich das noch nie erlebt.

Wie lange Ihre OP dauert, ist oft sehr unterschiedlich. Natürlich werden akute Blutungen gestillt oder Amputationen durchgeführt, wenn es sein muss. Langwierige Versorgungen der Wirbelsäule oder der Extremitäten können aber auch auf später verschoben werden. Das kommt auf Ihren allgemeinen Zustand an. Bei grenzwertiger Kreislauf- und Lungenfunktion ist es besser, erst einmal auf die Intensivstation zu fahren, bis Sie sich stabilisiert haben. Arme und Beine können vorerst mit Gipsschienen versorgt werden und bei der Wirbelsäule passt man auf, dass diese bei allen Maßnahmen immer schön gerade bleibt.

Sie werden aufgewärmt, mit Medikamenten versorgt, gegebenenfalls weiter untersucht und man verschafft sich einen Überblick über Ihre Gesamtsituation.

Der OP ist fertig mit Ihnen, vorerst jedenfalls. Jetzt geht Ihr Leben auf der Intensivstation weiter.

# 3. Ihr neues Leben auf der Intensivstation

Sind Sie nach Diagnostik und eventueller Operation mit dem Nötigsten versorgt, ist es endlich Zeit für die Intensivstation. Ein Arzt und eine Schwester holen Sie aus dem OP ab. Auf dem Weg werden Sie wieder von tragbaren Geräten überwacht. Transportmonitor für Blutdruck, Puls und Sauerstoffsättigung nebst einem fahrbaren Beatmungsgerät gehören zur Mindestausstattung. Infusionen hängen an einer Haltestange und die Notfalltasche mit Utensilien für jede sich bietende Komplikation ist auch dabei.

Falls unterwegs Fahrstühle zu benutzen sind, wird es noch mal spannend, denn manche von ihnen sind chronisch defekt, trotz aller Wartungsmaßnahmen. Es ist schon eine tolle Vorstellung, dort mitten in der Nacht stecken zu bleiben, und die Sauerstoffflasche des Beatmungsgerätes wird leerer und leerer ... Gut, wenn dann das Notsignal von anderen gehört wird. Leider ist nicht jeder Notknopf eines Fahrstuhles mit einer Zentrale verbunden, einige haben ganz einfach nur eine laute Tröte. So ist man auf die guten Ohren anderer Kollegen angewiesen, die dann die Intensivstation und den Reparaturdienst informieren. Vielleicht geht die Tür ja ein Stück weit auf und die Kollegen können neue Sauerstoffflaschen und Medikamente hineinreichen. So kann man immerhin die Zeit bis zum Eintreffen der Monteure überbrücken. Eine kritische Situation, die niemand wirklich erleben will. Aber meistens geht ja alles glatt und auf der Intensivstation angekommen, werden Sie an die dortigen Geräte angeschlossen. Das hört sich zwar einfach an, es dauert aber im Schnitt mindestens eine halbe Stunde und die zuständige Schwester ist für jede Hilfe der Kollegen dankbar.

Sind alle Kabel dort, wo sie hingehören, die lebensnotwendigen Schläuche korrekt angebracht und der Aufnahmepapierkram erledigt, werden Sie geröntgt, bekommen Blut abgenommen und es wird ein EKG geschrieben. Dann dürfen Sie noch ein bisschen schlafen, bis besprochen ist, was weiter mit Ihnen passiert.

In der Zwischenzeit kümmert sich die Schwester darum, Ihre weiteren Medikamente vorzubereiten. Zum Standardprogramm gehören Medikamente zur Blutdruckunterstützung, zum Schlafen und gegen Schmerzen. Haben Sie diverse Vorerkrankungen, ist die Liste beliebig erweiterbar. Herzmedikamente, Nierenunterstützung, Mineralstoffe und so weiter. Schnell sind acht bis zehn Spritzenpumpen belegt und das Kabelgewirr wird immer unübersichtlicher (zumindest für den Laien).

Danach wird eine Wärmedecke über Sie gepackt, denn nach einem Aufenthalt im Straßengraben oder einer längeren OP ist Ihr Körper ausgekühlt und muss wieder auf Normaltemperatur gebracht werden.

Ist das Gröbste erledigt, kann sich das Pflegepersonal wieder seinen anderen Patienten widmen. Leider haben Sie keine Schwester für sich alleine, auch auf der Intensivstation nicht. Mindestens einer, wenn nicht zwei weitere Patienten wollen ebenso von ihr betreut werden. Die Prioritäten bei mehreren dringend zu versorgenden Patienten zu setzen ist eine echte Herausforderung für Pflegepersonal und Arzt!

Sind Sie nach der Operation allerdings immer noch am Bluten oder Ihr Herz will nicht so richtig schlagen, haben Sie das Personal weiter an Ihrer Seite (leider zulasten der anderen Patienten, aber mehr als arbeiten geht nun einmal nicht).

Schnell sind zwei bis drei Personen damit beschäftigt, Blutkonserven zu organisieren, weitere Medikamente aufzuziehen oder spezielle Katheter zu legen. So kann eine Nacht auch vorübergehen ... Allerdings kommen ja nicht nur polytraumatisierte Patienten in die Notaufnahme. Auch als Patient der Normalstation haben Sie durchaus ein Recht darauf, im Notfall auf der Intensivstation aufgenommen zu werden.

Für Patienten in akuter Lebensgefahr gibt es den sogenannten „Notfallfunk“. Wenn das Personal dort eine bestimmte Telefonnummer wählt, wird das Notfallteam verständigt. Dieses macht sich unverzüglich auf den Weg zur betreffenden Station. Was das Notfallteam dort vorfindet, ist ganz unterschiedlich. Einmal war es nur ein Fehlalarm (falsche Telefonnummer –

die beliebteste Ursache), dann wieder bekommt man Ihre Beschwerden schnell in den Griff, aber manchmal sind auch Wiederbelebungsmaßnahmen nötig.

Dass zwei Personen mit Ihrem Bett durch die Gegend rasen, während eine dritte auf Ihnen kniet und Herzdruckmassage macht, damit Sie noch lebend auf der Intensivstation landen, kommt nicht nur im Fernsehen vor!

## „Freiheitsberaubung" – zu Ihrer Sicherheit

Nicht alle Patienten sind bei ihrer Ankunft narkotisiert und werden künstlich beatmet. Dem Pflegepersonal sind natürlich schlafende Patienten am liebsten. Es ist nervig, wenn Sie nach einer Operation noch nicht richtig wach sind, aber schon vor Schmerzen schreien und in Ihrem Wahn aus dem Bett springen wollen. Die Balance zwischen Schmerzfreiheit und tiefem Durchatmen zu finden ist eine Angelegenheit, die durchaus Fingerspitzengefühl erfordert. Gerade nach Lungenoperationen, wenn jeder Atemzug Ihr OP-Gebiet „malträtiert", brauchen Sie einerseits genug Schmerzmittel, um tief atmen zu können, dürfen andererseits aber nicht zu müde werden. Warum viele Patienten meinen, ihre Schmerzen wären beim Verlassen des Bettes leichter auszuhalten, entzieht sich leider unserer Erkenntnis, zumal die meisten sich später nicht mehr daran erinnern können.

Selbst das beste Schmerzmittel braucht einen Moment, bis es wirkt. So lange müssen Sie leider daran gehindert werden, Ihr Bett zu verlassen. Sind Sie (trotz Bettgittern) anderer Meinung oder werden gar dem Personal gegenüber tätlich, bleibt nur noch eins: Fixieren.

Eine Fixierung ist immer dann gerechtfertigt und somit rechtmäßig, wenn eine Notstandsituation eintritt, also eine Eigen- oder Fremdgefährdung von Ihnen ausgeht. Der Arzt muss dieses schriftlich anordnen und die Fixierung muss dokumentiert werden.

Dann hilft auch kein Protest von Ihrer Seite her und den Hinweis auf Freiheitsberaubung und Anwälte können Sie sich sparen, Eigengefährdung lautet das Zauberwort! Man muss Sie davor bewahren, sich selbst zu schädigen. Zu schnell haben Sie sich Ihre lebensnotwendigen Schläuche herausgerissen und schon bekommen Sie keine Luft mehr oder nötige Medikamente können nicht gegeben werden. Das ist viel zu riskant!

Für Ihre Hände gibt es sogenannte Klettmanschetten. Die werden um die Handgelenke gebunden und mit Bändern am Bett festgemacht. Geht schnell und hält gut. Haben Sie allerdings die Figur von Arnold Schwarzenegger und sind zudem noch Profiboxer, machen Sie mit den Klettmanschetten kurzen Prozess. Dann gibt es dicke Bandagen mit Magnetfixierung, die reißen Sie so schnell nicht durch. Sind Sie immer noch so wendig, dass Ihr Verbleiben im Bett nicht sicher ist, bekommen Sie zusätzlich einen Bauchgurt. Dieser besteht aus zwei aneinanderhängenden Teilen, einer wird am Bett befestigt und der andere um Ihren Bauch gelegt. Zur Sicherung dienen wieder Spezialknöpfe, die man nur mit einem Magnet aufbekommt.

Aber nicht nur akut randalierende Patienten werden so „ruhiggestellt“. Vorsichtshalber werden manchmal auch die Patienten (locker!) an den Händen fixiert, die wach werden sollen und bei denen die Möglichkeit besteht, dass sie anfangs durcheinander sind und nicht verstehen, was um sie herum vorgeht. Entweder ist die Narkosewirkung nach einer Operation gleich komplett beendet oder Langzeitpatienten werden nur langsam wach. Den genauen Zeitpunkt des Erwachens kann niemand vorhersagen, zu unterschiedlich sind die einzelnen Krankengeschichten. Aber nach einem Unfall (an den Sie sich oft nicht erinnern können) beim Erwachen ruhig und kooperativ zu sein ist ein Kunststück, das wir nicht jedem Patienten zutrauen.

Gerade mit Alkohol im Körper neigen Sie dazu, unkontrolliert die Augen aufzumachen. Und sehr kooperativ sind Sie im „Restsuff“ nicht! Gehen Ihre Infusionsschläuche flöten, ist auch Ende mit den Schmerzmitteln, die gibt es nämlich meist als Spritzenpumpe oder Kurzinfusion. Und Ihr Tubus ist am Ende ja geblockt, also mit einem Ballon voller Luft versehen, damit er nicht von alleine herausrutscht. Gegen Ihr beherztes Ziehen hat er allerdings keine Chance. Leider ist die Stimmritze nicht dazu gedacht, Platz für einen solchen Ballon zu lassen, der von der Größe her ungefähr einer Walnuss entspricht. Wenn die Stimmbänder einreißen, ist es mit Ihrer Opernkarriere vorbei. Kleinere Risse heilen zwar wieder zu, eine gewisse Heiserkeit könnte Ihnen aber erhalten bleiben. Spaß macht es uns nicht, Patienten ans Bett zu fixieren. Dies erspart uns und Ihnen aber vermeidbare Komplikationen. Es ist nicht selten, dass jemand vom Personal nach der Beschäftigung mit Ihnen eine neue Brille braucht oder den Zahnarzt aufsuchen muss, von diversen blauen Flecken mal ganz abgesehen.

Nicht nur aufwachende Patienten können Unruhe stiften, auch zwischendurch können bei Ihnen immer wieder Verwirrtheitszustände auftreten. Eben noch am Schlummern, versuchen Sie plötzlich das Bett zu verlassen und schlagen auf alles ein, was sich in Ihrer Nähe befindet. Kein noch so gutes Zureden kann Sie beruhigen. Da helfen nur noch viele Hände. Ein Ruf der zuständigen Schwester und alle Kolleginnen und Kollegen lassen sofort ihre Arbeit ruhen und eilen zu Hilfe (allerdings nur, wenn sie ihren eigenen Patienten dadurch nicht gefährden, sonst stammt der nächste Hilfeschrei vom Helfer selbst, wenn er wieder in sein Zimmer kommt und sieht, was sich dort in der Zwischenzeit abgespielt hat.)

Wer kann, hilft also mit und stürzt sich auf Sie. Stürzen ist dabei der richtige Ausdruck, denn nicht selten hängen plötzlich drei bis vier Leute über Ihnen, um Sie an weiteren Bewegungen zu hindern. Sind ein paar Schläuche auf der Strecke geblieben, bekommen Sie neue. Das ist leider nicht angenehm, aber Sie sind ja „selbst schuld". (Sofern man Sie in Ihrem eingeschränkten Zustand als „schuldfähig" betrachten kann.)

Als Erstes gibt es eine neue Venenkanüle, damit Sie wieder Schlafmittel bekommen können. Danach wird die Arbeit mit Ihnen deutlich leichter. Haben Sie sich den Beatmungsschlauch herausgerissen, ist die Lage schwieriger. Lange hält es ein Mensch nicht ohne Luftzufuhr aus. Blau angelaufen und aus Sauerstoffmangel ohnmächtig geworden, sind Sie zwar kooperativer, aber Ihrem Hirn tut das nicht gut. Also werden Sie so schnell wie möglich „re-intubiert". Dabei wird immer gehofft, dass Sie sich nicht erbrechen. Halb verdauter Alkohol riecht äußerst unangenehm und auch langjährigem Krankenhauspersonal dreht es da den Magen um. Erneut mit allem versorgt, kann endlich die Routinearbeit mit Ihnen weitergehen. (Nicht umsonst heißt es beim Personal: „Nur ein intubierter Patient ist ein guter Patient.")

Wenn Sie wieder klar bei Sinnen sind, ist Ihnen Ihr Benehmen meistens sehr peinlich. Es ist ja nicht so, dass nur die alkoholisierten Menschen Unfälle verursachen, die Beschimpfungen und Randale auch in nüchternem Zustand für normal halten, sondern auch jene, die sich ansonsten durchaus gepflegt benehmen können. Zu Ihrem Glück können Sie sich an die genaueren Umstände Ihres Unfalls nicht erinnern. Aber hier helfen Ihnen oft Ihre Angehörigen auf die Sprünge, denen Ihre Ausfälle noch unangenehmer sind als Ihnen selbst. Ganz ehrlich – ein gewisses Schmunzeln können wir uns manchmal nicht verkneifen, wenn Ihnen von Ihrer Frau oder Mutter ordentlich der „Kopf gewaschen" wird.

Aber man muss auch den Hut vor den Menschen ziehen, die ein Alkoholproblem haben und dazu stehen. Da gab es einen Patienten, Herr Wolters, der unumwunden zugab, erst ab einem bestimmten Alkoholpegel umgänglich zu sein. Im Entzug würde er schnell unleidlich und aggressiv. Dies erzählte er uns ganz freundlich und wies auch darauf hin, dass ihm die Hände zitterten und er nicht mehr weit von den ersten Entzugserscheinungen entfernt sei.

Für diese Fälle gibt es die Möglichkeit, in der Küche Bier zu bestellen, und eine kleine Reserve darf man sogar auf der Station vorrätig haben, falls diese Situation abends oder nachts eintritt. Selbstverständlich bedürfen so eine Bestellung und der Konsum einer ärztlichen Anordnung. Aber wache Patienten bekommen auf der Intensivstation ihr Bier (wenn vom Krankheitsbild nichts dagegen spricht), denn zum Entzug sind sie ja nicht da. Dafür müssen sie einen Platz in einer geeigneten Einrichtung bekommen.

Nach sechs Flaschen Bier binnen kürzester Zeit war Herr Wolters auf seinem Level. Danach konnte er normal frühstücken, es war ja noch früh am Morgen. Tagsüber ging es so weiter und bis zum Abend hatte er locker einen Kasten Bier intus, ohne im Geringsten betrunken zu wirken oder ausfällig zu werden. Nur die Küche war etwas verwundert und hielt aufgrund unserer Bestellmengen erst einmal persönliche Rücksprache mit dem Oberarzt.

Ein paar Tage später wurde Herr Wolters verlegt, durfte auf der Normalstation weiterhin sein Bier trinken und wurde von dort aus dank des Einsatzes des Sozialdienstes direkt in eine Entzugsklinik überwiesen. Er war wirklich ein netter Mensch, der aufgrund privater und beruflicher Probleme den Halt in seinem Leben verloren hatte. Einen Blick hinter die Kulissen zu werfen, bevor man urteilt, schadet manchmal nichts.

Und – ganz ehrlich – auch unsereins geht gerne einmal ein Bier trinken oder auch ein paar mehr. Selbst wenn wir vielleicht in diesem Zustand kein Auto mehr fahren, in einen Unfall kann jeder schnell verwickelt werden. Dann landen wir selbst als „Spritti" auf irgendeiner Station und müssen uns der vorschnellen Urteile erwehren. Vielleicht sogar auf einer, wo man uns kennt. Peinlich, peinlich! Also immer langsam mit den Vorurteilen.

## Schreckliches Erwachen

Ist Ihre Erstversorgung vorbei, werden Sie als Patient in die nächste Schublade einsortiert. Entweder als *„Nachbeatmung"* oder als *„Langlieger"*. Wobei aus Ersterem gerne einmal der Zweite wird, aber selten umgekehrt.

Nachbeatmete Patienten bekommen kurz wirksame Schlafmittel, bis der Körper aufgewärmt und die Narkosemittel abgebaut sind. Idealerweise werden Sie bald nach dem Abstellen des Schlafmittels wach. Damit fängt das Elend an … Als Notfallpatient wissen Sie ja nicht, dass Sie auf einer Intensivstation liegen. Schließlich konnten Sie Ihren Unfall nicht planen und wenn doch, hofften Sie wohl eher auf den Himmel als auf die Intensivstation. Glauben Sie mir, sich im Traum bei „Star Trek“ wiederzufinden ist ein Witz gegen das Wachwerden auf der Intensivstation!

Sie liegen also regungslos (restliche Narkosemittel) und festgeschnallt (vorsorgliche Händefixierung) auf dem Rücken und haben das Gefühl, mit einem Gartenschlauch geknebelt zu sein (Tubus im Hals zur künstlichen Beatmung). Um Sie herum herrscht diffuses Licht und ob Tag oder Nacht ist, können Sie nicht einordnen. Von Zeit zu Zeit leuchtet Ihnen jemand mit einer grellen Lampe in die Augen. Dass mit der Pupillenkontrolle Ihre Hirnfunktionen überwacht werden, können Sie ja nicht wissen. Dazu piepst es unentwegt (Infusionspumpen) und es wirkt, als würde die Polizei permanent Einsätze direkt neben Ihrem Bett fahren. (Das sind übrigens die Monitoralarme, wenn der Alarm hohe Priorität hat, hört er sich wirklich an wie ein Martinshorn.)

Mit einem Wort: Sie befinden sich in der „perfekten“ Umgebung, um ganz beruhigt und sanft wach zu werden.

Dann werden Sie plötzlich angebrüllt: „Augen auf, machen Sie mal die Augen auf …“ Sehen können Sie natürlich niemanden, es sei denn, die Schwester steht so nahe am Bett, dass sie Ihnen quasi ins Gesicht springt. (Im Bett liegend haben Sie einen sehr eingeschränkten Blickwinkel). Und warum das Personal denkt, dass Sie schwerhörig wären, erschließt sich Ihnen ebenfalls nicht. Nachdem Sie also verzweifelt versucht haben, System in das Chaos um Sie herum zu kriegen, sagt die Stimme noch: „Keine Angst, es ist alles in Ordnung. Schön Luft holen!“ Und schon sind Sie mit den komischen Geräuschen wieder alleine. Wie bloß Luft holen mit so einem Gartenschlauch im Hals? Aber es ist zu spät für diese Frage (die Sie mit Tubus im Hals auch gar nicht stellen könnten) – es ist keiner mehr da.

Sind Sie gerade wieder weggedämmert, wiederholt sich das Spiel und irgendwann kommt der nächste Schritt, das „Absaugen“. Bevor der Tubus aus Ihrer Lunge entfernt wird, muss Schleim, der sich dort eventuell abgesetzt hat, abgesaugt werden. Eine höchst unangenehme Sache! Und für Raucher, nebenbei bemerkt, eine ausgesprochen intensive Erfahrung, denn diese haben nicht nur besonders viel Schleim in der Lunge, sondern er hat auch noch eine ganz schön zähe Konsistenz.

Zum Absaugen wird ein langer dünner Schlauch durch den Tubus bis in Ihre Lunge vorgeschoben. Denken Sie daran, wie sehr Sie husten, wenn sich nur ein Brotkrümel in Ihre Lunge verirrt hat, dann können Sie sich ungefähr vorstellen, was für ein Gefühl dieser Schlauch verursacht. Es nützt aber nichts, irgendwann muss jeder Beatmungsschlauch heraus und vorher wird abgesaugt! Mit Ihrem vermeintlichen Erstickungstod ringend, hören Sie wieder diese Stimme: „Schön husten, ist gleich vorbei.“ Als Sie gerade überlegen, ob damit Ihr irdisches Leben gemeint ist, zieht jemand den Gartenschlauch einmal längs durch Ihren Hals und zu den Hustenanfällen gesellt sich ein heftiger Würgereiz.

Hustend, würgend und röchelnd liegen Sie nun mit blaurotem Gesicht im Bett und bevor Sie sich auch nur halbwegs orientiert haben, presst Ihnen jemand eine Plastikmaske mit Gummizug hinten dran auf das Gesicht. „Ist nur Sauerstoff, das brauchen Sie jetzt noch, also schön drauflassen!“

Gehören Sie zu den Glücklichen, die viel zu geschockt sind, um sich zu rühren: Bravo! Dann werden Ihnen vielleicht die Handfesseln losgemacht und Sie können sich zumindest an der Nase kratzen. Haben Sie allerdings zu viel Alkohol intus oder gehören ohnehin nicht zu den angenehm-kooperativen Menschen der Gesellschaft, reicht ein falsches Armzucken und Ihre Hände sind wieder so festgeschnallt, dass Sie sich noch nicht einmal am Bauch kratzen können. Und wie schon erwähnt: Bei manchen Patienten reicht selbst das nicht aus. Hoffen wir also, dass Sie nicht zu denen gehören … Mit den Füßen um sich zu treten, hat sofort die sogenannte „Fünf-Punkt-Fixierung“ zur Folge, neben Handfesseln einen Bauchgurt sowie Fußfesseln. So fixiert rühren Sie sich keinen Zentimeter mehr!

Natürlich ist dieser Zustand sehr unbequem, erst recht über längere Zeit. Es wird zwar gleichzeitig versucht, Sie mit Medikamenten etwas kooperativer zu bekommen, aber solange

Sie sich selbst oder das Personal gefährden, bleiben Sie festgeschnallt.

Missfallen durch laute Schreie zu äußern hat auch noch keinem weitergeholfen. „Wer schreit, holt gut Luft" ist der übliche Kommentar dazu. Allerdings ist irgendwann Schluss mit lustig. Wenn alles nichts hilft, kommt eben die große Schlafspritze. Dann ist erst mal Ruhe!

Weitergeholfen ist Ihnen damit nicht, denn dann fängt die ganze Aktion später von vorne an. Mit etwas Glück sind Sie nach ein einiger Zeit wieder bei Sinnen (mit noch mehr Glück können Sie sich an die letzten Stunden nicht erinnern ...) und wenn Ihre Verletzungen nicht allzu schwerwiegend waren, dürfen Sie die Intensiv zügig in Richtung Normalstation verlassen.

Aber bevor Sie jetzt die große Panik ereilt: Es gibt durchaus Patienten, die „sortiert" wach werden. Außerdem ist es nach Möglichkeit üblich, die Schlafmittel erst abzustellen, wenn sich jemand bei Ihnen in der Nähe befindet. Wenn ohnehin keiner für Sie Zeit hätte, wird das „Wecken" eben ein wenig verschoben. Meistens zeigen sich beim Wachwerden als erstes Kreislaufreaktionen, das heißt, Ihr Blutdruck wird höher und der Puls schneller. Daran kann man sehen, dass Sie wacher werden und prüfen, ob Sie schon ansprechbar sind. Viele Patienten schlagen beim Nennen ihres Namens die Augen auf und die aufkommende Panik wird durch einfache und ruhige Erklärungen gemildert. „Sie hatten einen Unfall und sind im Krankenhaus. Der Schlauch im Mund hilft Ihnen beim Atmen. Wir ziehen ihn heraus, so schnell es geht", so kann ein typischer Satz lauten. Mehr Informationen bekommen Sie später, das würde Sie in dem Moment nur durcheinanderbringen. Dann werden Sie noch gefragt, ob Sie Schmerzen haben und ob Sie die Hände drücken können (zur Überprüfung Ihrer Kräfte). Ist alles im Lot, wird extubiert, also der Tubus entfernt, sind Sie noch zu schwach, schlafen Sie vielleicht auch ohne extra Medikamente noch ein wenig und sind dann später wach genug für die Extubation. Ganz ohne Angst. Sie müssen also nicht zwingend einen Umweg über „Raumschiff Enterprise" nehmen.

Das Extubieren ist eine Gemeinschaftsaktion von Arzt und

Schwester. Die Schwester ist näher an Ihnen dran, hat Sie pflegerisch versorgt und kann somit Ihren allgemeinen Zustand besser einschätzen, die letztendliche Verantwortung trägt natürlich der Arzt. Im Idealfall ergänzen sich beide. Sind Sie der Liebling vom Chefarzt oder anderweitig berühmt, wird der Stationsarzt natürlich nicht von Ihrem Bett weichen.

Ob das so viel besser ist, sei dahingestellt. Denn leider gibt es immer wieder profilierungssüchtige Ärzte, die vor ihrem Schichtende unbedingt Erfolgserlebnisse vorweisen wollen. Dann werden Patienten extubiert, die erst grenzwertig wach sind, auch gegen den Rat der Schwester. Das macht erfahrungsgemäß nur überflüssige Arbeit. Sie werden dann über eine Gesichtsmaske weiter von der Beatmungsmaschine unterstützt und die Schwester muss Sie noch engmaschiger überwachen als zuvor. Alles nur, um bei der Visite gut dazustehen. Diese Ärzte sind natürlich besonders „beliebt"!

Einige Patienten erinnern sich an dieses enge Gefühl im Hals und sind sehr erleichtert, wenn dies vorbei ist. Diejenigen, die sich gut erinnern, haben in Zukunft bestimmt Angst vor weiteren Narkosen. Vielleicht haben Sie ja Glück ...

## Herzlich willkommen – Sie bleiben länger ...

Widmen wir uns nun der Schublade „Langzeitpatient". Dort einsortiert werden Sie erst einmal einige Zeit hauptsächlich ohne Ihr Bewusstsein verbringen. Eine Vielzahl von Medikamenten sorgt dafür, dass Sie schön schlafen, keine Schmerzen haben und außerdem noch ernährt werden. Verkraftet Ihr Herz die Situation nicht und reagiert mit Blutdruckabfall oder Herzrasen, gibt es auch dafür die passenden Medikamente. „Künstliches Koma" ist ein oft verwendeter Ausdruck für Ihren Zustand und dieser kann Tage oder auch Wochen dauern. (Wenn Sie wieder wach werden, sind Sie vielleicht sogar schon ein Jahr älter, ohne eine Feier ausgerichtet zu haben oder die Jahreszeiten haben gewechselt, ohne dass Sie es wahrgenommen hätten ... Die Zeit ist einfach weg!)

Eigentlich gibt es gar kein „künstliches Koma". Richtig wären die Begriffe „Sedierung" oder „Langzeit-Narkose". Mit dem künstlichen Koma wird hauptsächlich in den Fernsehserien um sich geschmissen, wahrscheinlich, weil es ohne nähere Erklärung den momentanen Zustand des Patienten beschreibt. Dabei ist die Sedierung ein kontrollierter Zustand, der wieder beendet werden kann. Sie ist meist etwas flacher als die Narkose, die bei einer Operation gemacht wird, und dient dazu, den Körper nach einem schweren Unfall oder einer schweren Erkrankung zu entlasten.

Ein Koma an sich ist keine Krankheit, sondern ein Symptom (Krankheitszeichen). Es ist die schwerste Form einer Bewusstseinsstörung und kein noch so starker Schmerzreiz könnte Sie wecken. Die Ursachen sind vielfältig: Schädel-Hirn-Verletzung, Schlaganfall, Hirnhautentzündung, Sauerstoffmangel, Gehirntumore, Vergiftung. Die Liste wäre natürlich noch länger.

Ein anderer Begriff, der immer wieder auftaucht, ist „Wachkoma". Dabei handelt es sich um eine schwere Hirnschädigung, bei der zwar Ihre Lebensfunktionen erhalten sind, Sie aber das Bewusstsein nicht wiedererlangen. Ein anderer Ausdruck dafür ist „Apallisches Syndrom". Die Gründe können dieselben sein wie beim eigentlichen Koma. Im Gegensatz zum „richtigen" Koma haben Sie aber Schlafphasen, in denen Ihre Augen geschlossen bleiben, und „wache" Phasen, in denen sie offen sind. Dabei bleibt Ihr Blick an keinem bestimmten Gegenstand oder an keiner Person hängen, sondern wandert eher umher. Dieser Zustand kann jahrelang andauern und niemand kann sagen, ob er sich noch einmal bessert oder nicht. Es gibt Menschen, die lange Zeit ohne eigentliches Bewusstsein waren (jedenfalls ohne ein Bewusstsein, das von anderen wahrgenommen wurde). Einige von ihnen haben es wiedererlangt und konnten sich auf die verschiedensten Arten verständlich machen. Sie haben zum Teil ihre Erlebnisse in Büchern veröffentlicht und sogar Filme wurden darüber gedreht.

Natürlich ist das Thema „Koma" wesentlich vielschichtiger

und umfassender, dem können wir in diesem Buch leider nicht gerecht werden.

Ob jedenfalls eine gezielte Sedierung Tage oder gar Wochen dauert, ist sehr unterschiedlich und kann vorher schlecht abgeschätzt werden. Zuerst müssen sich Ihre Körperfunktionen wieder stabilisieren. Nach schweren Kopf- oder Lungenverletzungen dauert es meist länger bis zum Wachwerden als nach Knochenbrüchen an Armen oder Beinen.

Was Sie während Ihres künstlich herbeigerufenen Schlafes mitbekommen, kann niemand ganz genau sagen. Manche Patienten können sich hinterher überhaupt nicht an ihren Intensivaufenthalt erinnern, nicht einmal an die Zeit, als sie eigentlich schon wach waren. Es gibt Patienten, denen Musik vorgespielt oder vorgelesen wurde. Diese Patienten lagen zwar auch regungslos im Bett, konnten sich aber hinterher an Einzelheiten erinnern!

Wie Herr Menges, der nach einem Verkehrsunfall ausgerechnet über Weihnachten bei uns lag. Die schweren Verletzungen machten es lange Zeit unmöglich, ihn wach zu machen. Seine zwei kleinen Töchter wollten den Papa natürlich gerne besuchen, waren aber noch im Grundschulalter, also unserer Meinung nach zu jung für den Anblick ihres schwer verletzten Vaters. So nahmen sie ihm eine Kassette mit Weihnachtsliedern auf, die sie selbst gesungen oder auf der Flöte gespielt hatten. Regelmäßig gaben wir Herrn Menges die Musik zu hören. Eine Reaktion darauf konnten wir nicht erkennen, aber als er wieder wach war, konnte er uns ganz genau erzählen, welche Lieder ihm seine Kinder vorgespielt hatten. So haben die beiden Mädchen, auch wenn sie ihren Papa nicht persönlich in den Arm schließen konnten, ihm über die wohl schwerste Zeit in seinem Leben hinweggeholfen.

Eine ähnliche Begebenheit betraf einen netten Kollegen von mir. Dieser, immer fröhlich und gut gelaunt, trällert oft ein Liedchen vor sich hin. Zwar nicht immer sehr melodiös, aber das stört ihn nicht. Manchmal findet er sogar eine Kollegin, die darauf anspringt, und dann singen beide fantasievolle Melodien mit selbsterfundenen Texten im Duett. Oft zur Freude der anderen Kollegen, aber manchmal wünschen die sich schon Ohrenstöpsel.

Auch seine Patienten erfreut er gerne mit einem Liedchen. Mit älteren Damen singt er dann „Lili Marleen“: „Vor der Kaserne, vor dem großen Tor, stand eine Laterne und steht sie noch davor.“ Danach wird sein Textgedächtnis etwas lückenhaft, aber jede Patientin konnte bis jetzt das Lied mit ihm zu Ende singen. So avanciert er natürlich schnell zum Liebling aller älteren Damen und sorgt nebenbei (je nach Tonlage) für die Erheiterung seiner Kollegen.

Einmal sang er in seinem Zimmer wieder fröhlich vor sich hin und plötzlich sprach ihn eine Patientin an, die meinte, sie würde ihn kennen. Er musste verneinen, wusste er doch ganz genau, dass er sie noch nie betreut hatte. Außerdem war die Dame erst seit kurzer Zeit wieder ohne Tubus und Sedierung. Doch sie beharrte darauf. Sie wüsste ganz sicher, dass sie seine Stimme schon oft gehört hätte. Und konnte auch ganz genau sein „Repertoire“ wiedergeben. Nun war ihm klar, dass die Patientin während ihrer Sedierung seine Liedchen mitbekommen haben musste. Natürlich war er des Öfteren zum Helfen geholt worden und trällerte währenddessen vor sich hin. Das war dieser Patientin so präsent, dass sie ihn anhand seiner Stimme zweifelsfrei erkannte!

Immerhin fand sie seine Liedchen sehr aufmunternd, das hat ihn gefreut. Diese Tatsache dient ihm nun auch zu seiner unerschütterlichen Rechtfertigung, seine Sangeskunst fortzusetzen, wenn wir uns mal wieder die Ohren zuhalten.

Auch ein anderer Patient konnte sich an Stimmen von uns erinnern. Ihm blieb aber besonders jene unserer Stationshilfe in Erinnerung. Diese brauchte für die Reinigung seines Bettenplatzes für einige Bereiche eine Leiter und wenn sie sich unterhielt, kam ihre Stimme logischerweise von weiter oben als die Stimmen anderer Personen. So hatte er das Gefühl, als würde sie direkt über seinem Kopf schweben, und litt unter der Angst, dass ihm etwas auf den Kopf fallen könnte. Diese Angst ließ erst nach, als er wieder richtig wach war und begreifen konnte, was um ihn herum geschah. Aber das beweist, was man mit seiner Stimme „anrichten“ kann, positiv wie negativ.

Wieder andere können sich zwar kaum an diese Zeit erinnern, haben aber, wenn sie wieder zuhause sind, jede Nacht undefinierbare Albträume. Vermutlich ist das Unbewusste in dieser Zeit dabei, irgendetwas zu verarbeiten ...

Um es umgangssprachlich auszudrücken: Nichts Genaues weiß man nicht. Sie müssen Ihre Erfahrungen schon selbst machen ... (hoffentlich nicht!).

Wie Sie nach einer längeren Sedierung wieder wach werden, erzähle ich Ihnen später noch genauer. Erst einmal möchte ich Sie aber darüber aufklären, was mit Ihnen in dieser Zeit, von der Sie kaum etwas mitkriegen, so alles passiert ...

## Intimsphäre? – Vergessen Sie Ihr Schamgefühl!

Jeder Mensch verfügt über ein natürliches Schamgefühl, das bei manchen mehr, bei manchen weniger stark ausgeprägt ist. Schon bei uns „Normalos“ sind die Grenzen dessen, was man als unangenehm und unangemessen empfindet, äußerst unterschiedlich gesetzt. Der eine hat in seinen FKK-Urlauben schon so viele nackte Menschen gesehen, dass er es kaum bemerken würde, wenn die Supermarktkassiererin unbekleidet hinter der Kasse säße. Ein anderer geht noch nicht einmal in seiner Wohnung nackt vom Bad ins Schlafzimmer, aus Angst, die Nachbarn könnten ihn beobachten. Kulturelle Wurzeln und Erziehung spielen dabei natürlich eine große Rolle. Normalerweise verschwenden wir auch gar keine Gedanken an unser Schamgefühl, sondern verhalten uns einfach so, wie wir uns wohlfühlen.

Versehen mit Narkosemitteln ist Ihr Schamgefühl natürlich vorerst ausgeschaltet. Was rund um Sie und mit Ihnen geschieht, bekommen Sie jetzt gar nicht mit. Aber so soll es ja nicht bleiben und auch wenn Sie sediert sind, gehört es sich einfach nicht, Sie vollkommen nackt allen Blicken auszusetzen.

Die Körperwäsche mag vielleicht schneller gehen, wenn man Sie ohne störende Bettdecken von oben bis unten abschrubben kann, aber in Ordnung ist das auf keinen Fall! Es ist eigentlich die Regel, während der Waschung den Genitalbereich und bei Frauen zusätzlich den Oberkörper abzudecken.

Auf einer Intensivstation befinden Sie sich leider im Ausnahmezustand, was jegliche Art von Intimsphäre angeht. Aber obwohl sich Männer und Frauen oft ein Zimmer teilen – Unfallverletzte lassen sich schlecht nach dem Geschlecht steuern, nach dem Motto „Ab jetzt nur noch weibliche Verletzte, sonst nehmen wir nicht auf" –, sind es nicht die Blicke des Nachbarn, die Ihre „Privatsphäre" verletzen. Ihr Nachbar ist meistens gar nicht in der Lage, irgendetwas außer sich selbst wahrzunehmen – falls er das überhaupt schon wieder hinkriegt. Und selbst, wenn es Einzelzimmer auf der Station gibt, liegen Sie eher in einem Glashaus als in einem Zimmer. Türen sind selten geschlossen und außerdem mit einem Fenster versehen. Schließlich muss das Personal alle Patienten gut im Auge behalten können.

Natürlich dient das alles der Überwachung Ihrer Gesundheit und der Möglichkeit, optimal für Sie sorgen zu können. Doch für wache Patienten ist dieses völlige Fehlen von Privatsphäre sehr belastend. Sie können nicht einmal heimlich in der Nase bohren, ohne dass es jemand mitbekommt. So sind auch sämtliche intimen Maßnahmen den Blicken anderer gnadenlos ausgesetzt. Natürlich interessiert sich vom Personal, das nicht gerade mit Ihnen befasst ist, niemand dafür, ob Sie gerade gewaschen werden oder auf dem Schieber sitzen. Das ist für uns Alltag und ganz normal. Für Sie sieht die Sache natürlich anders aus: Sie quälen sich mit Blähungen und die Chefvisite kommt zur Tür hinein. Sie sitzen auf dem Schieber und der Anästhesist will „nur mal kurz auf den Bauch hören". Ebenso unangenehm ist es, wenn Sie im Flatterhemd vor dem Bett stehen und jeder bis in Ihre Poritze gucken kann. Verdecken tun diese hinten offenen Hemdchen nämlich nichts!

Selbst wenn die Schwester so nett ist die Tür zu schließen, ganz kann sie sich mit Ihnen nicht abschotten. Wenn in einem anderen Zimmer plötzlich Hilfe gebraucht wird, muss sie das ja mitbekommen können.

Unterwäsche gehört auf einer Intensivstation leider auch nicht zur Standardbekleidung eines Patienten, so kann jeder genau sehen, was sich unter Ihrem Hemdchen befindet, falls dieses einmal verrutscht. Warum tragen Intensivpatienten eigentlich keine Unterhose? Es ist einfach zu umständlich. Noch narkotisiert sind Sie auf jeden Fall mit einem Blasenkatheter versehen und können sich auch nicht melden, wenn der Stuhlgang drückt, um die Unterhose rechtzeitig herunterziehen zu können. Vielleicht passt sie auch gar nicht über Ihre eingegipsten Beine. Oder das Gummi schneidet ein. Sie sehen, es gibt so einige Gründe. Wenn Sie wach sind und möchten aber gerne eine tragen, findet sich bestimmt ein Weg.

Nicht immer einfach ist das Waschen von Männern, erfahrungsgemäß oft besonders jener südländischer Herkunft. Die mögen sich teils überhaupt nicht waschen lassen, schon gar nicht von einer Frau. Bei einem Patienten, der nur für einen Tag zur Überwachung auf der Intensivstation liegt, ist das auch kein Problem. Soll er sich die Zähne putzen und kurz das Gesicht frisch machen. Von einem Mal nicht waschen geht die Welt nicht unter (was manchen Kollegen allerdings schwer zu vermitteln ist).

Bei länger liegenden Patienten wird es schon schwieriger. Der Spruch „Ach, ich hab Sie die letzten zwei Wochen doch schon gewaschen, ich gucke Ihnen nichts ab“ ist eher fehl am Platze. Da ist ein hilfreicher Kollege die bessere Lösung. Zur Not kann man seine Patienten, die man waschen muss, ja auch tauschen. Ansonsten: Gegen den Willen des Patienten kommt man mit dem Waschlappen schlecht an, das wäre Körperverletzung. Bleibt nur zu hoffen, dass sich der Patient nach einigen Tagen ohne Wäsche eines Besseren besinnt, denn obwohl die Männerquote auf den Intensivstationen relativ hoch ist, ist nicht in jeder Schicht ein Mann im Dienst.

Auch Jugendliche haben manchmal Probleme, von uns entblößt zu werden. Bei den jungen Frauen geht das noch, die sind vielleicht durch ihre Besuche beim Gynäkologen etwas abgehärtet. Bei den Jungs hilft oft eine Portion Humor. Außerdem ist es günstiger, wenn diese nicht ausgerechnet von den jüngsten Schwestern gewaschen werden müssen. Das ist beiden unangenehm.

Sven zum Beispiel. Gerade 16 Jahre alt, als Beifahrer in einen Unfall verwickelt, ließ sich zwar anstandslos waschen, als ich aber das Handtuch von seinem Genitalbereich nehmen wollte, hielt er es mit beiden Händen fest und sagte erschrocken: „Da ist nichts!“ Erst einmal musste ich unwillkürlich lachen, aber dann erklärte ich ihm mit mütterlicher Autorität, dass ein Penis auch zum Körper gehört, ich zumindest einmal nach seinem Katheter schauen müsse und er sich ab morgen bestimmt wieder selbst waschen könne. Immerhin sah er dies tapfer ein, ich beeilte mich auch und hinterher war alles nur halb so schlimm. In solchen Situationen ist man mit einer gewissen Berufserfahrung eindeutig im Vorteil.

Als kleiner „Trost“ sei Ihnen gesagt: Je schlechter es Ihnen geht, desto gleichgültiger wird Ihnen Ihre Intimsphäre …

Beschäftigen wir uns nun mit dem Waschen an sich. Das kann bei einem Intensivpatienten schon ein bis eineinhalb Stunden dauern, wobei das eigentliche Hantieren mit dem Waschlappen die geringste Arbeit ist. Am aufwendigsten sind die Stellen an Ihrem Körper, die man nicht (!) waschen kann. Dort sind nämlich meistens Verbände und die zu wechseln dauert länger als kurz darüberzuwaschen.

Wenn Sie wegen eines Unfalls oder Ähnlichem „frisch von der Straße“ ins Krankenhaus eingeliefert werden, hatten Sie natürlich vorher keine Zeit, Ihr Äußeres kurz herzurichten. Mit Blut, Erbrochenem oder Straßendreck verschmiert liegen Sie nun im Bett und die ordentliche Schwester ist bestrebt, diesen Zustand möglichst schnell zu beheben. Vielleicht haben Sie sich auch eingenässt oder eingekotet, dann lohnt sich die erste Wäsche erst recht.

Und wieder gilt: Nur ein intubierter Patient ist ein guter Patient. Zappelnde Patienten bei der Körperwäsche können wir Schwestern nämlich gar nicht leiden. Am besten sind die Patienten zu handhaben, die neben einem Tubus (zur Sicherung der Atmung) Medikamente zum Schlafen sowie Medikamente für den Erhalt des Blutdrucks laufen haben. Auf diese Weise kann die Schwester das Schlafmittel so dosieren, dass Sie sich wirklich nicht mehr rühren, und falls Ihr Blutdruck schlapp macht, wird das Medikament dazu auch gleich angepasst.

Für alle, die jetzt laut aufschreien, was Schwestern sich erdreisten: Diese Prozedur wird natürlich vom Stationsarzt abgesegnet, schon allein aus Selbstschutz. Neu intubieren muss *er* nämlich, wenn der Tubus herausrutscht! Und keine Schwester möchte die Finger zwischen Ihren Zähnen eingeklemmt haben, wenn sie Ihnen den Mund sauber macht oder den Tubus neu fixiert. Schlagende oder zubeißende Patienten sind einfach schlecht sauber zu halten ...

Wenn Sie halbwegs ruhig im Bett liegen, wird sich die Schwester mehr oder weniger einfühlsam mit Ihrem Körper beschäftigen. Mit allen Körperteilen! Auch mit denen, die Sie bei flüchtiger Katzenwäsche oder auch so gerne einmal ignorieren ...

Ihre Augen werden ausgewischt und mit Augensalbe gegen Austrocknung geschützt (unter Sedierung ist Ihr Lidschlag nämlich nicht vorhanden), die Ohren eingeseift, mit Tupfern die Nasenlöcher sauber gemacht und der Mund ist manchmal ein Kampfplatz für sich. Hier stößt man durchaus auf braune Zahnstümpfe, Essensreste von letzter Woche und die Zunge ist dick belegt (mit was auch immer). Entsprechend angenehm ist der Geruch, der aus diesen Abgründen emporwabert. Selbst hartgesottenem Pflegepersonal dreht es da manchmal den Magen um. Zwar gewöhnt man sich im Laufe der Berufsjahre an vieles, aber einige Sachen sind und bleiben einfach ekelhaft. Auch Zahnprothesen sehen manchmal nicht besser aus. Da helfen nur noch Zahnbürste und Mundspülung. Die Zähne werden ordentlich geschrubbt und der Mund gespült. Entfernt wird die Brühe mit einem dicken Absaugkatheter. Für die belegte Zunge gibt es spezielle Reiniger oder ebenfalls die Zahnbürste.

Manche Schwestern machen aus der Mundpflege einen richtigen Sport. „Viel hilft viel“ ist hier das Motto und aufgehört wird erst, wenn es blutet (denn dann sind auch keine Beläge mehr da). Also seien Sie froh über die Narkose, die mindert Ihren Würgereflex beträchtlich.

Warum ist die gründliche Mundpflege eigentlich so wichtig? Man könnte ja sagen, Sie haben sich die letzten Jahre nicht besser um ihren Mund gekümmert, warum soll sich das jetzt ändern? Zum einen fehlt Ihnen in Narkose der Kau- und Schluckreflex und zum anderen ist die Speichelbildung zum Anfeuchten der Mundschleimhaut vermindert. Ihr Mund steht oft ein wenig offen, trocknet aus und es können sich Risse bilden oder Bakterien sammeln. Wenn diese Bakterien sich ausbreiten, können sie durchaus bis in die Lunge „wandern" und dort Entzündungen verursachen. Muss ja nicht sein, oder?

Auf der Normalstation dürfen Sie dann so weitermachen, wie Sie es gewöhnt sind. Zwar wird Ihnen bei Bedarf geholfen, aber wenn Sie sich nicht Ihre Zähne putzen wollen, obwohl Sie es könnten, macht es auch kein anderer. Eine gewisse Eigenverantwortung muss schon sein.

## Kein reines Vergnügen: Von Kopf bis Fuß gut versorgt …

Die Versorgung Ihres Kopfes nimmt normalerweise die meiste Zeit der Körperwäsche in Anspruch. (Ihr Körper selbst ist relativ pflegeleicht, wenn erst einmal das ganze Blut weg ist.)

Am Kopf befinden sich etliche Schläuche, ohne die ein anständiger Intensivpatient nicht auskommt. Zum Beispiel die Magensonde: Diese ist ein möglichst dicker Schlauch, der durch Ihre Nase bis in den Magen führt und als Ablauf für den flüssigen Mageninhalt gedacht ist. Leider passen halb verdaute Steaks nicht da durch und werden in den ersten Stunden meist erbrochen. Wenn Sie den dicken Schlauch nicht mehr zum Ablauf Ihres Magensaftes benötigen, sondern hauptsächlich darüber ernährt werden sollen, wird dieser gezogen und eine Ernährungssonde gelegt. Diese ist dünner und weicher, da werden Ihre Nasenflügel nicht so strapaziert. Angenehm ist so ein

Schlauch trotzdem nicht in der Nase und viele wache Patienten betreiben es schon als „Sport“, sich diesen einmal am Tag zu entfernen ... Wie auch immer, ohne geht es meistens nicht. Bei täglicher Neuanlage sehen Ihre Nasenlöcher nach einer Woche etwas ausgefranst aus ...

Wir würden Ihnen ja gerne die Magensonde ersparen und wenn Sie fit genug sind, um ausreichend zu essen, bekommen Sie auch keine neue mehr. Leider ist dem selten so. Normale Kost zu sich zu nehmen ist für Intensivpatienten Schwerstarbeit. Viele haben überhaupt keinen Appetit und jeder Bissen ist eine große Überwindung. Es gibt zwar spezielle Flüssigkost in Trinktüten, auch in unterschiedlichen Geschmacksrichtungen, aber sich den ganzen Tag mit Frucht- oder Schokodrinks über Wasser zu halten, ist nicht jedermanns Geschmack. Gut, wenn es liebevolle Angehörige gibt, die Ihnen (nach Absprache) etwas Leckeres von zuhause mitbringen. So mancher ältere Herr fühlt sich nach einem Teller Graupensuppe von „Muttern“ wie ein neuer Mensch. Und manch jüngerer Mensch ist mit einem Stück Pizza oder einem Hamburger glücklicher als mit jedem Krankenhausmenü. Wenn dann noch eine Cola dabei ist, umso besser. Ernährungsphysiologisch ist das vielleicht nicht ganz einwandfrei, ja, ja, aber nicht nur die Augen, auch die Psyche isst mit – gerade auf der Intensivstation.

Allgemein wird immer versucht, Ihnen so schnell wie möglich „enterale“ Kost zu geben, also Nahrung, die den Magen-Darm-Trakt passiert. Es viel billiger, als Sie nur über spezielle Infusionen zu ernähren, und für Ihren Verdauungstrakt ist es auch besser, so früh wie möglich wieder „normal“ zu funktionieren.

Kommen wir nun aber zu einem der wichtigsten Utensilien der Intensivmedizin: dem Endotrachealtubus, kurz Tubus genannt.

Dieser Beatmungsschlauch ist ein circa 25 bis 30 cm langer Kunststoffschlauch, der in etwa so dick ist wie Ihr kleiner Finger. Er wird durch den Mund eingeführt und dient zur Sicherung Ihrer Atemwege. An dem offenen Ende, welches in der Luftröhre, der „Trachea“, steckt, befindet sich ein aufblasbarer Ballon, der „Cuff“. Dieser wird mit Luft gefüllt und liegt dann an der Tracheawand an. So ist Ihre Lunge nach oben hin abgedichtet und die Luft, die dort hinein soll, kann nicht seitlich entweichen. Außerdem wird dadurch verhindert, dass Magensaft in Ihre Lunge gelangen kann. Der saure Magensaft verursacht sonst eine Entzündung der Lunge, die sogenannte „Aspirationspneumonie“. Er wird quasi eingeatmet. Sehr ungesund! Am anderen offenen Ende befindet sich ein Verbindungsstück, mit dem Sie über ein Schlauchsystem an ein Beatmungsgerät angeschlossen werden. Zur Sicherheit wird der Tubus mit einer speziellen Fixierung an Ihrem Kopf befestigt. Außerdem platziert man ihn mehrfach am Tag vom rechten Mundwinkel in den linken und umgekehrt. Damit sollen Druckstellen Ihrer Lippen und der Zunge vermieden werden. Trotzdem kann Ihre Lippe nach ein paar Tagen aufspringen, denn die Haut dort ist sehr empfindlich. Müssen Sie länger beatmet werden, werden Sie nach Möglichkeit „tracheotomiert“. Dabei wird Ihnen ein spezieller Beatmungsschlauch (der jetzt nicht mehr „Tubus“, sondern „Trachealkanüle“ heißt), durch einen Luftröhrenschnitt am Hals in die Lunge eingeführt. Bei beiden Variationen muss Ihre Lunge mehrfach täglich abgesaugt werden, da Sie den Schleim nicht abhusten und ausspucken können.

Ein weiterer Schlauch, der ganz oben auf Ihrem Kopf angebracht wird, zeigt an, dass Sie wirklich ein Intensivpatient der höchsten Dringlichkeitsstufe sind. Die Hirndrucksonde. Bei schweren Kopfverletzungen ist die Gefahr groß, dass Ihr Hirngewebe durch eine Blutung verdrängt oder gequetscht wird. Begrenzt durch die Schädelknochen hat es ja keine Möglichkeit auszuweichen. Auch kann das Gehirn an sich durch Flüssigkeitseinlagerung anschwellen. Das geht so weit, dass das Gehirn sich seine eigene Blutversorgung abquetscht und so Gewebe absterben kann. Das darf nicht sein!

Deswegen wird dieser Druck mittels Sonde gemessen, die direkt im Gehirn liegt, um sofort entsprechende Therapien einzuleiten, wenn nötig. Wie schon einmal erwähnt, besteht außer der Gabe von verschiedenen Medikamenten die Möglichkeit, einen Teil des Schädeldaches zu entfernen, damit das Gehirn Platz zum Ausdehnen hat.

Außerdem können sich am Kopf Drainagen zum Wundsekretablauf befinden. Bei diesen muss sehr auf die richtige Ablaufhöhe oder den notwendigen Sog geachtet werden. Hängt der Beutel zu tief, entleert sich unkontrolliert zu viel Flüssigkeit, hängt er zu hoch, läuft gar kein Sekret ab. Die richtige Platzierung ordnet der zuständige Neurochirurg an.

Beides ist von der Versorgung her nicht besonders aufwendig, ein kleines Pflaster genügt, aber es muss streng auf die Hygiene geachtet werden, sonst können Keime in die Wunde gelangen. Außerdem dürfen die Sonden auf keinen Fall verrutschen. Die notwendige Neuanlage möchte man Ihnen lieber ersparen.

Ist Ihr Kopf versorgt, geht es mit dem Oberkörper weiter.

Normalerweise ist dies kein großer Akt, es sei denn, Sie sind zu klein für Ihr Gewicht ... Speckfalten auseinanderzunehmen ist immer wieder interessant und leider meist unappetitlich. Wo es warm, feucht und dunkel ist, halten sich gerne Pilze auf. Manchmal bringen Sie diese von zuhause schon mit, erst recht, wenn Sie es mit dem Waschen diverser Körperregionen nicht so genau nehmen.

Bauchfalten, Achselhöhlen, der Bereich unter den (Hänge-) Brüsten und die Leisten sind die ersten Orte, in denen sich die Haut rötet, schuppig wird und juckt. Wenn es schon juckt, hilft reines Waschen leider nicht mehr. In Narkose juckt es Sie zwar nicht mehr, dafür aber das Personal bei diesem Anblick. Behandelt wird mit diversen Salben und die Haut sollte möglichst trocken gehalten werden, Pilze können aber sehr hartnäckig sein, da hilft nur, noch hartnäckiger gegen sie vorzugehen.

Kommen Sie mit intakter Haut, werden wir uns natürlich bemühen, dass Sie von einer Pilzbesiedelung verschont bleiben. Manchmal ist das gar nicht einfach, vor allem wenn Sie viel schwitzen. Gerade frisch gewaschen, sind Sie schon wieder verschwitzt. Und zwar nicht so, wie wir vielleicht schwitzen, wenn wir uns beim Sport anstrengen, nein, Ihr Hemd ist richtig nass! Ihr Bettlaken ebenfalls und Ihre Lagerungskissen vielleicht auch. Die Ursachen sind oft Fieber oder Stress (was wir natürlich beheben wollen, doch manchmal geht das leider nicht so schnell). So begnügen wir uns damit, Ihnen Kompressen zwischen die Hautfalten zu legen und Ihre Laken, so oft es geht, zu wechseln.

Der Bauchnabel ist auch eine Gruft, wo Dinge abgelagert sind, die dort nicht hingehören. Ist er nur staubig, reicht ein Seifenlappen, über den Rest würde ich zwar lieber schweigen, aber wir sind ja in den Tiefen der Intensivpflege unterwegs, also mute ich Ihnen zu, was sich da mitunter findet: Reste von Blut- und Eiterkrusten, oft hervorgerufen durch missglückte Piercings, Reste von abgeschnittenen Fingernägeln, wie auch immer die dorthin kommen. Und einmal entdeckten wir eine Schraube! Wie um Himmels willen stellt man es an, eine Schraube in den Bauchnabel zu bekommen? Was immer Sie auch dort verstecken wollen, es ist der falsche Ort. Also beim Duschen den Bauchnabel bitte mit einbeziehen. Selbstreinigende Bauchnabel gibt es nämlich nicht. Ehrlich!

Weiter geht es mit den Beinen: Nichts bleibt hier verborgen. Rasur oder keine Rasur, abgerissene Fußnägel (Gleiches gilt natürlich auch für abgekaute Fingernägel), alles ist den Blicken der Schwester gnadenlos ausgesetzt.

Hier braucht bei vielen Unfallpatienten nicht lange gewaschen werden, es ist ohnehin alles eingegipst oder voller Metallgestänge. Da erfolgt nur ein täglicher Verbandswechsel mit den Chirurgen.

Aber die Zehen werden versorgt – und Fußpilz ist häufiger verbreitet, als man denkt. Das wird einfach alles eingecremt, kein Problem. Diese Infektion ist aber sehr anhänglich, deshalb muss die Behandlung lange durchgeführt werden. Das wird dann problematisch, wenn Sie auf Grund Ihres Körpergewichtes nicht in der Lage sind, sich unterhalb der Knie zu berühren.

So wie Frau Seifert, die nach einem Sturz eigentlich nur eine Rippenprellung hatte, aber aufgrund der Schmerzen und ihres Körpergewichtes kaum noch Luft bekam. Bei einer Körpergröße von gerade mal 1,58 m wog sie gute 180 kg!

Normalerweise bekommen Patienten bei einer solchen Prellung einen Rückenmarkkatheter, damit sie schmerzfrei sind und gut durchatmen können. Das vermindert auch das Risiko einer Lungenentzündung. Leider nahm Frau Seifert aufgrund einer Herzvorerkrankung Blutgerinnungshemmer und das machte das Vorhaben unmöglich. In den Rücken zu stechen und vielleicht eine größere Blutung auszulösen ist in so einem Fall keine gute Idee. Also hieß es, die Medikamente umzustellen, die Gerinnungswerte abzuwarten und den Rückenmarkkatheter zwei Tage später zu legen. In dieser Zeit benötigte Frau Seifert natürlich herkömmliche Schmerzmittel, und zwar in Dosierungen, die ein Pferd umhauen könnten. Da diese Medikamente in hohen Dosierungen auch atemdepressiv machen, musste sie lange bei uns bleiben.

Als ihre erste Ganzkörperwaschung anstand, war Frau Seifert dermaßen müde, dass Hilfe von ihrer Seite nicht zu erwarten war. Wir sind ja nicht böse, wenn die Patienten nicht mithelfen, so geht es meistens schneller (ist natürlich nicht Sinn der Sache, ja, ja ...).

„Obenherum" verlief das Ganze noch normal, selbst zwischen ihren Fettschürzen war die Haut in Ordnung. Als wir aber die Beine sahen, fielen uns fast die Augen aus dem Kopf! Ab den Knien abwärts war ihre Haut von einer dicken Kruste bedeckt! Und noch schlimmer sahen die Füße aus. Ihre Fußnägel waren so lang, dass sie unter (!) den Zehen endeten! Der Nagel vom großen Zeh wuchs sogar über den zweiten Zeh hinweg und endete unter dem mittleren Zeh.

Auch unser (russischer) Stationsarzt war äußerst beeindruckt, meinte aber, die Haut an den Unterschenkeln wäre durch einen Pilz so geworden, das hätte er in Sibirien schon einmal gesehen. Keine Ahnung, was man in sibirischen Krankenhäusern so vorfindet, aber seine Meinung konnten wir nicht teilen.

Einen Tag später kam Sabine vorbei, unsere Fußpflegerin. Sie gehört natürlich nicht zum „Stationsservice", sondern ist selbstständig und wird bei Bedarf und gegen private Bezahlung geordert. Das Geld dafür haben wir den Angehörigen aus den

Rippen geleiert, denn bei diesen Zuständen sind wir mit unseren pflegerischen Möglichkeiten wirklich an der Grenze angelangt. Der Zustand der Nägel schockierte Sabine nicht einmal besonders, so etwas muss wohl häufiger vorkommen ... Schneiden war aufgrund der Dicke allerdings nicht möglich und so bearbeitete sie die Nägel über eine Stunde lang mit einem elektrischen Schleifgerät.

Auch mit der Kruste auf den Unterschenkeln konnte sie uns weiterhelfen. Von wegen sibirischer Pilz, es war einfach nur Dreck! Nach tagelangem Einweichen mit Vaseline und Olivenöl konnte man die Kruste nach und nach mit einem scharfen Löffel von den Beinen kratzen und darunter befand sich normale, leicht gerötete Haut. Eine Angelegenheit, die uns allen echt auf den Magen schlug!

Nach einer Woche, inzwischen mit Rückenmarkkatheter versorgt, war Frau Seifert verlegungsfähig und die Beine wieder hübsch. „Natürlich" konnte sie uns nicht sagen, was mit ihren Beinen und den Fußnägeln geschehen war, sie hätte sich doch immer „so gut gepflegt" ...

Nun geht es daran, Sie umzudrehen und Ihren Rücken zu waschen.

Und wieder ist es von Vorteil für Sie, schön locker zu bleiben, Patientennahkampf macht dem Personal nämlich keinen Spaß! Wenn irgendwann Ihre Schlafphase vorbei ist, ist das Personal entweder auf Ihre Mitarbeit angewiesen oder macht sich zu mehreren ans Werk. Angenehmer für Sie ist auf jeden Fall die Kooperation! Auf der Seite zu liegen, Arme und Beine unter dem Körper der Schwester eingeklemmt, das ist wirklich kein Vergnügen. Und der Rücken wird auf jeden Fall gewaschen, so oder so ... In wachem Zustand freuen Sie sich allerdings eher auf das Rückenwaschen. Wer die meiste Zeit im Bett liegt, empfindet es als Wohltat, den Rücken ordentlich abgeschrubbt und eingerieben zu bekommen!

Nun fehlen noch der Genitalbereich und das Gesäß (welches beim Auf-der-Seite-liegen natürlich gleich mitversorgt wird).

In Narkose (und auch einige Zeit hinterher) haben Sie keine Kontrolle über Ihre Urinausscheidung. Deshalb brauchen Sie einen Blasenkatheter. Dieser wird meist bei der ersten OP gelegt, davon bekommen Sie also nichts mit. Außerdem wird so Ihre Nierenfunktion kontrolliert, denn die Mengen an Infusionen, die man Ihnen gibt, müssen auch wieder ausgeschieden werden. Manchmal stellt die Niere nach einem schweren Trauma ihre Funktion ein, dann brauchen Sie rechtzeitig Medikamente und im Notfall ein Nierenersatzverfahren, also eine Dialyse. Sind Sie ein Patient, der die Dialyse dauerhaft benötigt, müssen Sie drei Mal pro Woche für mehrere Stunden an so ein Gerät angeschlossen werden. Dies ist sehr belastend, nicht nur für Ihren Körper, sondern auch für die Psyche. Ihr Lebensrhythmus richtet sich streng nach den Dialyseterminen. Spontaner Urlaub ist ebenfalls nicht mehr drin. Zwar gibt es in vielen Ferienregionen Plätze für Nierenkranke, sogar auf Kreuzfahrtschiffen, aber so ein Urlaub muss lange vorgeplant werden. Ihre Trinkmenge wird auch eingeschränkt, da Sie ja nichts ausscheiden, sondern jede Flüssigkeit im Körper einlagern. Mehr als ein Liter am Tag ist meistens nicht erlaubt und da gehören die Mengen, die Sie an Suppe, Pudding oder Ähnlichem zu sich nehmen, bereits mit dazu. Ob Ihre Niere sich wieder erholt? Kann sein – muss aber nicht. Keine netten Aussichten, oder?

Einige Patienten empfinden den Blasenkatheter als sehr unangenehm und – ziehen ihn sich heraus! Manche sogar mehrmals. Ich frage mich wirklich, wie schmerzresistent diese Patienten sein müssen, denn am Ende dieses Katheters befindet sich nämlich ein mit etwa 10 ml Wasser gefüllter Ballon und den kann man sich als „normaler“ Mensch nicht einfach so durch die Harnröhre ziehen, das schmerzt!

Die Pflege des Genitalbereiches ist manchmal sehr unappetitlich, besonders bei Männern unter (!) der Vorhaut … Einzelheiten ersparen wir uns. Aber, Männer, die Ihr so stolz auf euer bestes Teil seid, wenn Ihr so platt im Bett liegt, ist nicht mehr viel davon übrig! Klein und verschrumpelt liegt der Penis zwischen den Beinen und mit dem Katheter in der Harnröhre ist leider die „Schönheit“ dahin. Normalerweise meint man ja, der Penis sei zum Pinkeln da und für die Freuden des Liebeslebens. Doch weit gefehlt, Urologen erzählen da ganz andere Geschichten ... Was Patienten sich alles in die Harnröhre einführen, ist absurd. Meterlange Wäscheleinen zum Beispiel. Schraubenzieher, Wattestäbchen, Aquariumschläuche, Springseile, dünne Gardinenstangen, Zahnbürsten, Pinsel, Gips (in flüssiger Form, der wird schön warm, wenn er aushärtet – die große OP folgt ...). Was daran toll sein soll, bleibt den meisten Menschen verschlossen ... (Ihnen hoffentlich auch!).

Das Gesäß ist schnell gewaschen, solange keine Druckgeschwüre zu versorgen sind und die Männer nicht zu viele Haare am Hintern haben (dort haften die „Reste" unserer täglichen Nahrung besonders gut). Wir kennen ja alle die Funktion, die unser Po neben dem Sitzen noch innehat. Man kann sie natürlich mit vielen schönen und weniger schönen Worten beschreiben, aber bedienen wir uns hier der „medizinischen" Ausdrucksweise: abführen! (Für alle Frauen, die schon einen Kaiserschnitt hinter sich haben, hat das Wort „Abführtag" eine ganz eigene Bedeutung ...)

Irgendwann ist es so weit: Ihr Darm ist voll, aber Sie können sich nicht erleichtern. Leider legen Medikamente gegen Schmerzen und zum Schlafen auch die Darmmuskulatur lahm. Nach ein paar Tagen muss diese wieder in Gang gesetzt werden, von alleine passiert da meistens nichts.

Zuerst greift man in die medikamentöse Trickkiste. Dann folgen Zäpfchen und Klistiere. Wenn alles nichts hilft, kommt das Highlight: Darmrohr! Dies ist ein fingerdickes Rohr, das die Schwester in Ihren Hintern einführt, um dort einen Liter Wasser hineinlaufen zu lassen. Manchmal kommen auch Zusätze ins Wasser, damit der Darminhalt schön weich wird. Einige Darmrohre haben am Ende einen Ballon wie ein Blasenkatheter. Steckt das Darmrohr im Gesäß, wird in den Ballon Luft gefüllt, so kann es nicht herausrutschen und die Spülflüssigkeit sowie der Stuhlgang landen nicht im Bett, sondern in einem Beutel. Sehr praktisch!

Unter Sedierung stört es Sie nicht weiter, wenn alle drei Tage so ein Rohr in Ihrem Hintern steckt, aber irgendwann ist die Zeit des Schlafes ja vorbei ... Kein Patient kann Wochen im Bett verbringen, ohne seinen Darm zu leeren. Auch nach längerer Narkose werden Sie hinterher nicht sofort die Kontrolle über Ihre Darmtätigkeit haben. Das heißt im Klartext: Sie merken nicht, wenn Sie mal „müssen". Der Inhalt Ihres Darmes landet einfach im Bett! Das ist für Sie natürlich ein unangenehmes und hochnotpeinliches Gefühl! Schließlich haben wir in der Kindheit zur Genüge gelernt, dass es „pfui" ist, ins Bett zu machen, und dieses Wissen ist tief in uns verankert. Es gibt kaum etwas Schlimmeres für Patienten, als die Kontrolle über ihre Darmfunktion zu verlieren und dies bewusst zu erleben. Ob Bauarbeiter oder Generaldirektor, ob Friseuse oder Dame der Gesellschaft – hier in der Intensivstation sind alle gleich.

Das Personal ist das allerdings gewöhnt. Patienten in Narkose, die ohne zusätzliche Maßnahmen abführen oder Durchfall haben, können sich ja auch nicht melden. Für diese Fälle haben alle Patienten ein wasserundurchlässiges Baumwolltuch unter dem Gesäß, das lässt sich schnell wechseln, ohne dass gleich das ganze Bett neu bezogen werden muss. Manchmal reicht so ein Tuch allerdings nicht aus, da „schwimmt das Bett" und in einigen Fällen ist es sogar nötig, den Fußboden aufzuwischen. Kein erfreulicher Anblick! Aber selbst Abführtage, in denen der Fußboden einer Reinigung unterzogen werden muss, kommen immer wieder mal vor und sind somit nichts Besonderes.

„Pech" ist nur, wenn sich zwischen Matratze und Fußboden ein Bettgestell befindet. Wenn sich die braune Flüssigkeit den Weg zu den Schrauben und Scharnieren bahnt, hilft nur noch, mit dem Putzlappen schneller vor Ort zu sein. Einmal zu spät, wird die Reinigung eine echte Quälerei, wenn nicht sogar unmöglich. Gut, wenn es eine Bettenzentrale im Krankenhaus gibt, dann kann das Bett ausgetauscht werden.

Ein besonderes „Highlight" war ein Patient, der derart dünnflüssig abgeführt hatte, dass wir um drei Uhr nachts sein Spezial-Rotationsbett austauschen mussten, da die ganze „Brühe" in die Elektrik des Bettes gelaufen war. Der Keilriemen verteilte dann auch noch alles im gesamten Antrieb. Da ist uns schon das Wörtchen mit „Sch..." am Anfang über die Lippen gekommen. Wie oft es den Mitarbeitern der Firma über die Lippen gekommen ist, weil sie das Bett auseinandernehmen mussten, um es von den (inzwischen getrockneten) Exkrementen zu befreien, wissen wir nicht.

Wenn man Krankenschwester werden möchte, ist einem schon bewusst, dass man mit Körpersekreten zu tun haben wird. Ob man dies auch aushält, merkt man ja in der Ausbildung. Es gibt einige, die ihre Ausbildung wieder abgebrochen haben, es muss aber nicht ausschließlich wegen der Ausscheidungen sein.

Unter uns Pflegenden werden solche extremen Abführtage mit Fassung getragen. Die nicht betroffenen Kollegen können sich natürlich ein Grinsen nicht verkneifen, wenn man selbst das dritte Mal innerhalb kurzer Zeit denselben Patienten säubert. Nicht allen Patienten kann ein Darmrohr gelegt werden (zum Beispiel nach Operationen im Analbereich). Aber da es jeden von uns ab und zu trifft, gleicht sich das wieder aus. Und mit etwas (zugegebenermaßen oft schwarzem) Humor arbeitet es sich auf jeden Fall besser.

Die meisten Probleme mit Abführtagen haben junge Männer. Dann gehen die Diskussionen los: „Ich hab doch gar nichts gegessen, da kann nichts rauskommen ...", „Ich kann nicht auf den Schieber gehen und im Bett kann ich sowieso nicht". Das Argument „Ich hab doch gar nichts gegessen" zählt übrigens nicht. Alleine die Menge an Darmsekreten und Gallensäften reicht aus, um alle paar Tage eine enorme Darmaktivität zu haben. Im Übrigen verfügen Intensivstationen in der Regel nicht über Patiententoiletten und viele Patienten müssen auf Grund ihrer Verletzungen ohnehin im Bett bleiben. Mobilen Patienten bleibt der Nachtstuhl, aber auch die müssen ihr „Geschäft" im Zimmer erledigen.

Trotzdem: „Ich kann nicht" gibt es nicht! Anfangs redet die Schwester Ihnen noch gut zu und lässt sich auf fruchtlose Diskussionen ein. Nachdem sie ein paar Arbeitsjahre mit diesen Diskussionen verschwendet hat, meint sie nur noch amüsiert: „Ist gut, wir werden ja sehen ..." Zwar ist uns Ihre unangenehme Situation durchaus bewusst, deswegen versuchen wir es ja mit guten Worten. Leider kann niemand Ihre Wirbelsäulenverletzungen spontan ausheilen, sodass Sie auf die Toilette gehen könnten. Es ist auch bemerkenswert, wie sehr sich einige Patienten dieser Logik widersetzen können. Alternativen sind leider keine vorhanden. Sie haben Bettruhe und der Darminhalt muss trotzdem heraus. Das ist der Lauf der Dinge – unaufhaltsam.

Und unweigerlich kommt der Moment, wo das Zwacken in Ihrem Bauch groß und größer wird! Ganz ehrlich, noch niemand ist „geplatzt", es geht einfach den Weg, der nun mal vorgegeben ist. Eine gewisse Zeit können Sie den Drang sicherlich unterdrücken, aber unabänderlich kommt der Moment, wo der Druck größer ist als jede Scham! In diesem Augenblick schreien Sie um Hilfe, denn dann pressiert es so dringend, dass es schon manchem in die Hose ging! „Schwester, Schwester, schnell einen Schieber – schnell!" Na ja, manchmal hat die Schwester erst noch Wichtigeres zu tun, als gleich nach einem Schieber zu rennen. Mit Absicht lässt Sie hoffentlich niemand warten, aber wenn gerade ein anderer Patient versorgt wird (Lagern zum Beispiel), kann man ihn nicht in jeder Situation einfach loslassen, um Ihnen zu Hilfe zu eilen. Ebenso, wenn wichtige Medikamente gewechselt werden müssen oder eine Reanimation stattfindet. Dicke Schweißperlen auf der Stirn ist irgendwann auch der coolste Macho ganz klein mit Hut und froh, wenn er auf dem Töpfchen sitzt.

Mit großem Glück spielt sich die ganze Sache während der Besuchszeit ab, sodass auch jeder mitbekommt, wie ein großer Kerl kleinlaut wird!

## Lagerungstherapie – gemütlich ist anders

Wenn Sie nun meinen, Sie könnten mit Ihren gebrochenen Knochen gemütlich im Bett abwarten, bis die Genesung eintritt: Fehlanzeige!

Bettruhe heißt noch lange nicht, so liegen zu können, wie Sie selbst wollen. Mit Narkose bekommen Sie wieder nicht allzu viel mit. Es kann durchaus sein, dass Sie über Wochen in einem rotierenden Spezialbett liegen und sich danach über Ihre veränderten Körperformen wundern. Rotationsbetten sind Betten, die Patienten selbstständig hin und her drehen können. In diesen Betten können Sie nicht aufrecht hingesetzt werden, also schwellen oft Finger und Gesicht an. Sie liegen auf einer ziemlich harten Matratze und werden von Kopf bis Fuß durch Halterungen in Ihrer Position fixiert. So bewahrt man Sie vor dem unfreiwilligen Verlassen des Bettes während der Rotation. Dann wird das Bett so programmiert, dass sich die Matratze mitsamt dem Patienten in der Längsachse hin und her bewegt. Man muss sich das ungefähr so vorstellen wie ein Spanferkel über dem Grill, nur ohne Aufspießen.

Das sieht abenteuerlich aus und Ihre Besucher sind anfangs immer entsetzt von diesem Anblick. Sie selbst sind kaum darin zu sehen. In Rückenlage kann so ein Bett bis zu 60 Grad seitwärts rotieren und das ist schon ein Winkel, wo man ohne Halterungen Schwierigkeiten hätte, im Bett zu bleiben. Bei übergewichtigen Patienten hält auch das erfahrenste Pflegepersonal erst mal die Luft an, wenn der steilste Winkel erreicht ist. Auch wenn zusätzlich eine Art Spanngurt über dem Patienten angebracht ist, sieht es immer wieder abenteuerlich aus. Und nicht ohne Grund gibt es eine Gewichtsbegrenzung. Sehr stark übergewichtige Patienten sind für dieses Bett nicht geeignet.

Aber auch ohne dieses Spezialbett werden Sie als Patient regelmäßig gedreht und gewendet. So will man vermeiden, dass bei Ihnen Druckgeschwüre entstehen. Das erste Warnsignal sind Rötungen. Dann entstehen Blasen und später ein offenes Geschwür (Dekubitus). Durch Ihre Bettruhe wird es schwierig, den Druck von dieser Stelle komplett wegzunehmen, so kann eine Heilung lange dauern. Wenn man die Lagerung auf die lädierte Stelle vermeidet, können sich an anderen Stellen ebenfalls schnell Druckstellen bilden. Falls Gesäß und Hüftknochen betroffen sind, wird es besonders schwierig. Da wünscht man sich manchmal, die Patienten an den Ohren aufhängen zu können. Bauchlage wegen eines Dekubitus ist übrigens keine

Lösung, da auch Brustkorb oder Knie sehr anfällig für solche Hautschäden sind und das Gesicht ebenfalls.

Im schlimmsten Fall können aus diesen anfänglichen Hautläsionen tiefe Wunden werden, die bis auf die Knochen reichen. Dann wird es richtig schwierig. Es gibt zwar verschiedene Hersteller, die Wundverbände für Dekubiti herstellen, manchmal muss aber sogar der Chirurg eingreifen, um die Wunde zu säubern und gegebenenfalls einen Hautlappen zu verpflanzen.

Aber nicht nur für die Vermeidung von Druckgeschwüren ist Lagern wichtig, sondern auch für Ihre Lungenfunktion. Der „oben" liegende Teil der Lunge wird immer am besten belüftet. (Weitergehende medizinische Erklärungen sparen wir uns). Damit alle Regionen Ihrer Lunge „drankommen", werden Sie alle zwei bis drei Stunden umgelagert. Bei schwerwiegenden Lungenverletzungen kann es sogar nötig sein, Sie auf den Bauch oder in 135-Grad-Lage zu drehen. In 135-Grad-Lage liegen Sie halb auf dem Bauch, das Gesicht zur Seite. Viele Menschen schlafen so, weil es in der Regel sehr bequem ist.

Gerade wenn Sie nach einem Unfall zur Hälfte aus Metallgestängen oder Gipsarmen bestehen, ist das Lagern eine echte Herausforderung für alle Beteiligten. Die Bauchlage geht nur bei narkotisierten Patienten. Wenn die Lungensituation so schlecht ist, müssen sie ohnehin künstlich beatmet werden. Die 135-Grad-Lage funktioniert in ganz seltenen Ausnahmefällen auch bei wachen (und kooperativen!) Patienten, in der Regel werden aber auch diese Patienten künstlich beatmet.

Auch wenn Sie wach sind, werden Sie nicht von Lagerungsmaßnahmen verschont. Rechts, links, Rücken, alle zwei bis drei Stunden. Wenn Ihr Krankheitsbild es zulässt, verbringen Sie auch einige Zeit im sogenannten „Herzbett". Dafür werden Kopfteil, Fußteil und die Ebene des Bettes so eingestellt, dass Sie fast aufrecht sitzen, ähnlich wie im Fernsehsessel.

So kann sich Ihr Körper schon an die senkrechte Position gewöhnen, auch wenn Sie noch Bettruhe haben. Diese Herzbettlagerung hat einen unschlagbaren Vorteil für übergewichtige Patienten: Der Bauch folgt der Schwerkraft und lässt sich quasi zwischen ihren Knien nieder. Endlich hat ihre Lunge wieder Platz und kann sich besser ausdehnen. Auch wenn sie in Rücken- und Seitenlage nie völlig flach im Bett liegen (ihr Bauch würde zu viel Druck auf die Lunge ausüben), im Herzbett zu sitzen ist noch effektiver.

Mit Decken und Kissen ausgestattet, finden das viele Patienten sehr bequem. Die anderen allerdings zappeln so lange herum, bis sie fast am Fußende liegen, und dann ist der Effekt leider dahin. Nach dem dritten Mal hochziehen wird ihnen lieber eine andere Lagerung „verpasst".

Bis Sie wieder Herr über Ihre Bewegungen im Bett werden, wird es noch ein wenig dauern. Solange Sie sediert sind, gelten nur schwerste Hirnverletzungen als „Ausrede" dafür, auf dem Rücken liegen zu bleiben. Und auch wenn Sie wieder wach sind, müssen wir vermeiden, dass es zu Druckgeschwüren oder Lungenschäden kommt. Bitte seien Sie dann kooperativ, wir wollen schließlich nichts Böses. Es ist frustrierend, sich mit Ihnen abzumühen, um eine schöne Lagerung hinzubekommen, und fünf Minuten später sieht Ihr Bett aus, als hätte eine Bombe eingeschlagen. Und egal, ob Sie uns Wochen oder Tage beehren, Lagern gehört nun mal mit zur Therapie!

## Guten Morgen – Sie waren drei Monate im Koma

Sind Sie kein „Kurzzeitpatient", sondern „Langlieger", müssen Sie trotzdem das gemütliche Stadium der Narkose irgendwann verlassen.

Kurzzeitpatient sind Sie ja ohnehin nur, wenn Ihr Aufenthalt relativ reibungslos abläuft. Dann kommen Sie von Ihrem Unfallort zügig ins nächste Krankenhaus, werden dort, wenn nötig, operiert, danach noch kurze Zeit beatmet und nach ein bis zwei Tagen auf die Normalstation verlegt.

Als Langlieger brauchen Sie viele Tage bis Wochen und Monate, bis Sie ohne massive Medikamentenzufuhr und Atemunterstützung auskommen. Erst wenn sich Ihre Körperfunktionen langsam wieder stabilisieren, kann man daran denken,

Ihre Narkose zu beenden. Das heißt, wenn Ihr Blutdruck halbwegs normale Werte zeigt, ohne dass Sie von Medikamenten quasi dauerhaft reanimiert werden. Als Beispiel: Würde man diese Medikamente absetzen, wären Sie binnen weniger Minuten tot. Spätestens jetzt wissen Sie auch, warum man manche Medikamentenwechsel nicht aufschieben kann.

Ebenso verhält es sich mit Ihrer Atmung: Ohne Gerät würden Sie innerhalb kurzer Zeit aufgrund des Sauerstoffmangels blau anlaufen und so Ihr Gehirn dauerhaft schädigen.

Mit der Zeit bessern sich hoffentlich Ihre Werte und Ihre Narkose kann so langsam beendet werden. Jetzt ist Aufwachen angesagt: Von jetzt auf gleich geht das allerdings nicht. Dafür haben Sie zu lange Medikamente bekommen, diese muss der Körper erst einmal abbauen. Es werden zwar nicht mehr über Wochen so starke Narkosemittel gegeben, dass Sie permanent wie scheintot daliegen, trotzdem kann es mehrere Tage dauern, bis Sie wieder in der Lage sind, Ihre Umgebung wahrzunehmen. (Zu tiefe Narkose macht nämlich der Atemmuskulatur den Garaus, die sich wie jede Muskulatur zurückbildet, wenn sie nicht gebraucht wird – und außerdem bekommt keiner mit, wenn sich in Ihrem Gehirn irgendwelche Infarkte, sprich Schlaganfälle, abspielen.)

Manchmal stellt der Arzt von Zeit zu Zeit die Schlafmedikamente ab („Wachfenster“), damit er sieht, ob Sie Arme und Beine bewegen oder sogar auf Ansprache reagieren. Natürlich wird das erst probiert, wenn Ihr Krankheitsbild es zulässt! Danach werden Sie gerade so tief narkotisiert, dass Sie sich gut beatmen und lagern lassen. Aber auch diese Medikamente müssen eben irgendwann einmal abgestellt werden, niemand kann schließlich den Rest seines Lebens narkotisiert auf der Intensivstation verbringen! (Und vermutlich will das auch niemand.)

Peu à peu wird ein Medikament nach dem anderen reduziert. Leider gewöhnt sich der Körper ziemlich fix an das ganze Zeug und will nicht mehr ohne sein. Entzugserscheinungen sind die Folge. Zitternd und klatschnass geschwitzt liegen Sie im Bett. Mit großem Pech kommen sogar noch Halluzinationen hinzu, die sich ganz unterschiedlich äußern. Sie können

Dinge sehen, die nicht da sind, Gesprochenes völlig fehlinterpretieren, Dinge um Sie herum als Bedrohung empfinden oder Ihre Besucher nicht wiedererkennen. Ihr Schlafrhythmus ist gestört und es kann sein, dass Sie mehrere Nächte hintereinander kein Auge zumachen. Ebenso haben Sie keinerlei „Verständnis" für Ihre momentane Situation. Arme und Beine in Gips wollen Sie unbedingt nach Hause gehen, dabei ist es Ihnen noch nicht mal möglich, alleine auf der Bettkante zu sitzen.

Diesen Zustand, für den Sie übrigens natürlich nichts können, nennt man „Durchgangssyndrom". Es ist quasi eine spezielle Form des Deliriums mit unterschiedlichen psychischen Störungen und auch Stimmungsschwankungen. Zum Teil sind Sie völlig verwirrt, nicht nur zeitlich und räumlich, sondern auch zur eigenen Person. Allerdings gibt es einen Lichtblick – es geht wieder vorbei! In der Zwischenzeit gibt es zwar einige Medikamente dagegen, aber wieder in Narkose legen will man Sie ja auch nicht mehr. Wenn alle Medikamente nicht den gewünschten Erfolg bringen, wird man Sie (zur Sicherheit) ans Bett fixieren. So unruhig, wie Sie sind, gefährden Sie sich selbst und im Wahn aus dem Bett zu stürzen ist auch keine Lösung. Außerdem müssen Ihre Schläuche dort bleiben, wo sie hingehören.

Am schlimmsten ist diese Zeit übrigens für Ihre Angehörigen. Die stehen an Ihrem Bett, reden Ihnen vielleicht gut zu und trotzdem wälzen Sie sich ruhelos herum und sind durch nichts zu beruhigen. In den seltensten Fällen werden Sie sich übrigens an diese Zeit erinnern und das ist auch gut so.

Für uns als Pflegepersonal ist diese Zeit mit Ihnen äußerst anstrengend!

Es ist völlig egal, ob Sie eine Bodybuilderfigur haben oder eher zarter Natur sind, wenn Sie darauf bestehen, sofort nach Hause zu wollen. Wobei die Erstgenannten natürlich schwerer im Bett zu halten sind. Aber auch die neunzigjährige ältere Dame kann sehr energisch nach ihrer Handtasche verlangen, weil sie sich unbedingt auf den Weg zum nächsten Bus machen muss. Reden Sie ihr das einmal aus! Keine Chance! Mit etwas Glück ist es abends und Sie können ihr erzählen, dass die Busse erst wieder morgen früh fahren. Immer klappt das aber nicht.

Schwierig ist es auch mit unserer Überzeugungskraft bezüglich Tierchen oder anderen Dingen, die an der Wand krabbeln. Die fegen wir regelmäßig für Sie zusammen, ob es nun Mäuse, Elefanten oder Buttercremetorten sind.

Wir sind jedenfalls wirklich froh, wenn Sie nach diesen unruhigen Tagen wieder auf dem Boden der Tatsachen „gelandet" sind!

Natürlich will das selbstständige Atmen wieder gelernt werden, von jetzt auf gleich geht auch das nicht. Dazu wird Ihr Beatmungsgerät in der Aufwachphase immer wieder neu eingestellt, je nachdem, wie es mit Ihrer Atmung so klappt. Anfangs hat das Gerät Ihre komplette Atmung übernommen, jetzt können Sie immer mehr alleine atmen und das Gerät gibt Ihnen nur noch die nötige Luft dafür. Schlimm ist für Sie ebenso, dass Sie nicht reden können, mit Tubus geht das ja nicht.

Schreibtafeln oder Zeichensprache sind nur ein dürftiger Ersatz für die Sprache. Es sind zwar schnell die gängigsten Sachen wie Schmerzen, Hunger, Durst, warm oder kalt abgefragt, aber schnell etwas erzählen geht leider nicht.

Das Durchgangssyndrom trifft allerdings nicht nur beatmete Patienten, manchmal tritt es auch erst nach der Extubation ein. Oder wir haben es zwar vermutet, sind aber erst sicher, wenn Sie ohne Tubus zwar wieder reden können, aber nur Unsinn erzählen.

Nicht nur Medikamente werden Ihnen entzogen, als Raucher haben Sie gleich doppelt Pech gehabt. Nikotinpflaster gibt es auf der Intensivstation normalerweise nicht und eine Zigarette rauchen gehen, geht auch nicht. Aber sind Sie froh, dass Sie durch Ihren Intensivaufenthalt gleich zum Nichtraucher gemacht werden und nach ein paar Wochen den körperlichen Entzug schon hinter sich haben? Nein, kaum können Sie halbwegs (auf der Normalstation) herumkriechen, führt Ihr erster Weg in die nächste Raucherecke.

Daran kann man sehen, wie sehr Rauchen zur Sucht wird. (In der Intensivtherapie ist die psychische Entwöhnung der nikotinabhängigen Patienten leider nicht vorgesehen.) Dabei leiden Raucher während ihrer Intensivzeit gleich mehrfach. Wie bereits erwähnt: Sie haben nicht nur mehr Schleim in der Lunge als Nichtraucher, sondern dieser ist auch doppelt so zäh. Und in der Lunge bleiben kann diese Pampe definitiv nicht! Sonst ist die Lungenentzündung vorprogrammiert. Bei viel Schleim und wenig Luft freuen sich die fiesen kleinen Bakterien dort und werden mehr und mehr und mehr. Sind Sie intubiert, wird der Schleim über den Tubus abgesaugt, ist der Tubus draußen, müssen Sie ihn hochhusten. Um Ihnen das Husten zu erleichtern, bekommen Sie Medikamente, die den Schleim dünnflüssiger machen. Können Sie den Schleim nicht hochhusten, wird er abgesaugt. Dazu schiebt man Ihnen einen dünnen Schlauch über die Nase bis in die Lunge und mittels Vakuum wird der Schleim aus Ihrer Lunge entfernt – eine sehr unangenehme Prozedur! Manchmal reicht einmaliges Absaugen nicht aus und dann dürfen Sie diese Prozedur mehrmals am Tag hinter sich bringen. Also Raucher, nur dass Ihr Bescheid wisst: Ihr werdet besonders viel Spaß an eurem Aufenthalt haben!

Mitleid hatten wir einmal mit einem Herrn, weit über achtzig Jahre alt, der nicht nur stark geraucht hat, sondern auch an Arterienverkalkung und Diabetes litt. Die Durchblutung seiner Arme und Beine wurde zunehmend schlechter, sodass ihm erst ein Bein, ein paar Wochen später das andere Bein und wieder Wochen später auch noch ein Arm amputiert werden musste. Eigentlich wollte er das gar nicht mehr, aber die Schmerzen wurden einfach zu stark. Damals gab es auch noch keine Palliativstationen, wo unheilbar kranke Menschen an ihrem Lebensende hätten versorgt werden können.

So saß er dann im Sessel, konnte sich ohne seine Gliedmaßen kaum halten – und wollte unbedingt eine Zigarette rauchen. Er hat so inbrünstig darum gebeten, dass wir es nicht über uns brachten, ihm diese Bitte abzuschlagen. Es war ihm vollkommen klar, dass dies seinen Körper noch mehr schädigen würde, aber mit seinem bevorstehenden Tod hatte er sich schon lange abgefunden. Er wollte sich die letzte Zeit seines Lebens nicht mehr mit eventuellen Entzugserscheinungen herumschlagen und so kabelten wir ihn so gut es ging von den Monitoren ab und fuhren mit ihm vor die Tür. Nach langen genussvollen Zügen war er glücklich und zufrieden. Am nächsten Tag wurde er verlegt und starb kurze Zeit später auf der Normalstation. Ein schlechtes Gewissen wegen dieser Zigarette hatten wir nicht!

Irgendwann ist auch der längste „Langlieger“ von den Medikamenten entwöhnt und wenn es mit der Eigenatmung klappt, kommt der Tubus heraus. Im wachen Zustand tolerieren Sie den Tubus ohnehin nicht lange (siehe „mit Gartenschlauch geknebelt“). Deswegen wird er zügig gezogen, auch wenn Sie vielleicht noch nicht ganz Herr Ihrer Sinne sind. „Probeextubation“ nennt man das auf der Station. Klappt es mit Ihrer Atmung trotz aller Hilfsmaßnahmen doch nicht (deswegen „Probe“), werden Sie wieder intubiert und danach beginnt das Spiel von vorn oder Sie bekommen eine Trachealkanüle. Schwer verunglückte Patienten haben ohnedies oft eine Trachealkanüle, weil die lange Beatmungszeit abzusehen war. Mit der Kanüle können Sie komplett beatmet werden oder auch völlig alleine atmen, ohne jegliches Gerät. Es gibt sogar Spezialaufsätze dafür, mit denen Sie sprechen können. Das ist zwar ziemlich anstrengend, klappt mit etwas Übung aber ganz gut. Dafür wird vorne auf die Kanüle eine Ventilkappe gesetzt, welche zwar Luft hineinlässt, aber keine hinaus. Der Cuff wird entblockt und Ihre Ausatemluft fließt jetzt an den Stimmritzen vorbei. So können Sie wieder Worte bilden. Einatmen können Sie weiterhin direkt über die Kanüle, das ist weniger anstrengend.

Mit etwas Übung können Sie sogar essen und trinken (am besten weiche Sachen oder gut kauen!). Wenn nachts die Kraft nachlässt, wird zur Erholung das Beatmungsgerät angeschlossen.

So wird ganz in Ruhe Ihre Eigenatmung immer mehr trainiert, bis das Beatmungsgerät vollkommen überflüssig ist. Dann wird die Kanüle gezogen und in der Regel heilt das Loch binnen weniger Tage komplikationslos zu. Nur eine kleine Narbe erinnert noch daran.

Leider gibt es auch Patienten, die nach Beendigung der Sedierung einfach nicht wach werden wollen. Da wartet man

Tage um Tage, aber es erfolgt keine Reaktion. Oder es zeigt sich eine Reaktion auf körperliche Reize, also zum Beispiel Abwehrbewegungen auf Schmerzreize, aber keine Reaktion auf Ansprache.

Dann dreht sich das Diagnostik-Karussell, schließlich will man wissen, warum Sie die Augen nicht aufmachen wollen oder eher – können. Es beginnt mit einer Computertomografie, um Schädigungen im Kopf auszuschließen, dann folgt ein EEG (Elektroenzephalografie) zur Messung der Hirnströme, die Neurologen werden hinzugezogen und Medikamente ausprobiert. Manchmal braucht ein Patient wegen seines hohen Alters oder des massiven Übergewichtes einfach länger, bis er „ausgeschlafen" hat. Manchmal findet man aber auch einen Grund – und das ist dann nicht so schön. Vielleicht hat Ihr Gehirn aufgrund einer Wiederbelebung oder Blutung einen dauerhaften Schaden davongetragen. Hoffen wir das mal nicht, aber passieren kann es schon.

Wenn während Ihres Intensivaufenthaltes keine Besserung dieses Zustandes in Sicht ist, werden Sie in einer Rehabilitationseinrichtung, die auf neurologische Patienten spezialisiert ist, angemeldet. Dort wird versucht, Ihre verbliebenen Fähigkeiten zu trainieren, um so den bestmöglichen Zustand für Sie zu erreichen.

Ein sehr spezieller Fall war Herr Schmidt. Seine Medikamente waren schon mehrere Tage abgestellt, aber er machte die Augen einfach nicht auf. In keiner der Untersuchungen zeigten sich Auffälligkeiten und wir wussten nicht, was der Grund für seine zusammengekniffenen Augen sein konnte.

Irgendwann fing er doch an, Reaktionen zu zeigen, aber den wahren Grund seiner fehlenden Reaktion erzählte uns erst viel später seine Frau bei einem Besuch.

Herr Schmidt hatte schlimme „Träume" oder eher Vorstellungen. Aufgrund der vielen Geräusche auf unserer Station wähnte er sich im Krieg, den er als Jugendlicher noch in seiner ganzen Grausamkeit mitbekommen hatte. Er befand sich quasi mitten im Feuergefecht und dachte, nur durch Totstellen könne er überleben. In einem anderen „Traum" wurde immer vom Besuch seiner Frau geredet. Seine erste Frau, mit der er über dreißig Jahre verheiratet gewesen war, war aber vor einigen Jahren verstorben. Erst vor kurzer Zeit fand er noch einmal sein Glück und heiratete erneut. Diese Situation war ihm in seinem Zustand aber nicht präsent. So dachte er, er wäre nun schon tot und auf dem Weg in den Himmel, wo ihn seine erste Frau empfangen würde. Welch schreckliche Gedanken!

Auch seine zweite Frau war zutiefst betroffen, aber immerhin so verständig, dass sie ihm weiterhin jeden Tag zur Seite stand. Für ihn war es eine wirklich traumatische Erfahrung und er hat sehr lange gebraucht, um sich davon zu erholen.

Wenn Sie auf der Intensivstation erwachen, dann wartet jedenfalls Ihr Leben auf Sie. Vielleicht anders, als Sie es bisher gewohnt waren, aber Sie sind am Leben! Und damit das auch so bleibt (denn Rückfälle sind nie ausgeschlossen), liegt nun viel Arbeit vor Ihnen. Die passive Zeit Ihrer Intensivbehandlung ist jetzt nämlich vorbei!

## Aufstehen!

Haben Sie die erste Zeit überlebt, sind wieder halbwegs wach und Ihre Gliedmaßen stabil, wird es Zeit zum Aufstehen. Wenn Sie allerdings glauben, nun problemlos aus dem Bett springen zu können, unterliegen Sie leider einem großen Irrtum!

Sie werden ja nicht mobilisiert, *wenn* Sie sich wieder fit fühlen, sondern *damit* Sie sich irgendwann wieder fit fühlen. Zuerst muss Ihr Körper sich wieder an die aufrechte Position gewöhnen. Sonst liegen Sie genauso schnell neben dem Bett, wie Sie aufgestanden sind. Also wird Ihr Bett, zeitweilig in Herzbettstellung gebracht, damit Sie richtig aufrecht sitzen. Wenn Ihr Kreislauf das mitmacht, dürfen Sie als Nächstes einen Teil des Tages im Lehnstuhl neben Ihrem Bett verbringen. Das ist ziemlich anstrengend, aber daran kommt niemand vorbei.

Nur gebrochene Wirbelsäulen und schwere Schädelverletzungen zählen hier als Ausrede. Für alle anderen heißt es:

„Jetzt gibt es keine Gnade mehr, aus dem Bett muss jeder, egal wie schwer!"

Ausreden – gleich wie fantasievoll sie ausfallen mögen – werden leider nicht akzeptiert. Die Mobilisation gehört genauso wie die Atemgymnastik zu Ihrer Therapie. Aber die meisten Patienten freuen sich darauf, endlich ihr Bett zu verlassen, vielleicht gehören Sie auch dazu.

Für alle anderen: Es gibt wohl kaum einen Vorwand, den wir noch nicht gehört hätten. Schmerzen sind unangenehm und sollen auch nicht sein. Dagegen bekommen Sie natürlich vorher ein Schmerzmittel.

Jedes Alter hat so seine typischen Ausreden. Junge Mädchen sind „heute zu schlapp", junge Männer „haben heute keinen Bock", ältere Damen sind „heute zu steif zum Aufstehen" und ältere Herren „waren heute doch schon draußen", obwohl es gerade erst Frühstück gab. Natürlich kann man nicht alle über einen Kamm scheren, aber gewisse Tendenzen sind schon erkennbar.

Patienten mittleren Alters sind meist die vernünftigsten. Sie sehen ein, dass es für sie nur gut ist, wieder auf die Beine zu kommen, und nehmen dafür jede Anstrengung in Kauf. Mit gutem Zureden oder, wenn das nichts hilft, ein paar deutlichen Wortes des Stationsarztes kann man die meisten aber vom Sinn des Aufstehens überzeugen. Manchmal ist das wie bei kleinen Kindern. Die muss man auch von der Bedeutung des Zähneputzens überzeugen und kann ihnen nicht gewaltsam die Zahnbürste in den Mund stecken. Am besten fragt man erst gar nicht, ob Sie aufstehen wollen, sondern ob Sie vor oder nach dem Frühstück aufstehen wollen. So haben Sie das Gefühl, selbst entscheiden zu können, und ich habe mein Ziel ohne große Diskussionen auch erreicht.

Verweigern Sie sich aber komplett, haben wir keine Chance. Sie gewaltsam aus dem Bett zu zerren geht nicht und darauf hat auch niemand Lust. Es wird in Ihrer Kurve dokumentiert und gut ist es. Außerdem würden wir Sie nicht aus dem Bett holen wollen, wenn wir meinen, dass das kontraproduktiv ist. Selbst wenn wir deswegen wieder einmal Diskussionen mit dem Stationsarzt führen müssen. Nach einer unruhigen Nacht mit wenig Schlaf, der morgendlichen Körperwäsche, dem Frühstück und der Krankengymnastik sind Sie vielleicht viel zu schlapp, um auch noch aufzustehen. Dann ist es besser, Sie bekommen noch eine Mütze voll Schlaf und stehen erst am Nachmittag auf.

Wenn Sie nun denken, aufstehen geht, haben Sie sich getäuscht: Aufrichten, auf die Bettkante setzen, die Beine aus dem Bett schwingen, hinstellen und die paar Schritte bis zum Sessel locker laufen – das ist gar nicht so einfach! Nach langer Bettruhe würden Ihre Beine Ihr Gewicht niemals halten können, selbst wenn Sie leicht wie eine Feder wären. Außerdem dürfen Sie Ihre verletzten Beine vielleicht noch nicht belasten. Auch dafür gibt es eine Lösung. Mit einem Rollboard (Hilfe für den Patiententransfer, bestehend aus festem Innenteil und umlaufender fester Folie) werden Sie in einen speziell verstellbaren Mobilisationsstuhl gezogen und dann aufgerichtet. Das hat vielleicht nicht viel mit „aufstehen" zu tun, aber Sie befinden sich außerhalb Ihres Bettes. Ein Erfolg!

Da es nicht für jeden Patienten so einen Spezialstuhl gibt (teuer und sperrig), wird den anderen, die auch noch nicht auf ihren eigenen Füßen stehen können, mit einem Lift geholfen. Bei der Mobilisation mit besagtem Lift hängen Sie in einem Tragegurt. An Haken befestigt werden Sie so mit einem kranähnlichen Gefährt in die Lüfte gehoben und neben das Bett in den Sessel geschwenkt. Dort können Sie Zeitung lesen oder Fernsehen gucken. Sprengt Ihr Gewicht die Höchstzulassung des Lifts, muss anders mit Ihnen verfahren werden. Sie liegen dann ohnehin in einem Spezialbett für schwerst Übergewichtige. Diese Betten kann man so einstellen, dass Sie über das Fußteil aufstehen können. Ob das allerdings auf der Intensivstation schon klappt, sei dahingestellt. Das Risiko, Sie nicht halten zu können, wenn Ihnen die Beine versagen, geht niemand so schnell ein. So kann es manchmal bis zu Ihrer Reha dauern, bis Sie wieder auf Ihren eigenen Füßen stehen. Haben Sie weder Fernseher noch andere Zerstreuung zur Hand, langweilen Sie sich so lange, bis Sie wieder ins Bett dürfen (nicht *wollen*, für fünfzehn Minuten Sitzen betreibt nämlich niemand diesen Aufwand mit Ihnen).

Einige Patienten sitzen aber sehr gerne draußen, dort bekommen sie viel mehr mit als im Bett und fühlen sich wieder als „Mitglied der Gesellschaft“. Wenn dann immer wieder jemand vorbeikommt und sich freut, dass Sie fit genug zum Aufstehen waren, ist das eine gute Motivation für die nächsten Male.

Falls Sie auf Ihren Beinen stehen dürfen und nicht mehr allzu wackelig sind, dürfen Sie sogar ein wenig umherlaufen. In Begleitung natürlich, anders geht es nicht. Unter Umständen müssen wir sogar einen Transportmonitor anschließen, damit wir Ihre Kreislaufwerte unter Belastung beobachten können, und eine Sauerstoffflasche mitnehmen. Gut, wenn ein Gehwagen vorhanden ist, denn daran kann man zumindest einen Teil des Equipments hängen. Anfangs wird aber eine zweite Schwester zumindest in der Nähe sein, falls Ihnen plötzlich schwindelig wird und wir schnell einen Stuhl unter Ihren Po schieben müssen.

Zu Beginn Ihrer Gehübungen fühlen Sie sich nach einer Runde auf dem Flur wie nach dem New Yorker Marathon, aber dafür können Sie sich des allgemeinen Applauses der Mitarbeiter sicher sein.

## Übergewicht und Untergewicht – keine guten Voraussetzungen zum Gesundwerden

Nichts wünscht sich das Personal im Krankenhaus mehr als normalgewichtige Patienten. Leider gibt es immer mehr Menschen mit extremem Übergewicht. Allerdings tun sich auch untergewichtige Patienten mitunter schwer mit ihrer Genesung. Das kommt natürlich auf den Einzelfall an. Aber leiden Sie an Anorexie oder Bulimie, also essen Sie entweder fast nicht oder schaufeln in sich hinein, um alles wieder zu erbrechen, haben Sie es wirklich schwer, wieder auf die Beine zu kommen. Im

Notfall ist es tatsächlich besser, ein paar (wenige) Kilos mehr auf der Hüfte zu haben.

Die erzwungene Bewegungslosigkeit geht sofort auf die Muskulatur. Je länger Sie liegen, desto mehr Muskelmasse wird abgebaut, und dasselbe passiert mit den Fettreserven (aber erst später). Für diejenigen unter Ihnen, die sich freuen würden, ein paar Kilo zu verlieren – und das dann auch noch im Schlaf: Glauben Sie mir, ich habe noch keinen Patienten gehabt, der sich über diese Art des Gewichtsverlusts gefreut hätte. Definitiv ist ein Aufenthalt auf der Intensivstation nicht als Abnehm-Therapie zu empfehlen!

Und auch im umgekehrten Fall: Je abgemagerter Sie ins Krankenhaus kommen, desto schwerer kommen Sie wieder auf die Beine, weil es Ihnen einfach an Kraft fehlt. Durch die meist schon jahrelange Mangelernährung sind Stoffwechsel und der Elektrolythaushalt ohnehin schon gestört. Das macht die Therapie nicht leichter. Außerdem liegen Sie sich so schneller wund, da nur Haut Ihre Knochen überspannt. Irgendwann weiß das Personal nicht mehr, wie es Sie lagern soll, es gibt nur noch die Wahl zwischen kaputter und *sehr* kaputter Seite. Und – rein subjektiv betrachtet natürlich – sind die ganz dürren Leute oft nicht die psychisch stabilsten. Es gibt viel Genörgel und Gejammer. Die ganze Welt ist schuld an ihrem Elend und so weiter und so weiter. Nur sie selbst können nichts für ihre Situation …

Am liebsten haben die Schwestern also normalgewichtige Patienten auf der Station liegen, die haben wenigstens etwas zum Anpacken auf der Hüfte, man kann sie schön lagern und die Mobilisation klappt meistens auch ganz gut.

Mit Übergewicht sind übrigens nicht die fünf Kilo gemeint, die vielleicht von der letzten Schwangerschaft übrig geblieben sind, und auch nicht die paar Gänsebraten mehr, die es in der Weihnachtszeit gab, sondern die fettleibigen Patienten. Mit 50 bis 100 kg zu viel auf den Rippen werden Sie zur richtigen Herausforderung!

Es fängt schon damit an, dass Sie bei einem Unfall zu Hause nicht mit einer herkömmlichen Trage in den Notarztwagen transportiert werden können. Dann kommt die Feuerwehr, um

Sie mit einer Spezialtrage durch das Fenster zu schaffen. (Die Nachbarschaft freut sich, hat sie doch die nächsten Tage ordentlich etwas zu tratschen!) Diese Extremfälle mit Patienten über 200 kg sind allerdings die Ausnahme. Was öfter vorkommt, sind Patienten mit 130 bis 180 kg. Patienten mit 100 bis 120 kg sind schon so häufig, dass sie inzwischen zu Normalität gehören.

Gott sei Dank sind die Zeiten der Umlagerung mit reiner Muskelkraft in den meisten OPs inzwischen vorbei. Heute bedient man sich moderner Schleusen oder, wo diese noch nicht vorhanden sind, Rollbretter, aber selbst damit ist es ein hartes Stück Arbeit, Sie vom Bett auf den OP-Tisch und zurück zu zerren.

Bei der OP wird es auch nicht leichter, egal was operiert werden soll, denn einen freien Blick braucht der Operateur schon. Also müssen Ihre Speckmassen beiseitegeschafft werden, damit freie Sicht am Ort des Geschehens ist. Bei Armen und Beinen ist das noch das geringste Problem, aber im Bauch wird es richtig interessant. Zentimeterdicke Speckschichten gilt es beiseitezuhalten und wenn dies nicht mit herkömmlichen Bauchhaken gelingt (die ungefähr so aussehen wie längliche Suppenlöffel), dann wird zu scharfen Haken gegriffen, damit der Speck nicht davonflutscht. Diese Instrumente sehen aus wie kleine Gartenharken, mit denen man normalerweise Blumenbeete pflegt. Die spitzen Enden werden richtig in Ihre Speckmassen hineingekrallt, bis wirklich nichts mehr wegrutschen kann. Über Fettablagerungen in Blutgefäßen, verfettete Organe und Wundheilungsstörungen wollen wir uns gar nicht weiter auslassen. Dass extremes Übergewicht nicht zur Gesundheit beiträgt, ist hinreichend bekannt. Und von wegen „alles familiär bedingt“ oder „das sind die Drüsen“ oder „ich habe schwere Knochen“ ... Ja, ja, haben wir alles schon 1000-mal gehört. Davon wird die Wuchterei auch nicht weniger.

Haben Sie die Operation soweit überstanden, geht es auf der Intensivstation mit den Problemen weiter. Erst einmal wird ein passendes Bett für Sie gesucht. Sollten Sie keine großartigen Lungenverletzungen haben, werden Sie in ein Spezialbett für extrem Übergewichtige gelegt. Dieses ist mit einer Matratze aus verschiedenen Luftkissen ausgestattet. Die pusten sich abwechselnd auf und verringern so die Gefahr von Druckstellen am Körper. Auch in eine Fernsehsesselposition kann man das Bett stellen und so könnten Sie locker den Rest Ihres Lebens dort darin verbringen, ohne je wieder aufstehen zu müssen. (Eingebaute Toiletten gibt es allerdings noch nicht.)

Aber Pech gehabt: Auch aus diesem Bett fliegt jeder irgendwann wieder hinaus, sie sind nämlich ganz schön teuer und wie alle Spezialbetten werden sie von den Krankenhäusern nur für eine bestimmte Zeit angemietet.

Gehören Sie von Ihrem Krankheitsbild her allerdings in die Schublade der Langzeitpatienten und haben außerdem ein Lungenproblem (und das haben die meisten, die sich auf Grund ihrer Masse kaum noch bewegen), wird versucht, Sie in ein Rotationsbett hineinzubekommen. Diese haben natürlich Obergrenzen, was Gewicht und Körpergröße angeht, aber genaue Angaben hat man ja bei Unfallpatienten selten.

Also wird bei grenzwertigem Gewicht erst einmal versucht, Sie in dieses Bett zu hieven. (Patienten, die diese Grenzen deutlich überschreiten, bekommen allerdings keinen Versuch.)

Dann kann es schon einmal sein, dass Ihre Füße unten anstoßen und nach einiger Zeit dicke Blasen bekommen. Natürlich tut man alles, um dies zu vermeiden. Wenn die Ärzte allerdings nur die Wahl zwischen Fuß- oder Lungenschäden bei Ihnen haben, steht die Lunge bei der Behandlung an erster Stelle. Ohne Lunge kein Laufen, so einfach ist das.

Übrigens sind Sie mit Untergewicht ebenfalls nicht für das Rotationsbett geeignet, da Sie zwischen den Kissen umherrutschen. Das macht die Sache gefährlich, weil sich die lebensnotwendigen Schläuche lösen können.

Patienten, die in keines der Spezialbetten passen, werden konventionell mit Decken und Kissen gelagert. Es gehört nicht zu den beliebtesten Aufgaben des Pflegepersonals, extrem übergewichtige Patienten im Bett zu bewegen. Drumherum kommt allerdings keiner …

Tief schlafend sind Ihre Massen noch locker und somit

leichter zu bewegen. Notfalls mit mehreren Personen bekommt man jede Gewichtsklasse in den Griff. Aber irgendwann ist es an der Zeit, die Augen wieder aufzumachen. Also werden Sie wie alle Langzeitpatienten langsam von den Medikamenten entwöhnt, sollen wacher werden und selbst atmen.

Um bei diesen Massen ordentlich atmen zu können, müssen Sie ziemlich aufrecht im Bett sitzen. Sonst drückt der Bauch so sehr auf die Lunge, dass diese einfach keinen Platz zum Ausdehnen hat. (Man fragt sich schon manchmal, wie manche Leute zu Hause überhaupt Luft gekriegt haben, von der Bewerkstelligung der Körperpflege mal ganz zu schweigen …)

Nun rutschen alle Patienten, die aufrecht sitzen müssen, mit der Zeit etwas hinunter. Da reichen schon die kleinsten Bewegungen. Das versuchen die Schwestern zwar mit entsprechenden Lagerungsmaterialien zu verhindern, aber gerade bewegliche, unkooperative Patienten neigen dazu, ihren Hintern über alles zu wuchten, was ihnen im Weg liegt.

Was macht man da? Sie wieder hochziehen. Kann man das alleine? Natürlich nicht. Können Sie als Patient das alleine? Erst recht nicht! Also auf ins Nachbarzimmer und Hilfe geholt. Beim dritten oder vierten Mal macht das allerdings keinen Spaß mehr! Nicht umsonst haben die meisten Krankenhausmitarbeiter Rückenprobleme!

Inzwischen hat übrigens sogar das Gewicht vieler Kinder solche Ausmaße angenommen, dass sie auf der Kinderstation nicht mehr versorgt werden können. Die Gerätschaften dort sind nicht auf diese Gewichtsverhältnisse ausgelegt. Dann landet man schon als 8- oder 9-Jähriger auf der Erwachsenenstation.

Ein Beispiel war Dennis. Er war neun Jahre alt, wog 90 kg und war direkt vor einem Fastfood-Restaurant von einem Pkw überfahren worden, als er zwischen zwei parkenden Autos auf die Straße lief. Es war zwar gemein und Dennis gegenüber wirklich nicht angemessen, aber die Situation war so kurios, dass es keine zwei Stunden gedauert hat, bis der entsprechende Spitzname für ihn geboren war. Er war eigentlich gar nicht schwer verletzt und sollte nur seine Narkose unter Intensivüberwachung bei uns ausschlafen, aber er tat sich mit seiner

Atmung unheimlich schwer. Die Massen drückten ihm einfach die Luft ab. Nach mehreren Extubationen mit folgender Re-Intubation mussten wir ihn schließlich tracheotomieren. Mit der Kanüle freundete er sich erstaunlich schnell an und konnte nach kurzer Zeit essen und trinken. Ohne sie kam er aber nicht zurecht. Sobald die Luft ihren ursprünglichen Weg über die Stimmritze nehmen sollte, wurde er kurzatmig und hatte Luftnot. Dabei musste er mit der Kanüle noch nicht einmal mehr an das Beatmungsgerät angeschlossen werden. Letztendlich mussten wir ihm eine Spezialkanüle einsetzen, die man dauerhaft belassen kann. Ein Ventil ermöglicht das Sprechen. Eingeatmet wird über die Kanüle und ausgeatmet über Mund und Nase, also an den Stimmlippen vorbei.

Anfangs hofften wir, dass Dennis nach einer Gewichtsreduktion ohne Kanüle auskommen könnte, aber seine Familie war ihm leider keine Unterstützung. Da beide Eltern im eigenen Geschäft arbeiten mussten, wuchs Dennis quasi bei seiner Oma auf. Eine liebe Frau, die aber leider den Mangel an Zuwendung seiner Eltern mit gutem Essen ausgleichen wollte. Mit seinen Lieblingsspeisen verwöhnt, legte Dennis mehr und mehr an Gewicht zu. Oma aber wurde nicht vernünftig. Seine Eltern versuchten zwar, dem Einhalt zu gebieten, aber inzwischen wurde Dennis so bockig, wenn nicht das auf den Tisch kam, was er wollte, dass heftigste Streitereien an der Tagesordnung waren.

Das zeigte sich auch bei uns auf der Station. Kaum konnte Dennis die ersten Bissen zu sich nehmen, brachte die Oma Essen von zu Hause mit, und zwar in Mengen, die für drei Erwachsene ausgereicht hätten. Mehrere energische Gespräche unsererseits brachten überhaupt nichts. Auch nach Dennis' Verlegung auf die Normalstation ging es so weiter. Fleisch in Massen, am liebsten mit Soße und Pommes, Sahneeis als Nachspeise und nachmittags Buttercremetorte. So standen seine Chancen natürlich schlecht, ein Leben ohne Kanüle zu führen. Und tatsächlich: Über den Kontakt eines Kollegen, der zufällig mit einer Tante von Dennis bekannt war, erfuhren wir, dass er seine Kanüle auch als junger Erwachsener noch tragen musste. Ob dies wirklich nötig war oder ob er durch eine Therapie in einer Klinik vielleicht sein Gewicht in den Griff bekommen hätte, um dann die Kanüle für immer los zu sein, wissen wir nicht.

Fairerweise muss man sagen, dass sich viele Patienten bemühen mitzuhelfen und ihre Massen in erstaunlichen Schwung versetzen können. Immerhin. Genauso viele gibt es leider, die sagen: „Ich kann aber nicht." Jammer, jammer. Nach dem Motto: Ich bin ein armer Patient, nun macht mal.

Das geht nur begrenzt gut, schließlich soll der Rücken des Pflegepersonals bis zu 67 Jahre halten, wie auch immer sich das die Politiker vorstellen. Im Übrigen wäre es ja auch schön, in der Pension noch aufrecht stehen zu können ...

Am schlimmsten sind natürlich jene Patienten, die trotz ihrer Speckschichten so im Bett randalieren, dass sie kaum oder gar nicht zu lagern sind. Diese jede Viertelstunde im Bett herumzuwuchten, wenn sie partout nicht liegen bleiben wollen, sprengt nämlich jedes Verhältnis. Zumal auch noch andere Patienten versorgt werden wollen.

Dann bleiben Sie eben auf dem Rücken liegen, bis Ihr Hintern brennt! Beine schön hoch gelagert, dann rutscht es sich langsamer. Sieht ein bisschen seltsam aus, ist aber effektiv!

## Isolation – Sie sind gefährlich!

Kommen Sie als neuer Patient auf die Intensivstation, werden sofort Untersuchungen durchgeführt, um eventuellen bösen Bakterien auf die Spur zu kommen. Gerade wenn Sie älter sind oder womöglich aus einem anderen Krankenhaus (oder Seniorenheim) kommen, besteht die Möglichkeit, dass Sie Bakterien in Nase oder Lunge haben, die umgangssprachlich als „multiresistent" bezeichnet werden. (Richtiger Ausdruck: MRSA = Methicillin-resistenter Staphylokokkus aureus; oder ORSA = Oxacillin-resistenter Staphylokokkus aureus.) Normalerweise „stören" diese Bakterien nicht weiter, denn sie machen einen gesunden Menschen nicht einfach so krank. Nur wer immungeschwächt im Krankenhaus liegt (und jeder Intensivpatient ist immungeschwächt!), kann Probleme bekommen. Tatsächlich ist es so, dass sich ein gewisser Prozentsatz der Patienten im Krankenhaus eine Infektion zuzieht. Genaue Zahlen finden sich in entsprechender Fachliteratur.

Wenn Ihr Körper nicht mehr in der Lage ist, sich gegen die Keime zu wehren, vermehren diese sich ungehindert und können zu Lungenentzündungen führen oder sich anderweitig verteilen. Im schlimmsten Fall helfen die angewendeten Antibiotika nicht mehr und das Lungengewebe wird so sehr geschädigt, dass der Betroffene trotz Intensivtherapie und künstlicher Beatmung verstirbt.

Die größte Gefahr dabei ist, dass sich diese Bakterien auf der Station verbreiten und andere Patienten befallen. Dabei sind die Hände der Ärzte und des Pflegepersonals leider das größte Übertragungsrisiko. Die besten Hygienepläne nützen nichts, wenn sich keiner dran hält ... Das „beste" Beispiel waren dabei viele Jahre die Ärzte bei ihrer Visite: von einem zum anderen Patienten unterwegs und bei jedem „nur mal kurz" unter die Decke geschaut und auf den Bauch gedrückt. Desinfektionsmittel hat niemand mit sich herumgeschleppt und so waren die Keime quasi für alle da. Frei nach dem Motto: „Der Chef ist immer steril." Gut, dass schon lange ein Umdenken einsetzt hat und außerdem nicht nur in jedem Zimmer, sondern an jedem Patientenbett Händedesinfektionsmittel zur Verfügung steht. Oft sogar in mehreren Ausführungen, denn nicht jeder von uns verträgt alle Desinfektionsmittel gleich gut. Wer Dutzende bis Hunderte Male am Tag seine Hände mit diesen Mitteln einreibt, strapaziert seine Haut schon sehr. In vielen Fällen wird sie dann trocken und schuppig, auch wenn das Desinfektionsmittel rückfettende Wirkstoffe enthält. Da hilft nur cremen, cremen, cremen.

Auch werden inzwischen allen neuen Patienten bei der Aufnahme und allen länger liegenden Patienten in regelmäßigen Abständen Abstriche entnommen und auf Bakterien untersucht. Nach zwei Tagen kommt in der Regel der Befund und falls sich tatsächlich solch „resistente" Bakterien finden, werden Sie isoliert. In manchen Häusern ist es üblich, Sie von Anfang an zu isolieren, und erst wenn die Befunde in Ordnung sind, gibt man Sie „frei“. Warum das nicht grundsätzlich so gemacht wird, entzieht sich meiner Kenntnis, vielleicht ist dies zu aufwendig oder zu teuer.

Müssen Sie nun tatsächlich isoliert werden, wird die Zimmertür geschlossen und Personal wie Besucher dürfen den Raum nur mit Schutzkittel, Handschuhen, Haube und Mundschutz betreten. Nach Möglichkeit werden Sie in ein eventuell vorhandenes Isolierzimmer verlegt, das hat nämlich eine Schleuse zum Umziehen und Materialien-Deponieren. Ansonsten wird so umgeschoben, dass Sie entweder alleine liegen oder zu einem ebenfalls „verseuchten“ anderen Patienten kommen. Alles, was das Zimmer verlässt, muss desinfiziert werden, und einfach kurz das Zimmer verlassen, weil man etwas vergessen hat, ist auch nicht möglich. Es ist sehr lästig, ständig die Kollegen zu bitten, irgendwelche Sachen zu holen.

Ihre Untersuchungen oder OPs werden ans Ende des Tagesprogramms geschoben, soweit es keine Notfälle sind, und zum spontanen Schwätzchen kommt auch niemand mehr vorbei.

Kriegen Sie von den Isolationsmaßnahmen auf Grund Ihrer Narkose nichts mit, wird das Wachwerden noch mal so „schön“. Zur außerirdischen Geräuschkulisse kommen jetzt seltsam vermummte Gestalten hinzu, deren Mimik Ihnen leider verborgen bleibt. Ein aufmunterndes Lächeln? – Leider Fehlanzeige. Dies erschwert die Kommunikation mit Ihnen zusätzlich. Bis Sie das auf der Reihe haben, vergeht noch etwas mehr Zeit. Selbst Ihre Besucher müssen sich mit Überkittel, Handschuhen und Mundschutz „verkleiden“, eine große Belastung für beide Seiten. Die meisten Patienten empfinden diese Situation als beängstigend, sie fühlen sich wie „Aussätzige“, mit denen keiner mehr etwas zu tun haben will. Zwar bleiben Ihnen die Visitenströme erspart, das ist aber kein Trost. Kein Arzt geht öfter in Ihr Zimmer als unbedingt nötig und auch sonst halten sich die Leute möglichst fern.

Für Ihre Psyche ist dieser Zustand äußerst belastend und

wenn Sie wach sind, vergeht die Zeit noch langsamer. Bekommt man den Keim trotz Medikamenten und desinfizierenden Maßnahmen nicht in den Griff, bleiben Sie bis zu Ihrer Entlassung in „Einzelhaft", falls Sie nicht doch einen Nachbarn haben, der zufällig denselben Bakterienstamm hat. Nach Ihrer Entlassung leben Sie mit diesen Keimen ganz normal weiter, bis Sie die nächste Abwehrschwäche erwischt.

## Der „richtige" Intensivpatient oder Wie viele Meter Schlauch passen in einen Menschen?

Jetzt habe ich Ihnen schon viel über die Situation als Intensivpatient beschrieben, da stellt sich noch die Frage, wie Sie als „richtiger" Intensivpatient eigentlich aussehen. Rein optisch betrachtet: Nun, frisch verunfallt sind Sie Ihrem ursprünglichen Aussehen nicht mehr allzu nahe. Gerade in einem der Spezialbetten sieht man Sie vor lauter Schläuchen kaum. Wie viele Meter Schlauch passen eigentlich in einen Intensivpatienten?

Arbeiten wir uns kurz von oben nach unten durch: *Kopf:* Hirndrucksonde: ca. 30 cm, Ablaufdrainage: ca. 30 cm, Tubus: 25–30 cm, Magensonde: 85–100 cm; *Hals:* zentraler Venenkatheter (ZVK): 20 cm; *Brustkorb:* 1–2 Thoraxdrainagen: je 20 cm plus 100–150 cm Schlauch bis zum Drainagekasten; *Bauch:* 2–4 Wunddrainagen: 5–50 cm; *Leiste:* weiterer ZVK: 60 cm; *Arme und Beine:* Fixateure, Metallstangen: 5–20 cm, 2–5 kg schwer, 2–6 Redondrainagen pro Bein: je ca. 50–100 cm lang.

Sie sehen, 5–10 Meter Schlauch stecken so in und an Ihrem Körper, hätten Sie das gedacht?

Aber nicht nur die Schläuche verändern Ihr Äußeres, auch die Unfallfolgen an sich. Oder meinen Sie, nach einer Landung im Straßengraben sehen Sie noch aus wie ein Model oder ein begehrter Schauspieler? Nicht im Mindesten!

Dabei sind die berühmten „blauen Augen" noch das geringste Übel, denn diese gehen nach einem Farbenspiel von lila über grün nach gelb auch wieder weg. Nein, am schlimmsten sind die Schwellungen am ganzen Körper. Wie schon einmal erwähnt, funktioniert Ihr Körper nach so einem Trauma nicht mehr normal. Eine Folge davon ist die massive Einlagerung von Flüssigkeit aus dem Gefäßsystem ins Gewebe. Ihr Kopf kann Ausmaße annehmen, dass Ihre Familie Sie nicht mehr erkennt. Da die Flüssigkeit sich auch gerne in den Augen einlagert, können diese so anschwellen, dass sich Ihre Lider nicht mehr schließen können. Auch am restlichen Körper kann es zu diesen Schwellungen kommen. Dann sind Ihre Arme und Beine so dick, dass Sie sie nicht mehr beugen können oder die Beine nicht mehr anwinkeln. Für Ihre Liebsten ein fürchterlicher Anblick! Dabei ersparen wir denen schon einen Blick auf Ihre Genitalien, die (wie schon erwähnt) ebenfalls massiv anschwellen können.

Falls Sie Pech hatten und zu den „Schädel-Hirn-Traumen" mit Entdeckelung gehören, ist die Form Ihres Kopfes auch keine Augenweide mehr. Da Ihr Gehirn ja den Platz außerhalb des Schädels braucht, sieht Ihr Kopf aus wie eine unregelmäßige weiche Birne und fühlt sich an wie ein großer, mit Wasser gefüllter Luftballon. Keine Frage, dass bei allen Maßnahmen an Ihnen höchste Vorsicht walten muss. Einfach schnell auf die Seite drehen geht leider nicht. Erst einmal verkraftet Ihr Gehirn keine plötzlichen Lageveränderungen und sein Druck steigt deswegen gerne mal an und auf die Seite legen geht ohne Schädeldach auch nur sehr dezent. Außerdem muss Ihr Kopf, egal bei welcher Lagerung, immer achsengerecht liegen, das heißt, er muss im Verhältnis zum Hals immer gerade sein und darf nicht abknicken. Sonst werden eventuell die Blutgefäße, die vom Hals Richtung Kopf laufen, auch abgeknickt und durch die Stauung steigt wiederum der Druck im Gehirn. Einem gesunden Menschen macht ein abgeknickter Kopf beim Schlafen natürlich nichts aus, wer schläft schon „achsengerecht"? Aber Gesunde haben ja auch kein Gehirn, welches nur darauf wartet, seine eigene Blutversorgung einzustellen.

An diesem Beispiel sieht man auch gut, welche große Verantwortung Krankenpflegepersonal im Umgang mit schwer verletzten Patienten hat und welch schwerwiegende Folgen nicht fachgerechtes Handeln haben kann. Es gibt zwar die Monitorüberwachung, die erhöhten Hirndruck sofort anzeigen sollte, aber es kommt auch immer darauf an, wie die Alarmgrenzen eingestellt sind.

Als Beispiel: Ihre Hirndrucksonde liegt nicht mehr richtig. Vielleicht ist sie durch einen Transport oder eine Lagerung verrutscht, das soll zwar nicht vorkommen, kann aber durchaus geschehen. Auch wir sind nur Menschen und machen dementsprechend auch Fehler, selbst wenn sie eigentlich nicht passieren dürften. Nun gibt Ihre Hirndruckmessung permanent Alarm, aber die Werte sind ja nicht richtig (was man an der angezeigten Druckkurve auf dem Monitor sehen kann; die muss eine bestimmte Form haben, sonst stimmt da etwas nicht). Bis der Neurochirurg kommt und eine neue Sonde legt, wollen wir den Alarm auch nicht aktiv lassen, das geht an die Nerven. Also stellen wir die Alarmgrenzen so ein, dass der Lärm aufhört. Wenn nun die Grenzen nach Legen der neuen Sonde nicht wieder angepasst werden, kann es tatsächlich lebensgefährlich für Sie werden. Ihre Hirndrücke werden höher und höher und keiner merkt etwas! Nun wird die Sauerstoffversorgung durch die mangelhafte Durchblutung des Gehirns nicht mehr gewährleistet und das Gewebe fängt an abzusterben.

So viel zur Theorie. Ob dies in der Praxis jemals vorgekommen ist? – Keine Ahnung. Wir sind so oft und auch lange Zeit in den Zimmern, da müssten diese Werte auffallen, selbst wenn der Alarm nicht anschlägt.

Ansonsten ist Ihr Kopf auch ohne Entdeckelung und Schwellungen keine Augenweide mehr. Verletzungen im Gesicht bluten ganz besonders heftig, egal ob es sich um Schürf- oder Schnittwunden handelt. Die gute Durchblutung des Gesichtes beschert nicht nur einen rosigen Teint, sondern auch heftigste Blutungsneigung. Da sehen Sie schnell aus wie nach einem verlorenen Boxkampf mit den Klitschko-Brüdern. Aber keine Sorge, bevor wir Ihren Besuch zu Ihnen lassen, waschen wir das Blut ab. Schließlich wollen wir nicht dauernd kollabierende Verwandte auffangen. Nein, im Ernst, für Ihre Angehörigen ist die Situation schon schlimm genug, da bemühen wir uns sehr, Sie vom

Blut zu befreien und Verletzungen mit schönen sauberen Verbänden zu versehen. Trotzdem werden Sie sich hinterher nicht unbedingt ähnlicher sehen, nur sauberer. Tubus und Magensonde nebst der dafür notwendigen Fixierung machen eben nicht schöner im Gesicht.

Sind Sie wieder wach, haben sich Ihre Angehörigen in der Zwischenzeit an Ihren Anblick gewöhnt, aber als makellos kann man Ihr Gesicht trotzdem noch nicht bezeichnen. Meistens behalten Sie Ihre Magensonde, bis das Essen wieder reibungslos funktioniert, und statt dem Tubus verziert jetzt eine Sauerstoffmaske Ihr Gesicht. Aber im Vergleich zu vorher ist das schon ein deutlicher Fortschritt.

Ihren lädierten Körper decken wir natürlich ab und ziehen Ihnen nach Möglichkeit ein Hemd über, das macht Ihr Aussehen gleich menschlicher. Inzwischen gibt es diese Hemden auch in Farbe und mit dezenten Mustern, so sehen Sie nicht mehr aus, wie schon im Leichenhemd verpackt. Das hört sich zwar böse an, aber früher gab es nur weiße Bettwäsche und weiße Patientenhemden und wenn dann Ihre Gesichtsfarbe noch zu wünschen übrig ließ, sahen Sie wirklich aus, als wären Sie dem Tode näher als dem Leben.

Ihr Hals sähe vielleicht normal aus, wäre da nicht der zentrale Venenkatheter (ZVK). Er wird gebraucht, weil Sie jede Menge Medikamente und hochkonzentrierte Infusionslösungen gleichzeitig benötigen. Je nach Indikation gibt es „Ein-Lumen"- oder „Mehrfach-Lumen"-Katheter (Lumen = Kanäle). Oberflächlich betrachtet, ist es zwar immer nur ein Schlauch, innen befinden sich aber mehrere dünne Lumen. Diese vermeiden, dass sich unverträgliche Medikamente im Schlauchsystem mischen. Falls man alle Medikamente über ein Lumen laufen lassen würde, wäre die Gefahr der Verklumpung zu groß. Außerdem gibt es Medikamente, die in ihrer Laufrate nur vorsichtig verändert werden dürfen, zum Beispiel Herzmedikamente. Da sollten keine anderen Infusionen mit angeschlossen sein.

Der „übliche" Intensivpatient ist mindestens mit einem „Drei-Lumen"-Katheter ausgestattet: ein Lumen für die kreislaufwirksamen Medikamente, eins für die Schlaf- und

Schmerzmittel und eins für den Rest. Brauchen Sie auf Grund Ihres Medikamentenbedarfs noch mehr einzelne Lumen, wird Ihnen entweder ein zusätzlicher Katheter gelegt oder eine Venenverweilkanüle. Das kommt darauf an, um welche Medikamente es sich handelt.

Wieder ist hier die Verantwortung des Pflegepersonals groß. Nicht nur, dass die vielen angeschlossenen Schläuche gerne beim Lagern oder Mobilisieren irgendwo festhängen, sie können auch schnell einmal abknicken. Die gleichmäßige Versorgung mit kreislaufunterstützenden Medikamenten ist aber lebenswichtig für Sie! Minuten ohne diese Medikamente können einen Herzstillstand auslösen. Also sehen wir tunlichst zu, dass der ZVK an Ort und Stelle bleibt.

Ohnehin ist es eine riesige Verantwortung, mit so vielen verschiedenen Medikamenten umzugehen. Zumal viele der Medikamente bei fehlerhafter Anwendung lebensgefährlich für Sie werden können. Aber bevor Sie jetzt in Panik ausbrechen – dieser Verantwortung sind wir uns natürlich bewusst! Genau wie Flugzeugpiloten keine falschen Hebel bedienen sollten, um sicher zu landen, sollten wir Ihrer Gesundheit zuliebe keine Medikamente verwechseln.

Trotz aller Sorgfalt kommt es natürlich vor, da brauchen wir uns keinen Illusionen hinzugeben. Die wichtigsten Medikamente sind allerdings bei allen Patienten gleich. Vielleicht braucht der eine oder andere nicht die ganze Palette davon, aber Verwechslungen in diesem Bereich sind wohl eher selten (genaue Zahlen gibt es hier aber nicht). Antibiotika zu vertauschen ist zwar auch nicht gut, führt aber nur bei allergischer Reaktion zu gravierenden Folgen.

Um der Verwechselung von Blutkonserven vorzubeugen, gibt es inzwischen eine ganze Reihe verschiedener Kontrollmechanismen, sowohl in der Blutbank als auch vor der Verabreichung selbst. Und nur der Arzt darf Blutkonserven verabreichen. Das Übertragen dieser Tätigkeit auf Pflegepersonal ist nicht zulässig.

Im Notfall sieht das natürlich anders aus. Während einer Reanimation mitten in der Nacht, in der ein Arzt verzweifelt versucht, einen Tubus in Ihre Lunge zu stecken, andere Kollegen mit der Herzdruckmassage beschäftigt sind, der Oberarzt vielleicht noch im OP steht, ist es schwierig, die Gesetzeslage mit seinem Gewissen zu vereinbaren. Bei einer Blutung aus Leber, Milz oder großen Blutgefäßen brauchen Sie Dutzende Konserven im Schuss, damit Sie überhaupt lebend bis in den OP kommen. Was ist nun richtig? Den eigenen Kopf hinzuhalten, falls etwas schiefgeht, oder zu warten, bis der Arzt wieder eine Hand frei hat? Eine Vorgabe kann es hier nicht geben, die Entscheidung obliegt jedem selbst.

Ab wann wird aber eine Blutung lebensgefährlich? Das variiert natürlich je nach Körperkonstitution. Ein gesunder Mensch hat je nach Gewicht eine Blutmenge von vier bis sechs Litern im Körper kreisen. Einen Liter Blutverlust kann man meistens noch verkraften, aber ab ungefähr zwei Litern besteht Lebensgefahr, wobei dies natürlich nur ungefähre Angaben sind. Der Blutdruck sinkt aufgrund des fehlenden Volumens rapide und es sind nicht genug Blutkörperchen für den Sauerstofftransport zu den einzelnen Organen vorhanden. Je nachdem, wo die Ursache Ihres Blutverlustes liegt, kann entweder Ihr Bauch anschwellen, da sich das Blut dort sammelt, oder bei einer Magenblutung können Sie das Blut schwungvoll erbrechen – sehr zur Freude der am nächsten stehenden Personen! Dann sieht es im Zimmer wirklich aus, als hätte jemand einen Eimer voll roter Farbe durch die Gegend geschleudert! Und Sie glauben gar nicht, wie viele Ecken und Winkel so ein Intensivplatz hat – bis Sie mit dem Putzlappen davorstehen und sich fragen, wie das jemals wieder sauber werden soll.

Aber wir wollten uns ja näher mit Ihrem Aussehen als Intensivpatient beschäftigen und nicht mit dem Aussehen des Personals nach einer Blutdusche – obwohl Sie dabei auch nicht ungeschoren davonkommen. Das lässt sich allerdings – wenn Sie das Szenario überlebt haben – mittels Wasser und Seife beheben. Manchmal sehen Sie aber unter dem getrockneten Blut auch nicht schöner aus. Nicht ohne Grund bekommen Sie zur Besuchszeit lieber eine leichte Bettdecke, auch wenn Sie Fieber haben. Ihr geschundener Körper ist nicht nur blau und grün verfärbt (Prellungen), sondern auch von den Verbänden Ihrer OP-Wunden und Drainagen bedeckt. Zur „Standardausrüstung“ eines polytraumatisierten Patienten gehört je eine Thoraxdrainage rechts und links. Mindestens. Es können auch zwei bis drei sein, pro Seite versteht sich.

Die kleinere Version der Thoraxdrainage nennt sich Pleurakatheter und ist ein dünner Schlauch, der auch zwischen die Rippen geschoben wird. Dieser wird benutzt, um „Pleuraergüsse“ zu drainieren, also Wasseransammlungen abzulassen, die sich an der Lunge gebildet haben. Da können ganz schöne Mengen zusammenkommen. Und wenn dort 1 bis 1,5 Liter Wasser abfließen, ist es kein Wunder, dass die Lunge vorher keinen Platz zum Ausdehnen hatte.

Beim Bauch steht – je nach Körpergewicht – ordentlich Platz zur Verfügung, um viele Schläuche (= Drainagen) hineinzustecken. Die meisten Drainagen werden bei Operationen im Bauchraum gelegt, damit Wundwasser und verschiedene andere Sekrete ablaufen können. Manche gehen auch bis in die Gallengänge oder liegen in anderen Organen. Zwei bis drei Drainagen passen schon auf jede Bauchseite.

Nach Darmoperationen (entweder aufgrund von Verletzungen durch den Aufprall oder als Spätkomplikation wie Darmverschluss) ist manchmal ein künstlicher Darmausgang (Anus Praeter = „AP“) vonnöten. Einige kann man später zurückverlegen, aber wenn nicht mehr genügend Darm für eine reibungslose Funktion übrig ist, bleibt der künstliche Darmausgang ein Leben lang erhalten. Auch wenn es für Sie ein echtes Problem darstellt, sich mit dem Anus Praeter „anzufreunden“, den Umgang damit kann man lernen. Manche Leute machen ganz normal Sport oder gehen sogar schwimmen. Das ist alles eine Frage des Materials und der Fingerfertigkeit.

Und Achtung, es folgt eine extra Info für Untergewichtige: Die „APs“ halten äußerst schlecht, wenn Sie nur noch aus Haut und Knochen bestehen! Hier sind die gut gepolsterten Patienten eindeutig im Vorteil. Denn wenn Sie zu wenig Speck zwischen Rippen sowie vorstehende Beckenknochen haben, ist so ein Ding sehr schlecht festzukleben.

Ein „gutes" Beispiel für die Nachteile, die jemanden mit extremem Untergewicht ereilen, war Sylvia, gerade 18 Jahre alt geworden und aus unerklärlichen Gründen mit dem Auto von der Straße abgekommen. Eigentlich war sie als „Kurzzeitpatientin" geplant und sollte nur über Nacht bei uns bleiben. Mit einer Schulterprellung und einem gebrochenem Bein gab es eigentlich nach ihrer Extubation keinen Grund, sie länger bei uns zu behalten. Leider falsch gedacht. Am Ende wurden es viele Tage, die sie bei uns lag! Kaum wieder wach, gab sie heftigste Schmerzen im Unterbauch an. An ihren Unfall konnte sie sich nur vage erinnern. Plötzlich war ihr schwarz vor Augen geworden und schon lag sie im Straßengraben. Auf eine Verletzung im Bauchraum deutete aber bei ihrer Aufnahme nichts hin.

Nun folgten weitere Untersuchungen und schließlich stellte sich heraus, dass sie ein Loch im Dünndarm hatte. Ihre Familie hatte uns darüber informiert, dass Sylvia an Magersucht litt und deswegen extremes Untergewicht hatte. Bisher hatte sie jede Behandlung ihrer Essstörung abgelehnt.

Ein Loch im Darm verschließt sich leider nicht von selbst und so musste Sylvia wieder operiert werden. Als die Chirurgen ihren Darm sahen, staunten sie nicht schlecht. Sein Zustand war katastrophal! Die übermäßige Einnahme von Abführmitteln hatte ihre Darmschleimhaut völlig zerstört. Nun war uns auch ihr Unfallhergang klar. Nicht der Unfall hatte das Loch verursacht, sondern das Loch den Unfall. Als sich ihr Darminhalt im Körper verteilte, reagierte ihr Körper mit einem Schock. Schließlich gehören die Inhaltsstoffe des Darmes nicht in den freien Bauchraum.

Es musste ihr ein vorübergehender AP gelegt werden, in der Hoffnung, dass sich ihr Darm wieder erholen würde. Damit gingen die Probleme los.

Bei der Operation wird der Darm durch die Bauchmuskulatur hindurch nach außen geleitet und mit der Bauchwand vernäht. Der Darminhalt wird so in einen Beutel abgeleitet. Zuerst wird eine runde Platte auf die Haut geklebt und darauf mit einer Art Ring der Beutel befestigt. Dieser ist nicht sonderlich biegsam und braucht schon ein bisschen „Untergrund", um gut zu halten. Was passiert, wenn das Ding nicht richtig klebt? Es geht natürlich ab! Und wohin mit dem Inhalt, wenn dieser nicht ordnungsgemäß in den Beutel laufen kann? Er sucht sich den Weg des geringsten Widerstandes. Also zwischen Haut und Platte quer über den Bauch. Lecker! Dabei ist es auch ein großer Unterschied, ob es sich um einen Dickdarm-AP oder einen Dünndarm-AP handelt. Im Dünndarm ist noch nicht so viel Wasser aus dem Nahrungsbrei vom Körper aufgenommen worden, dieser ist also viel flüssiger als normaler Stuhlgang. Und kann sich deswegen besonders gut den Weg quer über den Bauchraum suchen. Leider ist dieses Sekret auch sehr aggressiv, weil die Konzentration der Verdauungssäfte hoch ist. Das kann jeder nachfühlen, der einmal mit „Magen-Darm-Grippe" ein paar Tage auf dem Klo verbracht hat. Nach drei Tagen Durchfall und Galle erbrechen ist alles wund, was damit zu tun hatte ... Der Haut auf dem Bauch, die von dem Erbrochenen etwas abbekommen hat, tut das ebenfalls nicht gut und sie hat nach ein paar Tagen die Farbe eines Pavianhinterns angenommen. Rot und entzündet ist sie und wenn sie anfängt zu nässen, klebt dort nichts mehr. Dann wird es wirklich schwierig, irgendwie muss das Sekret ja aufgefangen werden.

Bei Sylvia jedenfalls hielt nichts! Ihre Knochen standen so weit vor, dass eine richtige Kuhle zwischen Becken und Rippen vorhanden war. Stunden verbrachten wir mit der Versorgung ihrer lädierten Haut und probierten die verschiedensten Materialien aus, um den Beutel dicht zu kriegen. Ihr ohnehin nicht stabiler psychischer Zustand verschlechterte sich zusehends und ihre Kooperationsbereitschaft für unsere Maßnahmen ließ nach. Manchmal presste sie die Hände auf ihren Bauch oder zog sich das Hemd plötzlich hinunter, mit dem Ergebnis, dass Hände und Hemd ebenfalls verschmutzt waren und einer Reinigung bedurften. Alle Mühe half nichts, nach einer Woche ähnelte ihre Haut einer offenen Wunde. Den Chirurgen blieb nichts anderes übrig, als den AP an eine Stelle zu verlegen, wo ihre Haut noch nicht so geschädigt war.

Einmal kann das durchaus funktionieren, mehrmals allerdings nicht. Gerade dann, wenn der Rest vom Bauch mit anderen Drainagen verziert ist. Bei Sylvia hatte es Gott sei Dank geklappt. An der neuen Stelle klebte der AP besser, auch wenn sie sich keine extremen Bewegungen beim Aufstehen oder Drehen erlauben durfte. Nach der schlimmen Erfahrung mit ihrem ersten AP achtete sie nun aber selbst darauf, dass alles an Ort und Stelle blieb. So konnte sie endlich verlegt werden. Wochen später wurde sie nochmals aufgenommen, um den AP wieder zurückzuverlegen. Dafür war aber kein erneuter Intensivaufenthalt nötig. Ob sie ihre Magersucht schließlich doch mittels einer Therapie in Angriff genommen hat? Wir wissen es nicht, hoffen es aber!

Ein weiterer wichtiger Bereich bei einem Patienten auf der Intensivstation sind die Leisten. Sie werden extra aufgeführt, da dort große Blutgefäße liegen, in die sehr gerne hineingestochen wird. Den zentralen Venenkatheter kann man auch in die „Vena femoralis“ legen, das ist eine große Beinvene, die sich vorzüglich dafür eignet.

Auch diese Katheter werden bis kurz vor das Herz geschoben und sind dementsprechend länger als die, die durch die Halsvene eingeführt werden. Beim Dialysekatheter werden, wie oben am Hals, die dicken „Shaldon“-Katheter“ zur Dialyse benutzt. Der Vorteil daran ist, dass diese Gefäße auch schön dick sind und das Blut gut fließt. Der Nachteil ist allerdings, dass beim Anwinkeln der Beine die Schläuche schnell abknicken und dann gar nichts mehr funktioniert. Egal, welche Schläuche man in die Blutgefäße der Leiste schiebt, sie sollten gut gesichert sein!

Es ist auf beängstigende Weise eindrucksvoll, wenn sich so ein Dialyseschlauch löst, dann das Blut gleichzeitig aus Patient und Maschine spritzt und man nicht weiß, wo man als Erstes die Katastrophe eindämmen soll ... (Natürlich wird beim Patienten zuerst eine Klemme auf den Rest des Schlauches gesetzt oder mit einer Kompresse die Punktionsstelle abgedrückt, für den Rest muss ein lauter Hilfeschrei nach den Kollegen genügen.)

Da das Dialysegerät sofort alarmiert, wenn etwas nicht stimmt, laufen Sie zumindest nicht Gefahr zu verbluten, bevor jemand etwas merkt. Der Viertelliter Blut, den Sie vielleicht verlieren, reicht aber, um Sie wie eine Gestalt aus einem Horrorfilm aussehen zu lassen. (Und die Schwester vielleicht auch.) Ärgerlich ist nur, dass man das teure Dialysesystem wegschmeißen und neu anschließen muss, wenn die Schläuche auf den Fußboden gefallen sind.

Die einzig freiere Zone sind die Beine. Hier gucken nur Schläuche oder Metallstangen heraus, die Sie auf Grund einer OP bekommen haben, aber keine, die Sie zum sonstigen Überleben brauchen.

Wobei der Begriff „Überleben“ ja relativ ist. Nach Wochen mit Metall im Bein, gerade wenn Gelenke mitbeteiligt sind, ist es ein langer Weg bis zum nächsten Dauerlauf. Mit einem Beruf, der funktionierende Beine voraussetzt, wird es dann schwierig. Und ob Ihr Arbeitgeber Sie weiter beschäftigen wird, wenn Sie nicht mehr voll einsetzbar sind, bleibt die große Frage. Nicht jeder Arbeitgeber hat die Möglichkeit, Ihnen einen Schreibtischjob zu verschaffen. Dann steht Ihnen vielleicht die Kündigung ins Haus oder Sie müssen umschulen oder sind überhaupt nicht mehr arbeitsfähig. Keine tollen Aussichten, nicht wahr? Besonders, wenn Sie Alleinverdiener sind, ein Haus gebaut haben und Kinder zu versorgen sind.

Vielleicht denken Sie unterwegs mal über Ihre Verantwortung gegenüber der Familie nach, bevor Sie zu schnell in die nächste Kurve fahren.

## Timing ist alles – eine Untersuchung jagt die nächste

Mit all diesen Schläuchen bestückt, könnten Sie nun denken: Jetzt kann mir nichts mehr passieren, also bleibe ich einfach hier liegen und warte auf das Gesundwerden. Daraus wird natürlich nichts!

Sind Sie als Unfallpatient zu Ihrem Intensivaufenthalt gekommen, haben Sie zwar schon bei Ihrer Ankunft jede Menge Diagnostik im Schockraum und Computertomografie (CT) hinter sich, aber für einen längeren Aufenthalt müssen Sie mehr über sich ergehen lassen.

Da wird geröntgt, bronchoskopiert, gastroskopiert, recto- und coloskopiert sowie „ultrageschallt", was das Zeug hält. Von Kontroll-CT und weiteren OP-Fahrten einmal ganz abgesehen.

Tückischerweise steht immer genau dann eine Untersuchung an, wenn Sie sich gerade ein bisschen ausruhen, frisch auf die Seite gelagert wurden oder das Personal beim Frühstück ist.

Manchmal fallen die Termine in die Übergabezeiten, das ist dann besonders ärgerlich. Eigentlich versucht man vor der Übergabe für den nachfolgenden Dienst alles geordnet vorzubereiten, also die Patienten noch einmal frisch zu lagern oder Medikamente aufzuziehen, die bald benötigt werden. Zwar werden die meisten Untersuchungen auf der Intensivstation selbst vorgenommen, damit sie in ihrem instabilen Zustand nicht durch die Gegend gefahren werden müssen, aber trotzdem bedürfen auch diese der Vor- und Nachbereitungszeit.

Nicht alle Untersuchungen können von den Stationsärzten selbst vorgenommen werden, auch wenn der ein oder andere durchaus das Ultraschallgerät bedienen kann. Je nach Problem zieht man aber andere Fachärzte beratend hinzu, die nach Möglichkeit ihre benötigten Gerätschaften mitbringen. Die Freude der beteiligten Fakultäten (insbesondere die der Internisten, die sehr ungern mit ihren Gerätschaften durch die Gegend fahren) hält sich allerdings in Grenzen, denn ein Intensivbesuch kostet viel Zeit und die geht natürlich bei ihren eigenen Patienten verloren. Aber natürlich lautet das nicht zu schlagende Argument wie so oft, dass es zu teuer ist, entsprechende Geräte für jede Station anzuschaffen ...

Im günstigsten Fall befindet sich auf jeder Intensivstation zumindest ein Sonografiegerät für Ultraschalluntersuchungen. Manchmal bringen die Ärzte der anderen Fakultäten aber lieber ihr eigenes mit, weil sie in den vertrauteren Bildern mehr erkennen können. Untersucht wird der Patient bei diesem Gerät – wie der Name schon sagt – mit Schallwellen. Eine Sonde wird über die Körperoberfläche geführt, sendet kurze Schallwellen mit einer Frequenz oberhalb der menschlichen Hörgrenze aus und der Körper „wirft“ sie zurück. Die Stärke der Reflexion wird in unterschiedlichen Grautönen auf einem Monitor dargestellt. Ultraschall ist nicht weiter unangenehm, soll komischerweise aber immer dann gemacht werden, wenn Sie gerade umgelagert wurden und etwas zur Ruhe gekommen sind. Gerade jetzt kommt der Arzt vorbei und muss unbedingt eine Ultraschalluntersuchung von Ihrer Lunge (wahlweise Leber oder Niere) machen. Raten Sie doch mal, wie oft es vorkommt, dass Sie zufällig auf der richtigen Seite liegen, sodass bequem untersucht werden kann. Genau! Zu (gefühlten) 99% liegen Sie auf der falschen Seite und sollen natürlich umgedreht werden. So macht man sich als Arzt richtig „beliebt“! Falls dies aber keine notfallmäßige Untersuchung ist, sondern der Arzt „nur mal schauen“ will und Sie eine couragierte Schwester an Ihrer Seite haben, findet die Untersuchung erst statt, wenn Sie das nächste Mal umgelagert worden sind. „Hast du sie noch alle? Der Patient ist frisch gelagert, also Finger weg und komm in zwei Stunden wieder!“, so die mehr oder weniger freundliche Reaktion. (Ja, ja, der Umgangston untereinander ist manchmal wirklich „rustikal“, das stimmt schon.) Ist es aber notwendig, die Untersuchung sofort durchzuführen, werden Sie tatsächlich umgedreht.

„Umdrehen“ hört sich so einfach an, ist aber mit gebrochenen Knochen kein schöner Vorgang und jeder Intensivpatient ist froh, wenn er nach dem Umlagern eine halbwegs bequeme Position im Bett gefunden hat. Bei zu starken Schmerzen während des Lagerns wird natürlich mit Schmerzmitteln gegengesteuert, aber das hätte man Ihnen ja ersparen können. Absprache lautet das Zauberwort. „Wie spreche ich mich mit anderen Personen ab, um Arbeitsabläufe sinnvoll zu koordinieren?“ sollte ein Pflichtfach im Medizinstudium werden. Ist es leider nicht.

Und oft haben gerade die unerfahreneren Ärzte keine Ahnung, wie aufwendig es sein kann, einen Patienten mit Gips oder Gestängen an Armen und Beinen sowie vielen Drainagen anständig zu lagern, gerade wenn dieser sehr voluminös ist. Dann stehen sie in der Tür und sagen: „Wir wollen mal die Lunge schallen“, und wundern sich, warum die Schwester so entnervt reagiert. Zur ärztlichen Verteidigung wäre nur zu sagen, dass die Assistenzärzte auf einer Intensivstation ja nur mehrere Monate bleiben, bevor sie wieder in eine andere Abteilung wechseln. Viele sind froh, wenn sie die hohen Anforderungen, die ihre Arbeit mit sich bringt, halbwegs bewältigen, und haben dabei einfach keinen Blick für die Absprache mit dem Pflegepersonal. Leidtragende sind leider die Patienten (von den Rückenschäden des Pflegepersonals abgesehen). Auf der anderen Seite passiert es auch, dass der Chirurg sagt, er würde „gleich vorbeischauen“. Sie bleiben auf dem Rücken liegen und dann kommt ihm eine andere Arbeit dazwischen. Leider denkt er nicht daran, eine Rückmeldung über sein späteres Kommen zu geben. So liegen Sie Stunden auf dem Rücken, bis die Schwester die Nase vom Warten voll hat und Sie umlagert (raten Sie mal, wer fünf Minuten später auf der Matte steht ...). Auch unbefriedigend. Allerdings gibt es Ärzte, die sehr wohl wissen, wie wichtig Absprachen für alle Beteiligten sind, schließlich haben sie selbst dadurch nur Vorteile. Sie sparen doch auch Zeit, wenn alles für die Untersuchung vorbereitet ist. Warum das nicht mit allen Ärzten funktioniert? Ignoranz anderen gegenüber oder schlicht Gedankenlosigkeit. Auch gibt es noch einige Ärzte der „alten Schule“, die der Meinung sind, dass alle nach ihrer Nase tanzen müssen, wenn sie nur auf der Bildfläche erscheinen.

Ein kleiner Spaß am Rande ist es, wenn neue Ärzte anderer Fakultäten zu einem Konsil erscheinen (das ist übrigens die wohlklingende Bezeichnung für eine patientenbezogene Beratung durch weitere Spezialisten, zum Beispiel die Hinzuziehung eines Augenarztes) und wir nachfragen, ob sie einen Termin hätten. Da sieht man deren Augen vor Erstaunen groß werden – an diese Möglichkeit hat noch nie jemand gedacht! Dabei wäre das wirklich praktisch. Leider haben die Konsilärzte meist so viel in ihren eigenen Abteilungen zu tun, dass sie feste Termine ohnehin nicht einhalten könnten. Manchmal muss aber auch der wichtigste oder sich für wichtig haltende Arzt wieder von dannen ziehen, wenn der Patient zum Beispiel gerade im OP ist oder sich in Bauchlage befindet – aus der er nicht einfach schnell zurückgedreht werden kann. (Die Lagerung ist sehr aufwendig und wird meistens von vier Schwestern plus einem Arzt durchgeführt, das geht dann nicht einfach zwischendurch.) So etwas findet der Konsilarzt natürlich sehr ärgerlich, gerade wenn er einen relativ weiten Weg von seiner Klinik auf die Intensivstation zurücklegen musste. Im besten Falle merkt er sich das für das nächste Mal.

Das Röntgen dagegen funktioniert relativ unkompliziert, fahrbare Geräte sind Standard für die Intensivstationen. Jeden Morgen kommen die Röntgenassistenten vorbei und „fotografieren" die (angeordneten) Patienten durch. Alles kein Problem. Bei vielen Unfallpatienten ist die Lunge mitbetroffen, da muss natürlich regelmäßig eine Verlaufskontrolle gemacht werden. Bei anderen wiederum ergeben sich Komplikationen, wie zum Beispiel eine Lungenentzündung, die ebenfalls kontrolliert werden muss. Oder bei einem Patienten werden die Sauerstoffsättigungswerte schlechter und man sucht nach dem Grund dafür.

Allerdings haben manche Stationsärzte das Talent, spontane, unbedingt jetzt notwendige Röntgenbilder nicht mit der zuständigen Schwester abzusprechen, das ist genau dieselbe Situation wie bei der Ultraschalluntersuchung. Dann steht die Röntgenassistentin vor der Tür – und muss unverrichteter Dinge wieder abziehen, weil die zuständige Schwester einer Kollegin hilft (beispielsweise einen Patienten säubert, der in seinem Stuhlgang liegt, da kann man nicht einfach weg) und auch niemand anderer so kurzfristig Zeit hat. Und ohne Hilfe sind sie natürlich aufgeschmissen. Bei allem Respekt vor den körperlichen Kräften einiger Röntgenassistenten, alleine die Röntgenplatte unter den Oberkörper des Patienten zu bekommen, geht nur bei wachen Patienten, die sich selbst ein Stück aufrichten können. Ansonsten muss das schon zu zweit gemacht werden und in manchen Fällen sogar zu dritt. Es sollen ja auch alle Schläuche an Ort und Stelle bleiben und man bleibt schnell mit einer Ecke der Platte irgendwo hängen.

Ähnlich wie beim Ultraschall liegen Sie seit fünf Minuten auf der Seite und jetzt soll die Schwester Sie umdrehen, röntgen lassen und wieder umdrehen. Nehmen wir einmal an, wie es häufig vorkommt, dass Sie gut gelebt haben, und sich dies in Ihrem Gewicht mit 160 Kilogramm niederschlägt. Abgesehen davon, dass der Rücken der betreffenden Schwester ja wie gesagt noch bis zu ihrem 67. Geburtstag halten muss (man sollte einen der 67-jährigen Politiker eine Woche auf einer Intensivstation arbeiten lassen!), fügt Ihnen die unnötige Dreherei nur zusätzliche Schmerzen zu. Oder Sie sitzen schon im Stuhl und sollen zum Röntgen wieder ins Bett (damit Sie danach wieder aufstehen) ...

Das alles ist auch eine Zeitfrage. Einmal umdrehen, röntgen und danach wieder neu lagern – da sind locker zwanzig Minuten weg. Diese Zeit war eigentlich für die Mundpflege oder die Lagerung eines anderen Patienten geplant und so verschieben sich diese Arbeiten weiter nach hinten. Aufstehen rangiert vom Zeitaufwand her natürlich noch höher. Doppelt und dreifach lagern oder mobilisieren ist zeitlich einfach nicht drin, ohne dass es Abstriche bei anderen Arbeiten gibt, von der unnötigen körperlichen Belastung des Krankenpflegepersonals ganz abgesehen.

Richtiges Timing ist alles. Wird zum Beispiel ein zentraler Venenkatheter (ZVK) gelegt, sollten Sie eigentlich erst hinterher geröntgt werden ... Über den ZVK werden ja die zum Teil hochkonzentrierten Infusionslösungen gegeben und dafür muss der Katheter auch an der richtigen Stelle liegen. Laufen diese Lösungen ins Gewebe, kann das schwere Schäden verursachen. Also muss man sich nach der Anlage eines zentralen Venenkatheters sicher sein, dass dieser auch am richtigen Platz liegt, und zwar in der oberen oder unteren Hohlvene (je nachdem, ob der Katheter vom Hals oder von der Leiste aus gelegt wurde), kurz vor dem rechten Vorhof des Herzens. Dies kann man mittels eines kleinen elektronischen Gerätes feststellen, aber wenn Sie unter Herzrhythmusstörungen leiden, funktioniert das nicht und der ZVK muss röntgenologisch kontrolliert werden. Der ZVK ist röntgendicht, also ist er auf dem Bild gut zu sehen und man kann feststellen, ob er richtig positioniert ist.

Leider hat dies der Stationsarzt weder auf der Röntgenanmeldung vermerkt, noch die Schwester informiert und so sind Sie im normalen Routineablauf geröntgt worden, bevor der Katheter an Ort und Stelle lag. Dann muss abgesprochen werden, ob der neue ZVK noch Zeit hat bis zum nächsten Röntgenbild oder ob dieser so wichtig ist, dass man Ihnen die doppelte Strahlendosis verpassen muss.

Dieses Problem des Nichtabsprechens bezieht sich natürlich auf alle anstehenden Untersuchungen, egal ob Röntgen, Sonografie oder auch großen Verbandswechsel. Mit Absprachen ist das Arbeiten für alle Beteiligen leichter. Unvorhersehbare Situationen gibt es ohnehin genug.

Eines der obersten Gebote der Intensivmedizin lautet: Husten! Egal ob Sie Hustenreiz verspüren oder nicht, husten müssen alle! Husten ist ein Abwehrmechanismus des Körpers, mit dem er Fremdkörper, Staub oder Schadstoffe aus der Lunge entfernen will. Um diese fremden Stoffe besser nach draußen zu transportieren, „packt" der Körper sie in Schleim ein. Die Lunge reinigt sich so quasi selbst. Damit Krankheitserreger keine Chance haben, sich in der Lunge zu vermehren, bekommt jeder Intensivpatient zur Vorbeugung in der Regel schleimlösende Medikamente. Damit wird das Sekret lockerer und lässt sich besser abhusten. Strengen Sie sich ordentlich an, ist es erstaunlich, was aus der Lunge an Schleim hochbefördert werden kann. Besonders Raucher kämpfen mit der Husterei, allerdings brauchen diese keine extra Aufforderung, viele husten ja daheim schon, was das Zeug hält. Mit frischer OP-Narbe macht es natürlich noch viel mehr Spaß. Durch die Schmerzen sind Sie geneigt, den Hustenreiz zu unterdrücken – der falsche Weg! Mehr Schmerzmittel wäre besser, aber einige Patienten müssen unbedingt die Helden spielen, nach dem Motto „Ein Indianer kennt keinen Schmerz". Lieber unterdrücken sie den Hustenreiz und atmen nur noch schnell und flach. Das ist völlig kontraproduktiv! Sie schädigen sich damit selbst. Verbleibt der Schleim in der Lunge, freuen sich nur die Bakterien, die es gerne dunkel, warm und feucht haben. Sie vermehren sich rasend schnell und innerhalb kurzer Zeit ist eine dicke Lungenentzündung im Anmarsch, die Ihren Intensivaufenthalt um viele Tage verlängern kann. Das ist der Grund, weswegen Sie mehrmals am Tag zum Husten aufgefordert werden.

Schaffen Sie es nicht mehr, den Schleim hochzuhusten, wird mit einem Absaugkatheter versucht, den Schleim aus Ihrer Lunge zu saugen. Wie schon weiter vorne beschrieben, ist das jedoch eine äußerst unangenehme Prozedur!

Deshalb ist Fingerspitzengefühl angesagt. Man kann das Gefühl ungefähr nachempfinden, wenn man versucht sich selbst eine abgerollte Lakritzschnecke über die Nase in den Rachen zu fädeln und diese dann auch noch einzuatmen (bloß *nicht* ausprobieren!).

Bei Patienten mit Lungenoperationen darf übrigens niemals „blind“ mit dem Absauger in der Lunge herumgestochert werden. Zu schnell kann man eine Anastomose treffen (dort wo genäht wurde) und hat die frisch operierte Stelle verletzt, was vielleicht eine erneute OP erfordert. Der Chirurg wird begeistert sein!

Wenn beim Husten oder Absaugen gar nichts mehr geht, bleibt nur noch die Bronchoskopie. Mit einem Bronchoskop (einem dicken schwarzen Schlauch mit Optik und Absaugmöglichkeit) wird in die Lunge geschaut und Schleim aus den einzelnen Lungenästen abgesaugt. Die Spitze des Bronchoskops ist verstellbar, so ist es möglich, in alle Lungenbereiche einzufädeln, bei Bedarf wird gespült, um den zähen Schleim zu verflüssigen, und durch das Absauglumen kann der Arzt Proben für die Bakteriologie entnehmen.

Sie brauchen dazu nicht einmal eine tiefe Narkose, ein Spürchen Schlafmittel reicht oft schon. So ein Gerät besitzen alle Intensivstationen und es ist fast täglich im Einsatz. Meist dauert die Vor- und Nachbereitung auch länger als die Bronchoskopie an sich und nach spätestens einer halben Stunde sollte alles erledigt sein. Es sei denn, der „Bronchoskopeur“ ist noch unsicher, dann dauert es länger und vielleicht muss ein zweiter Arzt hinzugezogen werden. Intensivärzte stammen meistens aus der Abteilung der Anästhesie und verbringen die ersten Monate im OP, um Narkosen zu setzen. Nach dieser Zeit hat kaum jemand Erfahrung im Bronchoskopieren. Für manche Narkosen wird zwar ein Bronchoskop gebraucht, zum Beispiel, wenn jemand von vorneherein schwer zu intubieren ist, oder bei bestimmten Lungenoperationen, aber so oft kommt das nicht vor. Dort geht es auch meistens nur darum, den Tubus an die richtige Stelle zu platzieren, und weniger, die Lunge von Sekret zu befreien. Die Lunge von innen zu beurteilen, die einzelnen Abzweigungen zu erkennen, dort einzufädeln und Sekret abzusaugen braucht schon einige Übung. Somit müssen die Ärzte, die auf der Intensivstation anfangen, erst noch Erfahrung im Bronchoskopieren sammeln.

Lustiger wird es, wenn ein von sich überzeugter Oberarzt seinem Assistenzarzt und dem (mehr oder weniger) interessierten pflegerischen Publikum eine Lehrstunde in Lungenphysiologie halten will, dabei sehr konzentriert durch das Bronchoskop blickt, alles erklärt, was er zu sehen glaubt, aber die beleuchtete Spitze des Bronchoskops im Mund umherwandert! Von wegen irgendwelche geröteten Lungenbezirke, die er zu sehen glaubt – er hat die Mundschleimhaut vor der Optik! Er kann natürlich nicht sehen, was der Zuschauer von außen sieht, nämlich das Licht der Optik. Dieses befindet sich an der Spitze des schwarzen Schlauches und ist so hell, dass man es weithin leuchten sieht, sogar durch die Wange des Patienten. So erzählt er etwas von „anormaler geröteter Schleimhaut“ und das Licht wandert in der Wangentasche des Patienten hin und her. Da haben die vor Lachen zusammenbrechenden sachverständigen Zuschauer noch lange etwas zu reden! Nur gut, dass Sie schlafen und nicht alles mitbekommen ... Zumindest hat Ihnen diese Aktion nicht geschadet und der Arzt wird wohl für alle Ewigkeiten genauer hinschauen, bevor er große Reden hält.

Eine weitere Untersuchung wird auf der Intensivstation gerne „gebucht“: die Gastroskopie. Einige Unfallpatienten sind ja schon älter und bringen entsprechende Vorerkrankungen mit. Die Magenschleimhaut ist durch Medikamente oder hochprozentigen Alkohol oft schon vorgeschädigt und der Stress sowie weitere Medikamente bringen das Fass dann zum Überlaufen. Bei großem Stress, wie er nach Polytrauma oder Schock auftritt, wird neben den ganzen anderen Abläufen im Körper auch die Magenschleimhaut schlechter durchblutet und der saure Magensaft kann diese zusätzlich angreifen. Diese Schleimhautläsionen können anfangen zu bluten und wenn es aus einem arteriellen Gefäß blutet, kann dies ein lebensgefährliches Ausmaß annehmen. Wird das Blut aus dem Magen erbrochen und ist der Patient nicht intubiert, kann es eingeatmet werden und die Lunge schädigen. Ersticken könnten Sie natürlich auch daran, aber zum Glück wird man auf der Intensivstation vorher intubiert. Aber es muss ja nicht immer gleich die große arterielle Blutung sein. Vielleicht zeigen sich beim Ansaugen der Magensonde kleine Blutspuren im Absaugkatheter oder im Ablaufbeutel nimmt das Sekret eine rötliche Farbe an. Gibt sich dies nicht nach kurzer Zeit wieder, muss man schon nachsehen, ob dort Schädigungen vorhanden sind. Mit einem Gastroskop werden Speiseröhre, Magen und Zwölffingerdarm untersucht. Der Zwölffingerdarm ist der Anfang des Dünndarms und in etwa so lang, wie zwölf Finger breit sind – nomen est omen. Finden sich in den genannten Bereichen Blutungen oder Geschwüre, werden diese nach Möglichkeit gleich behandelt. Kleinere Blutungen werden „geclippt“, also mit einem Metallclip, den der Gastroenterologe auf den blutenden Gefäßstumpf setzt, gestillt und/oder mit Medikamenten an Ort und Stelle behandelt. Bei großen Blutungen hilft nur eine Operation. Bei Verdacht auf Tumore werden Schleimhautproben entnommen.

Die Gastroenterologen (Fachärzte für Magen-Darm-Krankheiten) gehören zu den Ärzten, die ihre Geräte lieber in heimischen Gefilden benutzen. Das ist auch verständlich, denn die Geräte sind teuer und Fahrten durchs Gelände bekommen ihnen nicht gut.

Auch für diese Untersuchung bekommen Sie eine leichte Narkose, falls Sie nicht ohnehin schon schlafen. Zum Schutze des Gastroskops wird Ihnen ein Beißkeil zwischen die Zähne geklemmt und los geht’s. Bis literweise gespült und geklippt ist, kann einige Zeit ins Land gehen und hinterher sehen Sie und Ihr Bett aus wie nach einer Schlacht. Es ist aber die bessere Alternative als gleich zu operieren.

Noch weitaus gefürchteter ist die Rektoskopie oder Koloskopie. Hier wird Ihr Darm von der anderen Seite aus begutachtet. Das heißt, wo sonst die verdaute Nahrung hinauskommt, wird der Schlauch hineingeführt. Diese Untersuchung gehört allerdings nicht zum „Standard" jedes Intensivpatienten, also jetzt bitte keine unnötige Panik bekommen. Wieder handelt es sich meist um „mitgebrachte" Erkrankungen. Führen Sie zum Beispiel blutig ab und sind keine äußerlichen Hämorrhoiden als Ursache erkennbar, muss der Grund für den blutigen Stuhlgang abgeklärt werden. Es kann ja auch ein bislang unerkannter Tumor die Ursache sein. Der Unterschied zwischen Rektoskopie und Koloskopie liegt übrigens in der Länge des zu untersuchenden Darmteiles. Bei der Rektoskopie nimmt man ein relativ kurzes starres Rohr und kann gleichzeitig den Darm mit Luft aufblasen, um besser sehen zu können, das Koloskop ist ein flexibler Gummischlauch, welches viel weiter in den Darm hineinreicht. Also für jede Suche das passende Rohr. Handelt es sich bei Ihnen nicht um einen akuten Notfall, wird der Darm vorher „gereinigt", das heißt, Sie bekommen „oben" so viel klare Flüssigkeit hinein, bis diese „unten" genau so klar wieder herauskommt. Falls Sie schlafen, haben Sie noch „Glück", dann wird Ihnen die Flüssigkeit über Ihre Magensonde zugeführt und zum Abführen gibt es ein Darmrohr. Sind Sie aber wach und auch noch magensondenfrei, dann viel Spaß beim Trinken: Zwei bis drei Liter binnen kurzer Zeit müssen es schon sein. Und zum Abführen sind Sie Dauergast auf der Toilette oder der Bettpfanne.

Wenn Sie allerdings akut bluten, bleibt leider keine Zeit für derartige Spülmaßnahmen. Dann muss sich der Arzt mit dem Endoskop seinen Weg zwischen Blut und Stuhlresten freispülen. Das gibt eine noch größere Schweinerei im Bett als bei der Gastroskopie.

Gut, dass wieder einmal ohne Narkose nichts geht!

Weiters berühmt-berüchtigt auf der Intensivstation: das „CT" – die Computertomografie. Sie ist eine Darstellung des Körpers in Schichten. Ein dünner Röntgenstrahl durchdringt Ihren Körper Schicht für Schicht, wird von Detektoren aufgefangen, elektronisch aufbereitet und an einen Computer weitergeleitet. Die unterschiedliche Dichte der Körperteile wird in unterschiedliche Grautöne „übersetzt“ und so ergibt sich ein Bild, welches Ihren Körper genau wiedergibt. Es ist fast so, als würden Sie eine Scheibe im Querformat von sich abschneiden und dann wie ein Bild anschauen. Ein CT gehört zum Standardprogramm der meisten Notfallpatienten. Ob nun ein reines Schädel-CT beim Verdacht auf Schlaganfall oder der sogenannte „Trauma-Scan“ beim schwerverletzten Unfallopfer. Der Trauma-Scan beinhaltet ein CT vom Kopf bis zum Becken. So hat man einen genauen Überblick über Ihren momentanen Zustand. Ob Rippenbrüche, Lungenrisse oder Leberverletzungen, vieles kann man dort auf einen Blick sehen. Ist nichts zu erkennen, heißt das noch lange nicht, dass dieses CT Ihr letztes war. Gerade bei Kopfverletzungen stellen sich Blutungen erst nach einigen Stunden dar. Bei Verdacht auf Blutungen oder Schwellungen im Gehirn wird das CT nach einigen Stunden wiederholt, um eine Verlaufskontrolle zu haben. Wird ein chirurgisches Eingreifen nötig, können Sie unter Umständen vom CT direkt in den OP gefahren werden. Auch nach jeder Kopf-OP wird ein Kontroll-CT gemacht und ansonsten brauchen Sie nur ein bisschen zu schielen oder sonstige Pupillenveränderungen zu bekommen und schon geht es wieder in die Röhre.

Als schwerverletztem Patienten wird Ihnen ja regelmäßig in die Augen geleuchtet, um Ihre Pupillen zu kontrollieren. Im Normalfall sind diese gleich groß, je nach Helligkeit weiter oder enger und reagieren spontan auf Licht, indem sich die Pupille zusammenzieht. Gibt es bei der Kontrolle Auffälligkeiten, muss nachvollzogen werden, ob es eine Ursache dafür gibt. Hirnschädigungen äußern sich auch im Verändern der Pupillenreaktion. Sie werden ungleich groß oder reagieren nicht mehr auf Licht. Leider gibt es auch Medikamente, die ähnliche Nebenwirkungen haben, und die Pupillenreaktionen sagen nichts darüber aus, ob nun das Medikament oder eine eventuelle Blutung die Ursache ist. Kein Arzt will sich zum Vorwurf machen lassen, er hätte etwas versäumt, und das kann man auch verstehen. Zeigen Sie also irgendwelche Auffälligkeiten, wird erst mal nachgesehen.

Bei einer Patientin zum Beispiel entwickelte sich erst nach ein paar Tagen ein schweres Hirnödem. Mit dem Auto verunfallt, hatte sie zwar nicht so schwerwiegende Verletzungen, war aber aufgrund eines Herzleidens in einer sehr kritischen Situation. Ihr ansonsten eher hoher Blutdruck war sehr niedrig und nur durch Medikamentengabe in einigermaßen normale Bereiche anzuheben. Immer wieder bekam sie Phasen, in denen ihr Blutdruck richtig wegsackte. Bei einer Routineoperation, wo nur ihr gebrochener Arm eine Platte erhalten sollte, passierte es dann: Herzstillstand! Reanimation im OP. Über zwanzig Minuten wurde „gedrückt", also Herzdruckmassage gemacht, bevor ihr Kreislauf wieder einigermaßen aufrechtgehalten werden konnte. Wieder auf Station war ihr Zustand zwar weiterhin kritisch, reanimationspflichtig wurde sie aber nicht mehr. Bis mitten in der Nacht ihre Pupillen weit und lichtstarr wurden. Bei der Kontrolle um zwei Uhr noch völlig normal, zeigten sie um drei Uhr keine Reaktion mehr. Umgehend wurde ein CT gemacht. Und die schlimmsten Befürchtungen bestätigten sich: massives Hirnödem – keine Chance mehr für Therapie! Aufgrund des lange andauernden Schockzustandes während der Reanimation trat Flüssigkeit aus den Gefäßen in das Hirngewebe über und dieses schwoll derart schnell und heftig an, dass nichts mehr zu machen war. Auch das sofortige Hinzuziehen der Neurochirurgen mit der Frage, ob denn eine Schädeldachentfernung sinnvoll wäre, half nichts. Die Frau war hirntot. Ein echter Schock für alle Beteiligten! Besonders ihr Mann, der – selbst unter schwerem Schock stehend – den drei kleinen Kinder zu Hause erklären musste, dass die Mama niemals wiederkommt, hatte unser aller Mitgefühl.

Wird ein CT unter diesen Voraussetzungen nötig, wird natürlich keinesfalls diskutiert, ob man es nicht eher im normalen Tagesprogramm machen könnte. Im Gegenteil: Jeder, der eine freie Hand hat, fasst mit an, damit so schnell wie möglich losgefahren werden kann.

Andere CTs werden da schon lieber diskutiert. Nachts um drei durch die Gegend zu fahren, weil Sie nicht so aufwachen, wie Sie es nach Beendigung Ihrer Narkose sollten, stößt auf keine große Begeisterung. Das hätte durchaus im Tagesprogramm stattfinden können. Mit der Begründung „Wir sind aber ein 24-Stunden-Betrieb“ werden dann gnadenlos alle geweckt, die vielleicht gerade einmal zur Ruhe gekommen sind. Nicht jedes Haus hat ja eine Rund-um-die-Uhr-Bereitschaft, oft kommen die zuständigen MTRAs (*M*edizinisch-*t*echnische *R*adiologie*a*ssistenten) von zu Hause aus. Da herrscht dann große „Begeisterung“, besonders, weil diese morgens wieder für das Tagesprogramm parat stehen müssen, welches auch ohne nächtliche Unterbrechung anstrengend genug ist.

Nach Ihrer Operation wurden die Schlaf- und Schmerzmittel langsam reduziert und niemand erwartet sofort Ihr spontanes Erwachen. Irgendwann aber sollten Ihre Augen sich öffnen. Wenn nicht, sind Sie – je nach Oberarzt – binnen zehn Minuten oder zehn Stunden ins CT unterwegs. Für diese Entscheidung spielt die Erfahrung des Arztes wieder eine große Rolle und natürlich, ob er eher der vorsichtige Typ ist oder eben nicht. Außerdem besteht nicht nur die Gefahr von Blutungen im Kopf. Genauso gut könnten Sie, gerade im gesetzteren Alter, einen Hirninfarkt (Schlaganfall) erleiden, der mit Ihrem Unfall nichts zu tun hat, sondern aufgrund Ihrer Vorerkrankungen geschieht. Auch diese Möglichkeit muss man in Betracht ziehen. Also fährt man mit Ihnen los und im CT passiert dann Folgendes: Kaum hat man Sie mit dem Rollboard auf den CT-Tisch gewuchtet, zappeln Sie so herum, dass Sie wieder etwas zum Schlafen brauchen!

Letztendlich ist der Befund Ihrer CT-Bilder unauffällig (ist auch besser so!) und wach sind Sie hinterher auch. „Therapeutisches CT“ wird das gerne genannt. Vielleicht hat Ihnen nur gefehlt, dass Sie einmal ordentlich durchgeschaukelt werden? Hinterher ist man natürlich immer schlauer und vielleicht war die Untersuchung umsonst, aber für einen übersehenen Hirninfarkt möchte kein Arzt die Verantwortung übernehmen und das ist wohl auch verständlich, und nebenbei bemerkt, ganz in Ihrem Interesse.

## Logistische Meisterleistung: Patiententransport

Mit Intensivpatienten durch die Gegend zu fahren, ist wirklich eine logistische Meisterleistung. Daran beteiligt sind mindestens drei Personen. Sie als Patient, die Schwester und ein Arzt. Bei längeren Transporten, die ein Auto erfordern, kommen noch ein bis zwei Transportpfleger dazu.

Sind Sie in einem akut lebensbedrohlichen Zustand und laufen Gefahr, unterwegs wiederbelebt werden zu müssen, oder bluten vielleicht akut, werden meistens noch eine weitere Schwester und unter Umständen der Oberarzt hinzugezogen, das kommt ganz darauf an, wo es hingehen soll, was gemacht wird und wie lange es dauert.

Außer Ihnen muss das ganze Equipment mitgenommen werden, welches Sie unterwegs am Leben erhält: Beatmungsgerät, Transportmonitor für Ihre Kreislaufwerte (Blutdruck, Puls, Sauerstoffsättigung und eventuell Hirndruckmessung), Spritzenpumpen mit den nötigen Medikamenten für unterwegs, die Notfalltasche mit weiteren Medikamenten und Utensilien, die man vielleicht brauchen könnte. Dazu die nötigen Papiere, damit jeder weiß, was gemacht werden soll.

Selbstverständlich müssen alle Akkus geladen und die Sauerstoffflaschen voll sein. Wem unterwegs der Monitor oder, noch schlimmer, das Beatmungsgerät ausfällt, der vergisst diese Kontrollen nie wieder! Falls unklar ist, wie lange der Transport dauert, empfiehlt es sich immer, Netzstecker sowie Reserveflaschen mitzunehmen.

Die Schläuche an Ihnen selbst (das Kapitel hatten wir ja schon ...) sind natürlich nicht weniger geworden, nur weil Sie zu einer Untersuchung müssen. Also baumeln am Infusionsständer diverse Infusionsflaschen oder Blutkonserven und am Bettrand hängen Ihre verschiedenen Drainagebeutel.

Damit ist das Bett ohne Sie eigentlich schon voll genug!

Stehen Sie unter Narkose, kann man das ganze Zeug zumindest auf und neben Ihren Beinen verteilen. Bei wachen Patienten ist das schwieriger, diese bewegen sich manchmal sehr unkontrolliert. Unterwegs sein Equipment vom Boden aufsammeln zu müssen, ist kontraproduktiv.

Übrigens gibt es eine Sache, die definitiv am häufigsten vergessen wird: die Papiere! Anforderungsschein, alte Bilder für Vergleiche, Überwachungsbogen etc.

Gut, dass im digitalen Zeitalter Bilder und Anforderungen oft über den PC geschickt werden. Das spart eine Menge Rennerei.

Die ganzen Vorbereitungen sind natürlich Sache des Pflegepersonals, der begleitende Arzt gibt nur an, welche Medikamente er unterwegs haben möchte, stellt die Beatmung am transportablen Beatmungsgerät ein und erscheint dann wieder zum Abreisetermin. Gut, wenn die Fahrt zeitig angekündigt wird, so kann in Ruhe alles vorbereitet werden. Eine halbe Stunde Vorlaufzeit ist da schon ganz nett. Notfallfahrten sehen natürlich ganz anders aus. Mithilfe einiger Kollegen wird schnellstmöglich alles abfahrbereit gemacht, die Ordnung spielt dabei keine große Rolle mehr. Das Sortieren am Ende der Fahrt macht dann dafür doppelt Spaß! Ungeplante Fahrten bringen den eigenen Tagesablauf wieder durcheinander. Allerdings ist gerade auf der Intensivstation ja mit solchen Vorkommnissen zu rechnen. Selten plant jemand seinen Tag von Anfang bis Ende durch und verzettelt sich dann, sobald etwas dazwischenkommt, sondern anstehende Arbeiten werden so zügig wie möglich abgearbeitet. Wenn dann hinterher Zeit für ein nicht vorgesehenes Käffchen bleibt – umso besser!

## Die Tücken der Technik

Bei der Berechnung von Stellenplänen einer Station werden unter anderem die „Pflegeminuten pro Patient" miteinbezogen. Nach Ansicht vieler Pflegepersonen müsste aber eigentlich auch der Posten „Pflegeminuten pro Gerät" aufgelistet werden. Manchmal verbringt das Personal mehr Zeit mit „herumspinnenden" Geräten als mit den eigenen Patienten.

Steht bei Ihnen beispielsweise eine Operation an, wird eine halbe Stunde vorher angerufen, damit Sie „reisefertig" gemacht werden können. Theoretisch ist das alles kein Problem: Transportmonitoring holen, Infusionen umschließen, Beatmung für unterwegs herbeischaffen, Papiere sammeln, Notfalltasche bereithalten – dann sind Sie startklar.

Dreißig Minuten später kommt die Order zum Losfahren. Also werden Sie an die transportable Beatmungsmaschine angeschlossen, man will gerade aus dem Zimmer fahren, da fällt der Monitor aus! Jetzt muss es schnell gehen, schließlich steht im OP das ganze Team in Warteposition. Der Monitor ist tot. Er funktionierte doch gestern noch. Wüstes Fluchen folgt. Ein Kollege wird geholt, doch der hat auch keine Ahnung, was los sein könnte. Endlich meint der nächste Kollege: „Das war doch der Monitor, der immer Probleme mit dem Akku hat, da sind neue bestellt, aber noch nicht gekommen." Prima! Der Informationsfluss lässt auch zu wünschen übrig. Inzwischen ruft das Personal des OPs ein zweites Mal an und erkundigt sich, wo Sie bleiben. Langsam wird der Stationsarzt nervös: Warum hat die Schwester nicht den anderen Monitor genommen, der wäre doch viel neuer und würde auch immer funktionieren ...? Der Gedanke liegt natürlich nahe, aber der neuere Monitor wurde zum Zeitpunkt des ersten Anrufes bei einem anderen Patienten gebraucht ...

Genau zu dem Zeitpunkt, wenn das entnervte Personal einmal wieder den Wunsch verspürt, sämtliche technischen Geräte inklusive des nervenden Telefons aus dem Fenster zu schmeißen, kommt der andere Patient aus dem CT zurück und der Monitor wird im fliegenden Wechsel ausgetauscht.

Beim nächsten Mal funktioniert der Monitor bestens, dafür sind die Sauerstoffflaschen der Transportbeatmung leer ... Eigentlich ist ja auch das kein Problem, wenn man es nur vor (!) dem Losfahren merkt! Es kostet einmal mehr kostbare Zeit, nach neuen Flaschen zu rennen und umzustecken.

Schön ist es auch, Fehler in Kabelverbindungen zu suchen. Ein Monitor ist mit drei bis vier Kabeln ausgerüstet, je nachdem, was unterwegs gemessen werden soll. Üblich sind EKG, Blutdruck und Sauerstoffsättigung. Sind Sie schwer am Kopf verletzt, kommt eine Hirndruckmessung dazu. Manche Kabel bestehen aus mehreren Teilen, da wird die Fehlersuche noch spannender. Austauschen und Ausprobieren ist angesagt. Und zu (gefühlten) neunundneunzig Prozent ist das vermeintlich defekte Kabel, welches man später zur Reparatur schickt, völlig in Ordnung. Da rauft man sich echt die Haare!

Die durchschnittliche Fehlersuche kostet (je nach Fehler) eine halbe Stunde Zeit und zwei Kollegen. Und – wem fehlt diese Zeit hinterher? Natürlich den Patienten, die von den hilfreichen Kollegen betreut werden.

Trotzdem helfen alle Kollegen einander recht zügig. Jeder weiß, dass er selbst der Nächste sein könnte, der in eine ähnliche Situation gerät – Teamwork ist alles auf einer Intensivstation ... Ab und zu gibt es natürlich den „Superkollegen“, der gern und lange darüber doziert, in welchem Untermenü des Monitors diese und jene Einstellungen zu finden sind – die man im Moment überhaupt nicht braucht und wofür man jetzt gar keinen Kopf hat. Es mag ja sein, dass dieser Superkollege fit in Sachen Monitoreinstellungen ist – aber dafür weiß er nicht, wo die Ersatzkabel liegen. Jeder hat halt so seine Stärken und Schwächen.

Geht es mit Ihnen in den OP, ist übrigens ab der Umlagerung auf den OP-Tisch die Anästhesieabteilung für Sie zuständig. Das Intensivpersonal darf gehen und sich um seine anderen Patienten kümmern. Zwar gehören in den meisten Krankenhäusern die Abteilungen zusammen, sie sind aber personell voneinander getrennt. Das heißt, der Anästhesist ist entweder auf der Intensivstation eingesetzt oder im OP, um Narkosen durchzuführen. Genau wie das Pflegepersonal. Es findet also an der Schleuse eine richtige Übergabe statt, damit der im OP zuständige Arzt über Sie Bescheid weiß.

Auch im OP selbst, wo alle Geräte an Ort und Stelle bleiben, kann es „spannend“ werden: Diesmal sind Sie kein Intensivpatient, sondern müssen sich einer ganz „normalen“ Routineoperation unterziehen. Genau genommen ist eine Operation natürlich für keinen Patienten „normal“ – auch wenn sich vielleicht bei den Ärzten Routine einschleicht. Nehmen wir weiter an, Sie seien privat versichert und haben Anspruch auf Chefarztbehandlung. Sie haben Glück: Ausnahmsweise befindet sich der Chef nicht auf einem Kongress oder einer ähnlichen Veranstaltung, sondern ist leibhaftig im Haus und setzt Ihre Narkose tatsächlich selbst. Das kann er auch! Das ist gar nicht das Problem, schließlich hat er jahrzehntelange Erfahrung – oder er hatte sie zumindest einmal, vor seiner Zeit als Chef …

Sie liegen bereits auf dem OP-Tisch, Arme und Beine festgeschnallt, und harren der Dinge, die da kommen. Die Schwester befindet sich im Saal, bereitet noch etwas vor und steht mit dem Rücken zu besagtem Chefarzt. Die Zeit drängt, wie immer. An selbstständiges Arbeiten gewöhnt – schließlich gab es vor dreißig Jahren auch nicht immer eine Schwester, die parat stand – nimmt der Chef die Spritzen zur Narkoseeinleitung und legt schon mal los. Schmerzmittel, Schlafmittel, etwas zur Muskelentspannung und schon liegen Sie in Narkose. Die Schwester dreht sich um, um Ihre Kreislaufwerte auf dem Monitor zu kontrollieren – aber der Monitor ist schwarz! Im Eifer des Gefechtes ist dem Chef nicht aufgefallen, dass Sie noch nicht an den Überwachungsmonitor angeschlossen sind. (Schließlich hat er Narkosen schon zu einer Zeit verabreicht als es noch gar keine Monitorüberwachung gab.)

Was also jetzt? In Panik ausbrechen und Hektik verbreiten? Das wäre wohl der falsche Weg. Nun, ist die Schwester ebenfalls nicht mehr die jüngste, kann sie Ihren Zustand auch ohne Geräte beurteilen. Den Puls fühlen und die Hautfarbe zu beurteilen, das geht schließlich auch ohne Monitor. Viele jüngeren Kollegen wissen das bloß nicht …

Also werden Sie zuerst intubiert, damit die Atmung gesichert ist. Danach werden die Chirurgen um einen Moment Geduld gebeten, damit Ihnen vor der Operation noch EKG, Blutdruckmanschette und Fingerclip (zur Messung der Sauerstoffsättigung) angelegt werden können. Über „lustige" Bemerkungen darf sich die betroffene Schwester dann noch mehrere Wochen lang freuen … Es ist natürlich superpeinlich, mit einer Narkose ohne entsprechende Überwachung anzufangen, und gefährlich für den Patienten ist es auch. Trotzdem sind auch Schwestern und Ärzte keine Götter und Fehler passieren leider überall. Der Unterschied liegt darin, wie mit ihnen umgegangen wird. Hier entstand keine kritische Situation, weil sofort erklärt wurde, dass ein unvorhergesehener Vorfall eingetreten war, den zu beheben oberste Priorität war. Wieder spielt die Erfahrung eine große Rolle und eigentlich ist es ein Vorteil, wenn man am Anfang der Berufskarriere gelernt hat, Situationen ohne einen „Haufen" Technik einzuschätzen. Vor dreißig Jahren begnügte man sich im OP noch mit einem EKG und der Blutdruck wurde alle fünf Minuten mit der Blutdruckmanschette gemessen. Später stand für alle Säle noch ein (!) kleines Kästchen zur Überprüfung der Sauerstoffsättigung zur Verfügung. Dieses wurde herumgereicht, „um mal kurz zu gucken" … Mit diesem Equipment würde man Sie heute nicht einmal mehr im kleinsten Krankenhaus operieren.

EKG, ein Kapnometer (misst das Kohlendioxid der Ausatemluft) Geräte zur automatischen Blutdruckmessung und Kontrolle der Sauerstoffsättigung gehören heute zur Mindestausstattung. Mit einem Relaxometer kann man außerdem Ihre Muskelspannung messen, um weiteren Medikamentenbedarf zu ermitteln oder um sicher zu sein, dass sich diese Medikamente schon abgebaut haben, bevor man die Narkose beendet.

Bei längeren Operationen wird Ihre Körpertemperatur überwacht, da diese gerade bei großen Bauchoperationen sehr schnell sinkt. Über eine große Wundfläche geht viel Wärme verloren. (Auch viele Unfallpatienten sind unterkühlt. Gerade im Winter ist ihnen im Straßengraben nicht lange warm.)

Die Messung des „zentralen Venendruckes" ist nötig, wenn Ihr Flüssigkeitshaushalt überwacht werden muss, ebenso wie die Urinausscheidung per Blasenkatheter.

Benötigen Sie während der OP bestimmte Medikamente, um Ihren Blutdruck aufrechtzuerhalten, ist eine „intraarterielle Blutdruckmessung" nötig. Damit wird über einen dünnen Schlauch in einer Arterie permanent Blutdruck gemessen. Gleichzeitig ist dies eine wunderbare Möglichkeit, zwischendurch Blut abzunehmen, ohne Sie erneut zu stechen.

Bei speziellen Operationen misst man Hirnströme, horcht per Dopplersonde die Durchblutung einzelner Gefäße ab oder legt sogar einen „Pulmonaliskatheter", um spezifische Messungen am Herzen vorzunehmen – alles Aufgaben der Anästhesie. Vorbereitungen werden meist von Arzt und Schwester gemeinsam getätigt, die Überwachung während der Operation selbst obliegt dann jedoch meistens dem Arzt alleine, da eine Anästhesieschwester oft mehr als einen Operationssaal betreut. Nur spezielle Maschinen, wie die Herz-Lungen-Maschine bei Herzoperationen, werden von extra ausgebildeten Technikern betreut.

Man sieht, das Feld der Überwachungsmöglichkeiten ist weit ...

Aber, trotz aller gerätetechnischen Möglichkeiten: Die wichtigsten Überwachungsinstrumente sind Augen, Ohren und Hände von Schwester und Arzt! Da können noch so viele Anzeigen über den Monitor huschen, die Patientenbeobachtung durch uns Menschen steht an allererster Stelle!

Manchmal schleicht sich bei Arzt oder Schwester einfach ein komisches Gefühl ein. Und obwohl es Ihnen laut Monitoranzeige gut gehen müsste, fühlen sie es anders. Garantiert ist ein paar Minuten später die Hölle los! Umgekehrt funktioniert das manchmal genauso. Beispielsweise zeigt die Sauerstoffsättigung einen schlechten Wert an und alle geraten in Panik, dabei haben Sie eine schöne rosige Gesichtsfarbe und nur der Fingerclip ist ein wenig verrutscht. Ein blau angelaufener Patient mit guten Werten sollte größerer Grund zur Sorge sein!

Auf Grund der umfangreichen Überwachungsmöglichkeiten ist es natürlich schwieriger geworden, die Patienten nur mit den eigenen Sinnen zu beurteilen. Gerade bei jungem Personal geht der erste Blick zuerst in Richtung Monitor und dann erst auf Sie. Das ist ganz normal, schließlich sind die jungen Kollegen quasi mit den Geräten „aufgewachsen" und kamen nie in die Verlegenheit, Intensivpatienten ohne technische Unterstützung zu beurteilen. Aber gehen Sie einmal zu einem überlasteten Stationsarzt und sagen: „Der Patient gefällt mir nicht, doch die Werte sind noch o.k." Im Normalfall passiert da nicht viel. (Schlaue Ärzte reagieren auf diese Aussage sofort – und ersparen sich im Nachhinein viel Stress.)

Wem es als Arzt allerdings zu langweilig in seinem Dienst ist, der kann ja gerne die gut gemeinten Ratschläge des Pflegepersonals ignorieren.

Es ist Wochenende. Morgens um neun Uhr bei der Visite heißt es: „Die Laborwerte sind in Ordnung, Frau Wessler wird heute verlegt." Das findet Frau Wessler zwar schön, etwas mulmig ist ihr aber trotzdem zumute, heute Morgen fällt ihr das Durchatmen etwas schwerer als gestern und das sagt sie auch. Reaktion: „Ach, halb so wild, die Wachstation liegt eine Etage höher, da ist die Luft gleich viel besser." Ha, ha, alle Beteiligten lachen pflichtschuldigst. Frau Wessler ist leider nicht zum Lachen zumute, sie sagt aber nichts mehr. Die betreuende Schwester findet auch, dass es der Patientin heute Morgen nicht so gut geht, aber Höhen und Tiefen wechseln sich bei Intensivpatienten ohnehin immer ab. Nach einer halben Stunde Atemgymnastik und Verabreichung ihrer Medikamente fühlt sich Frau Wessler etwas besser und sie kann sogar ein wenig frühstücken. Danach folgt die morgendliche Körperpflege und hinterher schläft die Patientin völlig erschöpft wieder ein. Inzwischen sind ihre Sauerstoffsättigungswerte leicht gefallen und die Schwester stellt die Konzentration der Sauerstoffzufuhr höher. Der Stationsarzt holt die Papiere, um den Verlegungsbericht zu schreiben, untersucht die Patientin kurz und meint nach dem Abhören: „Da sitzt aber noch ordentlich Schleim in der Lunge, denken Sie schön ans Abhusten." Frau Wessler nickt und schläft gleich wieder ein. In der Zwischenzeit versorgt die Schwester die anderen Patienten, die sie neben Frau Wessler noch zu betreuen hat, und ist für einige Zeit in einem anderen Zimmer beschäftigt. Als sie wiederkommt, sind Frau Wesslers Werte noch schlechter geworden und so geht sie zum Stationsarzt und teilt ihm das mit. Dieser will auch noch nach der Patientin schauen, er hat aber erst noch andere Dinge zu tun. Inzwischen ist ein Unfallpatient in den Schockraum gekommen, der braucht ein Intensivbett. Frau Wessler soll also auf jeden Fall verlegt werden, sie kommt ja auf der Wachstation auch wieder an einen Monitor und ist damit nicht ganz ohne „Aufsicht". Allerdings fällt ihr das Atmen und auch das Abhusten immer schwerer. Inzwischen ist die Schwester der Meinung, dass Frau Wessler nicht mehr verlegungsfähig ist und lieber auf der Intensivstation bleiben solle. Die Möglichkeiten der Atemtherapie sind hier einfach besser. Der Stationsarzt schaut sich erneut die Patientin an und findet ebenfalls, dass ihr Zustand sich verschlechtert hat. Er informiert den Oberarzt darüber, dieser entscheidet aber, dass die Patientin trotzdem verlegt wird, da man ein Bett für den Unfallpatienten brauche. Einen der beiden anderen Patienten zu verlegen, der eventuell auch schon in der Lage wäre, die Station zu verlassen, kommt für ihn nicht in Betracht. Persönlich auf der Station vorbeizuschauen, dafür hat er allerdings auch keine Zeit. Zwei Stunden später ist „die Station“ da, um die Patientin abzuholen, dieser geht es aber immer schlechter. Inzwischen stinksauer zitiert die Schwester noch einmal den Stationsarzt ans Bett und sagt, dass sie die Patientin definitiv nicht für verlegungsfähig hält. Erneut hält der Stationsarzt Rücksprache, aber es bleibt dabei: Ohne die Patientin erneut anzusehen, entscheidet der Oberarzt, dass sie verlegt wird! Die Schwester tobt und auch der Stationsarzt ist sauer, er kann aber gegen Anweisungen von „oben“ nichts ausrichten.

Drei Stunden später ertönt der Notfallfunk. Reanimation auf der Wachstation! Jetzt braucht man nicht lange raten, um welche Patientin es geht! Mit dem Notfallkoffer rennen Arzt und Schwester auf die Station. Frau Wessler liegt blau angelaufen im Bett und ist nicht mehr ansprechbar. Aufgrund des Sauerstoffmangels ist ihr Kreislauf am Zusammenbrechen und während der Arzt sie intubiert, fängt die Schwester mit der Herzdruckmassage an. Kurze Zeit später hat sich ihr Blutdruck dank einiger Medikamente wieder gefangen, die Herzdruckmassage kann eingestellt werden. Um ihren Blutdruck aufrechtzuerhalten, benötigt sie allerdings weiterhin hoch dosierte Medikamente. Nun ist sie wieder intensivpflichtig und in einem schlechteren Zustand als je zuvor! Nur weil es nicht für nötig gehalten wurde, sich eine Patientin ein zweites Mal anzuschauen, nachdem deren Zustand vom Pflegepersonal (und vom Stationsarzt) für schlecht befunden wurde. Die Hierarchie im Krankenhaus lässt es leider nicht zu, einfach gegen Anweisungen von „oben" zu handeln. Der Bettenplatz von Frau Wessler war in der Zwischenzeit natürlich belegt worden und so musste sie vorübergehend im Aufwachraum der Anästhesieabteilung betreut werden. In der Zwischenzeit wurde jener Patient verlegt, der ja auch schon mittags an Frau Wesslers Stelle hätte gehen können, und sein Bettenplatz für Frau Wessler aufbereitet. Eine Menge Arbeit, die vollkommen überflüssig gewesen wäre, wenn der Oberarzt nicht so ignorant gehandelt hätte! Dieser hat sich an diesem Tag natürlich richtig „Freunde" gemacht! Die Patientin hatte übrigens eine beginnende Lungenentzündung. Durch ihre ungenügende Atmung stieg der Kohlendioxidgehalt in ihrem Blut immer weiter an, bis sie dadurch bewusstlos wurde. Da auf der Wachstation keine routinemäßigen arteriellen Blutgasanalysen durchgeführt werden können, weil die Patienten keine arterielle Kanüle mehr besitzen (zu große Blutungsgefahr), konnte dies natürlich nicht rechtzeitig bemerkt werden. Auf der Intensivstation hätte man eine derartige Situation frühzeitig abfangen können, bevor die Patientin vollkommen kollabiert wäre. So hat sie die nächsten Wochen zwischen Leben und Tod schwebend auf der Intensivstation verbracht und lange Zeit gebraucht, bis sie wieder auf die Beine kam.

Das zeigt aber auch sehr deutlich, dass Patienten nicht alleine nach ihren „Werten" zu beurteilen sind und sich diese ohnedies sehr schnell ändern können. Es ist aber frustrierend, wenn nur durch derartige Ignoranz solch folgenschwere Situationen eintreten und die Warnungen erfahrener Leute nicht ernst genommen werden. Zumindest eine persönliche Beurteilung hätte der Oberarzt schon vornehmen können, statt Ferndiagnosen anzustellen. (Übrigens ist es inzwischen durchaus üblich, Situationen dieser Art hinterher in einem Gespräch zu reflektieren und eventuell alternative Vorgehensweisen zu erörtern. Die Zeiten, in denen sich Ärzte für unfehlbar hielten und Kritik nicht geäußert werden durfte, sind nämlich schon länger vorbei und das ist auch gut so – in diesem Fall brauchte es aber gar kein Gespräch, sondern der Oberarzt selbst befand hinterher, dass er doch anders agieren hätte müssen.)

Pflegerische Intuition (mit entsprechender Reaktion des Arztes) hat bestimmt schon einigen Menschen das Leben gerettet. Statistiken gibt es natürlich nicht darüber (wer führt schon eine Statistik über Ahnungen?).

Vor dem Zeitalter der hochtechnologisierten Medizin hieß es „Hand an den Puls", wenn ein Patient instabil wurde. Durch das Fühlen des Pulses am Handgelenk oder Hals konnte man beurteilen, wie schnell das Herz schlug und ob es rhythmisch und kräftig schlug. Bei einem schlecht zu fühlenden, flachen, unregelmäßigen und schnellen Puls war sofort klar, dass mit dem Patienten etwas nicht stimmt. Und ob die Sauerstoffversorgung des Patienten ausreichend war, erkannte man an der „Zyanose". Wenn jemand nicht gut Luft holte, lief er irgendwann blau an. Zuerst färbten sich Lippen, Ohrläppchen und Fingerspitzen bläulich und wenn sich diese Hautfarbe ausbreitete, war höchster Notfall angesagt. Zurück zur „Urwaldmedizin" will natürlich niemand mehr. Aber im Zweifelsfall auf „handwerkliche Fähigkeiten" zurückgreifen zu können, macht das Leben bei Monitorausfällen deutlich stressfreier.

Übrigens lernt man den Umgang mit den verschiedenen Geräten nicht in der Krankenpflegeausbildung oder im Medizinstudium. Aber einfach nur mit neuen Geräten herumzuprobieren ist auch nicht im Sinne des Erfinders. Es ist gesetzlich vorgeschrieben, dass medizinische Geräte nur von darin eingewiesenen Personen bedient werden dürfen! Und so ist es üblich, dass immer wieder entweder die entsprechenden Firmen zu Geräteeinweisungen auf die Station kommen oder interne Fortbildungsveranstaltungen angeboten werden. Gerade bei Geräten, die nicht so oft im Einsatz sind, ist es wichtig, auch mehrmals an diesen Angeboten teilzunehmen. Schnell sind sonst einige Funktionen wieder vergessen.

## Die Sinne – oder was von ihnen übrig bleibt ...

Mit den fünf „Hauptsinnen" nehmen Sie Ihre Umwelt wahr. Sie sehen, hören, riechen, schmecken, tasten. Dazu kommen Temperatursinn, Schmerzempfinden, Gleichgewichtssinn und die Körperempfindung (Tiefensensibilität), diese Sinne beziehen sich auf die Wahrnehmung Ihres eigenen Körpers. Der viel zitierte „Sechste Sinn" kommt dann zum Zug, wenn Sie etwas wahrnehmen, das Sie nicht bewusst mit Ihren anderen Sinnen in Verbindung bringen. Sie „ahnen" etwas. Ob und welche anderen Sinne es noch geben könnte, sollen Experten entscheiden. Die Redensart „Du hast ja deine fünf Sinne nicht beieinander" ist jedenfalls auf der Intensivstation leider nur zu wahr.

Mit dem Sehen geht es schon los. Im Tiefschlaf der Narkose sehen Sie natürlich nichts, außer vielleicht in Ihren Träumen.

Als Brillenträger sind Sie ab einer bestimmten Dioptrienzahl auch nach dem Aufwachen arm dran. Gut, wenn Sie sich jetzt klar äußern können, und gut, wenn Ihre Angehörigen mitgedacht haben und für diesen Fall Ihre Brille schon bereitliegt. Ansonsten interpretieren wir Ihre umherirrenden Blicke vielleicht als Ausdruck Ihres verwirrten Geistes und dabei haben Sie nur Schwierigkeiten, Ihre Umgebung wahrzunehmen. Spätestens jetzt wissen Sie auch, warum eine Zweitbrille durchaus ihren Sinn hat: Einen Unfall überleben die wenigsten Augengläser.

Sind Ihre Augen in Ordnung, Sie kriegen aber trotzdem kein scharfes Bild von Ihrer Umgebung? Manche Schmerzmittel beeinträchtigen ab einer bestimmten Dosierung durchaus die Sehschärfe. Das erleichtert Ihre momentane Situation natürlich nicht.

Vom Hören wird gesagt, dass es jener Sinn ist, der am längsten erhalten bleibt und auch am ehesten wiederkommt. Auch in Narkose liegend, können Sie durchaus Geräusche mitbekommen. Deswegen werden bewusstlose Patienten vom Personal so angesprochen, als würden sie alles mitbekommen – zumindest sollte es so sein ...

Die beiden Sinne Riechen und Schmecken sind eng miteinander vernetzt. Probieren Sie einmal aus, mit zugehaltener

Nase bei geschlossenen Augen verschiedene Speisen zu erkennen. Unmöglich! Erst durch den Geruch definiert sich ein Gericht. Ansonsten unterscheidet die Zunge nur süß, sauer, bitter und scharf (über weitere Geschmacksfelder streiten sich die Gelehrten).

Wenn Sie sich nun vorstellen, dass in einem Ihrer Nasenlöcher eine Magensonde steckt und in dem anderen ein Sauerstoffschlauch, können Sie wohl nachvollziehen, dass es mit dem Riechen schwierig wird. So sollen Sie Appetit auf Krankenhauskost entwickeln? Das ist sehr schwer.

Auch der Tastsinn erfüllt, wie wir wissen, ja eine wichtige Funktion. Schon als Kind lernen wir unsere Umgebung hauptsächlich durch Fühlen kennen. Das Baby schaut seine Mutter nicht nur an, es tatscht mit seinen Händchen in ihrem Gesicht herum. Später wird jeder Bauklotz nicht nur angesehen, er wird befühlt und abgelutscht. So ordnen wir die Dinge in unserer Welt ein.

Fällt ein Sinn aus, müssen wir ohne ihn zurechtkommen. Bei blinden oder tauben Menschen ist das durchaus noch vorstellbar. Schwer nachzuvollziehen ist es aber, taubblind zu sein. Blindenschrift lesen kann ja kein Gespräch ersetzen.

Nun bleibt der Tastsinn als einziges Verständigungsmittel. Dafür gibt es das „Lormen“, ein in die Hand getipptes Alphabet. Mitte des 19. Jahrhunderts wurde diese Art der Kommunikation von Hieronymus Lorm, der selbst taubblind war, erfunden. Mit entsprechender Übung „tanzen“ die Finger richtig in der Handfläche. An diesen Beispielen sieht man erst, wie wichtig der Tastsinn für uns ist. Diesen auch noch zu verlieren, etwa durch großflächige Verbrennungen, ist überhaupt nicht mehr vorstellbar!

Wie sehr Ihr Körpergefühl durch den Intensivaufenthalt leidet, können Sie durch einfache Beispiele am eigenen Leib erfahren: Legen Sie sich dreißig Minuten auf den Boden, Beine nebeneinander, Hände neben den Körper, ohne diesen zu berühren. Nach dieser Zeit werden Sie nicht mehr sagen können, wo Ihre Gliedmaßen eigentlich enden. Ohne begrenzenden Kontakt verschwimmen die eigenen Körperkonturen schon nach kurzer Zeit. Das Körperbild wird durch die Druckpunkte bestimmt, auf denen Ihr Körper liegt: Hinterkopf, Schulterblätter, Steiß und Fersen. Dazwischen befindet sich nur eine „schwammige Masse“. Selbst diese Druckpunkte können verzerrt wahrgenommen werden. Dann sind sie heiß, überdimensional groß, verschmelzen mit der Unterlage oder befinden sich außerhalb des Körpers. Wenn selbst bei gesunden Menschen die eigene Körperwahrnehmung durch fehlendes Fühlen so gestört ist, wie schlimm ist dies erst für einen Kranken ...

Als Intensivpatient werden Sie selten gefragt, wie Sie im Bett liegen möchten, weil unterschiedliche Lagerungen Ihre Therapie begleiten. Egal wie Sie liegen, ohne fühlbare Begrenzung ist Ihr normales Körpergefühl schnell dahin. Fehlt auch die Bettdecke (bei Fieber) und können Sie sich nicht bewegen, enden Ihre Gliedmaßen schnell im Nirgendwo.

Nimmt man alle Sinnesstörungen zusammen, ist es kein Wunder, dass sich manche Patienten mit der Zeit „seltsam“ verhalten.

Sie fangen an zu nesteln, sich zu kratzen oder rhythmisch zu klopfen. Sie greifen daneben. Sie krallen sich am Pflegepersonal fest. Sie können keinen Becher zum Mund führen oder die Zahnbürste richtig benutzen. Sie greifen wahllos in die Luft. Sie sehen Dinge, die nicht da sind (Spinnen kommen aus der Lüftung). Geräusche werden falsch interpretiert. „Geh doch mal einer ans Telefon“ (Monitoralarme), oder „Regnet es draußen?“ (Luftbefeuchter). Auch werden Stimmen verwechselt. „Meine Frau ist doch hier, ich höre sie ganz genau!“

Das alles kann dazu führen, dass Sie im Bett herumtoben, weil Sie der Meinung sind, dass Ihre Frau (Ihr Mann, Ihre Schwester ...) nicht zu Ihnen gelassen wird. Was folgt? Sie werden wegen Eigengefährdung fixiert und können sich noch weniger bewegen!

Inzwischen wird auf immer mehr Stationen versucht, nach den Methoden der „Basalen Stimulation“ auf die Sinnesstörungen der Patienten einzugehen. Das fängt schon mit der einfachen „Initialberührung“ an. Spricht Sie jemand an, beziehen Sie das viel leichter auf sich, wenn derjenige Sie gleichzeitig berührt. Allerdings ist damit kein Tippen an die Schulter oder Wackeln an der Hand gemeint. Die Berührung muss eindeutig und an einem „neutralen" Körperteil sein. (Niemand lässt sich zum Beispiel gerne ungefragt ins Gesicht fassen.) Ein klarer Druck mit der Hand auf Ihre Schulter und Sie wissen eher, dass es jetzt um Sie geht. Auch beim Lagern ist es mit einer „Umgrenzung" für Sie viel angenehmer zu liegen. Durch Anschmiegen von Decken oder Tüchern an Ihren Körper enden Ihre Extremitäten nicht mehr im „Nichts" und Sie behalten Ihr Körpergefühl leichter. Auch ein kleines Kissen oder ein vertrautes Kuscheltier von daheim fühlt sich gut an.

Bei Fieber wird es allerdings schwierig ...

Für die bessere visuelle Wahrnehmung ist es inzwischen üblich, die Zimmerdecken mit verschieden Farbflächen zu gestalten. Starren Sie nur an die weiße Decke, fängt nach kurzer Zeit alles an zu flimmern und Ihre Augen haben keinen Halt. Zusätzlich kann man große Mobiles aufhängen (die allerdings auch Angst einjagen können).

Es gibt unendlich viele Möglichkeiten, Ihre Sinne anzuregen. Nicht alle sind für die Intensivstation geeignet und es gibt stapelweise eigene Literatur darüber. Deswegen wird das Thema nur kurz angerissen.

Wie Sie aber sehen, hat das Krankenhauspersonal viel damit zu tun, auf dem Laufenden zu bleiben, um seinen „Kunden" die bestmögliche Betreuung zu gewährleisten. Oft sind das eben kleine Handgriffe, die keiner bemerkt.

Die entsprechenden Fortbildungen zahlt übrigens in der Regel das Krankenhaus und die dort verbrachte Zeit ist Arbeitszeit. Eine Schulung in „Basaler Stimulation" kann über mehrere Tage gehen und einige Hundert Euro kosten. Als privat finanziertes „Vergnügen" wären die Teilnehmerzahlen bestimmt deutlich geringer.

In großen Häusern ist es üblich, über das ganze Jahr verteilt verschiedene Fortbildungen anzubieten. Oft werden auch mehrere Termine angeboten, um den Mitarbeitern im Schichtdienst die Möglichkeit zu geben, sich einen passenden Termin herauszusuchen. Die Angebote können vielfältig sein: basale Stimulation, Reanimationstraining, Umgang mit Ernährungssonden, Wundbehandlung, Computerschulungen, manchmal auch Rückentraining oder Entspannungstechniken für das Personal selbst. Eigentlich ist für jeden etwas dabei.

Dazu kommen interne Schulungen, die fachspezifisch aufgebaut sind und zum Beispiel nur für Intensivpersonal interessant sind. Dabei geht es um Lagerungsmöglichkeiten, um Dialysebehandlung oder um den Umgang mit bestimmten Drainagen.

Wenn man dann noch die Geräteeinweisungen hinzuzieht, kommt ganz schön Zeit zusammen, die man braucht, um auf dem neuesten Stand zu sein. Aber nur, wenn man sich weiterbildet und auch immer wieder Neues lernt, bleibt man in seiner Arbeit erfahren und routiniert. Und das wiederum kommt den Patienten zugute, die trotz ihrer eingeschränkten Sinne optimal versorgt werden möchten.

## Höflichkeiten – oder warum Sie manchmal angeschrien werden

Eigentlich sollte man davon ausgehen, dass im Krankenhaus ein gepflegter Umgangston üblich ist. In der Krankenpflegeschule wird durchaus gelehrt, dass man Patienten freundlich und interessiert gegenübertritt und für alle Sorgen ein offenes Ohr hat. „Psychische Betreuung", so lautet der Fachausdruck dafür.

Schwierig wird es, wenn Sie als Patient nur dummes Zeug erzählen. Sie befinden sich, bedingt durch Kopfverletzungen oder Medikamente, in einer vollkommen anderen Welt. Manchmal in einem Raumschiff oder im Krieg (je nach Jahrgang), manchmal sind Sie den ganzen Tag mit Zahlen beschäftigt, singen Lieder, telefonieren mit Ihrem Gipsarm oder geben anzügliche Sprüche von sich.

In dieser Situation ein sinnvolles Gespräch mit Ihnen zu führen, können Sie vergessen. Gelehrt wird so etwas auch nicht. Wie soll sich das Personal nun verhalten?

Bei manchen Sprüchen kann man sich das Lachen schlecht verkneifen. Wenn man – wie schon beschrieben – den ganzen Tag „Uwe“ ermahnt hat, im Bett zu bleiben, und dieser nach vier Stunden fragt: „Uwe, wer ist eigentlich Uwe?“

Andere Sprüche wie „Komm jetzt ins Bett, ich will poppen“ sind auf die Dauer allerdings nicht mehr so lustig. Vielen Patienten ist ihr Verhalten hinterher peinlich – sofern sie dieses denn reflektieren können. Sich nicht daran zu erinnern ist eigentlich der nettere Weg.

„Einfach nicht beachten“ ist ein gerne erteilter Ratschlag, der aber nicht so einfach zu befolgen ist. Denn leider quittieren viele Patienten dies erst recht mit vermehrter Unruhe und Aggressivität. Patentrezepte gibt es nicht und so wird jeder Tag aufs Neue spannend (und anstrengend!).

Auch bei „normalen“ Gesprächen wird es manchmal schwierig. Oft hat jemand in Ihrer verbalen Reichweite zu tun und egal, ob sich dieser Jemand mit Ihrem Nachbarpatienten oder Schreibkram beschäftigt, er ist Ihrem Redebedürfnis gnadenlos ausgeliefert. Dabei sind Sie meist noch heiser und können nicht verständlich sprechen, also muss derjenige seine eigentliche Arbeit unterbrechen, um Sie verstehen zu können. Auf die Dauer ist das echt nervig!

Wie man sich geschickt aus solchen Gesprächen herauswindet, damit auch die anderen Patienten zu ihrem Recht kommen, wird leider ebenfalls nicht unterrichtet. Also wird die Zeit entweder bei anderen Patienten „abgeknipst“ oder man würgt Sie ab und stellt die Ohren auf Durchzug. Das ist sehr unhöflich, aber manchmal nötig. Verstehen werden Sie das in Ihrem Zustand nicht und so ist es verständlich, dass Sie sich bei jedermann über die „böse“ Schwester beschweren und umso lauter lamentieren, je mehr man Sie ignoriert. Auch Ihr Besuch wird irritiert sein und sich vielleicht sogar beim Arzt über Ihre „schlechte“ Betreuung beschweren. Das ist ja auch Ihr gutes Recht. Meistens klären sich diese Dinge aber im näheren Gespräch. Ihr Besuch bekommt ja nur eine kurze Momentaufnahme von Ihnen und wenn Sie gerade dann besonders am Toben sind, macht das natürlich einen entsprechenden Eindruck. Gespräche mit Angehörigen sind ohnehin oft schwierig. Verständlicherweise machen sich diese Sorgen um Sie und für Fragen und Erklärungen sollte auf jeden Fall genügend Zeit vorhanden sein. (Sollte ...)

Ausschweifende Berichte über Ihre Krankheiten oder den Krieg – Letzteres mit Vorliebe natürlich von der älteren Generation erzählt – sind in den Pflegeminuten pro Patient leider nicht eingerechnet.

Hier findet sich die Schwester schnell in einem schwierigen Zwiespalt wieder: Soll sie ein Gespräch abwürgen und Patienten richtig versorgen oder zuhören und keine Zeit mehr für die eigentliche Pflege haben? Diese Alternativen rufen, egal bei welcher Entscheidung, ein schlechtes Gewissen (bei der Schwester) hervor.

Aber bleiben wir mal bei Ihnen als Patient. Es ist ja nicht so, als hätte nie jemand Zeit für ein Gespräch. Bei der Körperpflege zum Beispiel. In dieser Zeit (die auch einmal eine Stunde überschreiten kann, je nachdem, wie aufwendig Ihre Versorgung ist) ist durchaus Platz für ein Schwätzchen. Nach spätestens einer Woche ist Ihre zuständige Schwester in Ihre komplette Lebensgeschichte eingeweiht. Mann, Frau, Kinder, Krieg, Oma, Opa, Hund, Katze, Maus, Beruf, Garten und so weiter. Je nach Lebensalter natürlich. Alternativ tauschen Sie sich über Vor- und Nachteile von Motorrädern mit oder ohne V-Motor oder die neuesten Fernsehserien aus. Es ist schon schön, wenn man mit einem Patienten auf derselben Wellenlänge liegt und zwischendurch ein paar Späße machen kann. Je besser die Späße werden, desto näher rückt meistens auch der Verlegungszeitpunkt – aber den gönnen wir Ihnen ja!

Zwei weitere Beispiele zeigen, dass man mit den üblichen Umgangsformen manchmal nicht weit kommt. Ein Alkoholiker im Durchgangssyndrom, mit Tendenz zur Bettflüchtigkeit trotz gebrochener Beine, ist der normalen Sprache leider selten zugänglich. Nach der dritten (vergeblichen) höflichen Bitte „Herr Meier, bitte legen Sie sich wieder hin, Sie dürfen noch nicht aufstehen“ ist ein gebrülltes: „HENNER, LEG DICH JETZT HIN!!!“ meist effektiver.

Ebenso war es bei Frau Müller: 80 Jahre alt und nie aus ihrem Dorf in der tiefsten Provinz herausgekommen, zeigte sie bei der Bewusstseinsüberprüfung bei der Visite keine Reaktion. Die nette Aufforderung „Frau Müller, Frau Müller, machen Sie bitte mal die Augen auf" zeigte keine Wirkung. Es folgte der Eintrag in der Kurve des Krankenblattes: Patientin nicht ansprechbar. Der erfahrene Neuro-Pfleger, der gerade zufällig am Zimmer vorbeikam, sah das, ging zum Bett und brüllte: „LISSIE!!!" Schwupps saß Frau Müller senkrecht im Bett und riss die Augen auf. „So so, nicht ansprechbar? Na, wenn die Herren Akademiker das meinen, wird es wohl so sein", so seine Worte und damit verließ er das Zimmer wieder. Die Gesichtszüge der „Herren Akademiker", also der Stationsärzte, entgleisten derart, dass wir noch Wochen später darüber lachten! Zu Hause von allen nur Oma Lisbeth genannt und außerdem fast taub, konnte Frau Müller die höfliche Bewusstseinsüberprüfung natürlich nicht „bestehen".

Trotzdem sollten Sie selbstverständlich vom Personal freundlich behandelt werden und niemand muss sich anschreien lassen. Manchmal ist der Mittelweg etwas schwierig. Aber ebenso wenig muss sich das Personal von Ihnen Unverschämtheiten gefallen lassen. Die Anreden „Schwesterchen" oder „Karbolmäuschen" werden nur denjenigen Patienten verziehen, die noch den Kaiser persönlich gekannt haben und durch ihre Demenz eher im letzten Jahrtausend zu Hause sind.

Besonders einprägsam war der Umgangston eines Mannes, der bewusstlos im Rotlichtviertel aufgefunden worden war und sich im Krankenhaus mit seiner Äußerung „Ey Alte, beweg deinen Arsch mal hierher, und zwar pronto" richtig Freunde machte. Mit der Bitte um einen vernünftigen Umgangston kam man bei ihm nicht weiter. Im selben Ton zu reagieren kam natürlich auch nicht infrage, obwohl es schwer war, sich entsprechende Kommentare zu verkneifen. „Erziehen" lassen sich derart nette Mitmenschen nur, indem man alle Unverschämtheiten ignoriert und nur die im normalen Ton vorgetragenen Bitten erfüllt. Wenn ein „Ey, ich will jetzt sofort was zu saufen" kein Ergebnis bringt, kommt vielleicht doch einmal die Frage „Kann ich bitte etwas zu trinken bekommen?" Ob in dem Satz aber tatsächlich ein „bitte" vorkommt, warten wir erst mal ab. Was Hänschen nicht lernt ...

Auch ist das Krankenpflegepersonal bitte nicht mit Hotelangestellten zu verwechseln. Über trockenes Brot zu meckern steht jedem zu. Doch zu erwarten, dass die Schwester deswegen die Reanimation des Nachbarpatienten unterbricht, um in der Küche anzurufen und die Beschwerde weiterzuleiten, ist etwas überzogen.

Bitten mit Tätscheln an Gesicht oder Po zu unterstreichen, ist übrigens jedem Jahrgang strengstens untersagt! Vor allen Dingen, wenn Sie mit Ihren Fingern vorher in unappetitlichen Körperausscheidungen unterwegs waren ...

## Kulinarische Köstlichkeiten à la Intensiv

In der Zeit Ihres Intensivaufenthaltes wird selbstverständlich dafür gesorgt, dass Sie nicht vom Fleisch fallen. Ihr Körper braucht schließlich Kalorien. Es gibt genaue Berechnungen, in welcher Situation Sie wie viele Kalorien benötigen und in welcher Zusammensetzung. In Stresssituationen wie nach einem Unfall oder einer großen Operation verwertet Ihr Körper die Nahrung ganz anders als im Alltag. Selbst wenn Sie eine Diät also bitter nötig hätten: nicht auf der Intensivstation! Der Gewichtsverlust betrifft als Erstes die Muskulatur. Mit weniger Muskeln müssen Sie aber die gleichen Fettpolster bewegen wie vorher. Geschwächt durch Ihren Unfall macht ein Nährstoffentzug Sie nur noch schlapper und die Wundheilung verzögert sich ebenfalls. Also werden Sie, egal welches Gewicht Ihre Waage daheim anzeigt, bedarfsgerecht ernährt.

In der ersten Zeit Ihres Aufenthaltes bekommen Sie Infusionen. Zunächst Glucose- und Elektrolytlösungen (zur Deckung Ihres Wasser- und Kohlenhydratbedarfs), etwas später Eiweiß- und Fettlösungen. Dazu Vitamine und Spurenelemente. Inzwischen wird auch früh „enterale" Kost verabreicht. Als „enteral" wird Kost bezeichnet, die den Magen-Darm-Trakt durchläuft, unser normales Essen zum Beispiel. Die Nährstoffe, die der Körper braucht, werden von Mund, Magen und Darm aufgenommen. Bei Ihnen als Intensivpatient ist das zuerst Flüssignahrung per Magensonde. Das hilft, Störungen im Magen-Darm-Trakt durch längeren Nahrungsentzug zu vermeiden.

Dürfen Sie wieder essen, fehlt meist das Hungergefühl. Außerdem wird Ihre Magensonde erst gezogen, wenn Sie auch ausreichend essen. Schlucken mit einem Schlauch hinten im Hals ist aber nicht jedermanns Sache, da ist es schwierig, Appetit zu entwickeln. (Zumal die übliche Krankenhauskost selten Begeisterungstürme auslöst.)

Ihr Kostaufbau beginnt auch nicht mit leckerem Kaffee und köstlichen Marmeladenbrötchen, sondern mit Wasserhafer und Tee (Kümmel-Fenchel-Anis ohne Zucker ...). Als Alternative zum Hafer gibt es „Astronautenkost" als Trinkpäckchen in allen Geschmacksrichtungen. Manche Patienten finden die sogar lecker. Später kommen Grießbrei, Suppe und Weißbrot dazu. Vertragen Sie dies (und haben regelmäßigen Stuhlgang!), gibt es leichte Schonkost (gedünstetes Gemüse, mageres Fleisch mit dünner Soße, Quarkspeise). Erst dann dürfen Sie wieder „zuschlagen" – sofern Sie ärztlicherseits keine Spezialdiät verordnet bekommen!

Sind Niere, Leber oder Bauchspeicheldrüse geschädigt, bleibt das „halbe Schwein auf Toast" in weiter Ferne. Mit Pizzataxi und gut gemeinten Mitbringseln Ihres Besuches („Kind, du siehst ja so schlecht aus, hier, ich hab Schmandkuchen gebacken") tun Sie sich aber keinen Gefallen. Das wird Ihr Magen Ihnen auch mitteilen (würg ...).

Je nach Krankheitsbild gibt es noch länger „Schlabberpamps". Patienten mit Trachealkanüle beispielsweise müssen sich ans Essen mit diesem Schlauch im Hals erst gewöhnen. Der sitzt zwar in der Luftröhre, macht sich aber bei jedem Schlucken bemerkbar. Mit etwas Übung ist aber durchaus ein (gut gekautes) Schnitzel möglich.

Bis dahin stehen Brei, Suppe, Joghurt und passierte Kost auf dem Plan. Ersteres ist noch ganz in Ordnung, die passierte Kost ist dagegen kaum jemandes Sache. Gerade zum Mittagessen mögen das nur Patienten, die keinen großen Wert auf die Optik ihres Essens legen. Kartoffelbrei oder püriertes Gemüse mögen ja noch angehen, aber durchgedrehtes Fleisch ist ausschließlich etwas für Hartgesottene. Selbst wenn hochwertiges Fleisch den Weg durch den Fleischwolf genommen hat: Eine zweite Portion hat noch niemand verlangt!

Hart im Nehmen müssen auch die kieferverletzten Patienten sein. Wenn Ober- und Unterkiefer miteinander verdrahtet sind und nur im absoluten Notfall mit einer Drahtschere geöffnet werden dürfen, steht über Wochen Flüssigkost an. Also alles, was durch einen Strohhalm passt, dafür wird nämlich eine Lücke gelassen. Nur bei der Gefahr des Erbrechens wird der Draht durchgeschnitten, damit Sie nicht an Ihrem Mageninhalt ersticken. Eine akute Hungerattacke ist dagegen kein Notfall ... und würde wohl auch der Heilung im Wege stehen.

Und so gibt es von morgens bis abends hochkalorische Flüssigkost. Klare Suppen, Cremesuppen, Grießsuppen, Hafersuppen, Milchmixgetränke, Astronautenkost und so weiter. Nach spätestens drei Tagen assoziieren Sie Schuhsohlen mit leckeren Koteletts.

Da heißt es nur: Durchhalten!

## Patientenschubladen

Kranke Menschen lassen sich nicht nur in Kurz- und Langlieger oder verschiedene Gewichtsklassen einteilen, auch andere „Eigenarten" lassen sich gerne in Schubladen packen. Ob es nun um die Verständigung geht, um Trinkgewohnheiten oder um den in Krankenhauskreisen sehr verbreiteten „Morbus Mediterraneus".

Ein Intensivaufenthalt an sich ist schon schlimm genug, bei Verständigungsproblemen wird erst recht ein Albtraum daraus. Gut, wenn Sie aus den Nachbarländern kommen, wo Deutsch oder Englisch zumindest aus der Schulzeit ein wenig bekannt ist. Wenn Sie zum Beispiel aus den Niederlanden kommen, verstehen Sie zumindest oft Deutsch und so klappt die Verständigung meistens gut. Viele Begriffe hören sich ähnlich an und ansonsten hilft ein wenig Englisch ganz gut weiter. Niederländer sind typische Sommerpatienten. Entweder kommen sie mit ihrem Wohnwagen ins Straucheln oder mit dem Motorrad ins Schleudern. Und so finden sie sich nicht an ihrem eigentlichen Urlaubsort wieder, sondern auf der Intensivstation. Zur Reha geht es nach Holland zurück. Irgendwie scheinen Niederländer auch immer nette Angehörige zu haben. Keine Ahnung, warum das so wirkt. Weiter nach Westen braucht man nicht zu gehen, Engländer zieht es nicht nach Deutschland. Sie fliegen entweder mit dem Flugzeug oder fahren vorsichtig, weil sie Angst vorm Rechtsverkehr haben. Schade eigentlich, denn ein paar Brocken Schulenglisch bekommt das Personal meistens noch zusammen.

Schwierig wird es wirklich bei den südöstlichen Sprachen. Da helfen nur noch Dolmetscher oder Hände und Füße. Zwar existieren inzwischen auch OP-Aufklärungsbögen in den verschiedensten Sprachen (es gibt ja auch Patienten, die zu geplanten Operationen ins Krankenhaus kommen) und zu Informationsgesprächen werden Dolmetscher hinzugezogen, aber für den pflegerischen Alltag ist das leider keine Hilfe. Wenn nicht zufällig jemand im Dienst ist, der die Sprache beherrscht, oder von den Besuchern des Patienten jemand dabei ist, der etwas Deutsch spricht, bleiben wirklich nur Mimik und Gestik. Allerdings hat noch jeder Patient verstanden, dass es jetzt Zeit für das Waschen ist, wenn jemand ihm freundlich lächelnd einen nassen Waschlappen in die Hand gedrückt hat. Und um Schmerzen äußern zu können, braucht es auch keine Sprache.

Dann gibt es noch die Kategorie der Patienten, bei denen man sich nicht sicher ist, ob sie Alkohol im Blut oder Blut im Alkohol haben. Es ist schon erschreckend, mit welchen Promillewerten Leute Auto fahren „können“. Selbst würde man nach einem Bruchteil des konsumierten Alkohols nicht einmal mehr sein Glas finden, geschweige denn wissen, wie ein Auto funktioniert. Aber bei manchen Menschen scheint Alkohol wohl ein

Grundnahrungsmittel zu sein, anders ist es nicht zu erklären, wie man mit über vier Promille überhaupt noch eine Straße erkennt und dazu der Überzeugung ist, man könnte noch Auto fahren. Aber fragen Sie mal Patienten nach ihrem Alkoholpensum – die wenigsten geben zu, überhaupt etwas zu trinken. Erst manche Angehörige rücken dann mit der Sprache heraus. Und manche von ihnen sind froh, endlich ihr Herz ausschütten zu können. Da wird dann erzählt, wie der Vater oder Bruder jeden Abend eine halbe Kiste Bier trinkt oder sich jedes Wochenende mit Schnaps bewusstlos säuft. Selbst sind sie nicht mehr in der Lage, dagegen anzugehen, und in der Familie wird das Thema Alkohol gerne vermieden. Dazu kommt, dass Alkohol enthemmt, und nicht selten wird der Betrunkene gegenüber seiner Familie auch gewalttätig, gerade wenn er sich von den Bitten der Familie genervt fühlt. So hat manch hilflose Ehefrau aufgegeben ihren Mann vom Trinken abzuhalten. Auch ein Entzug klappt nur, wenn der Betroffene willens ist, diesen zu machen. Dazu muss er aber erst einmal zu seiner Alkoholsucht stehen und das ist ein langer Weg. Über die Folgen, die übermäßiger Alkoholgenuss im Körper auslösen kann, hat sich ein Teil dieser Patienten ohnehin noch nie Gedanken gemacht. Dass die Leber Schaden nehmen kann, ist zwar weitgehend bekannt, aber auch Herzschäden, Muskel- und Nervenkrankheiten, Stoffwechselstörungen und Entzündungen sowie Nierenerkrankungen treten vermehrt auf. Geschädigt wird außerdem nicht nur der Körper, sondern auch die Psyche. Stimmungsschwankungen (hier ist sie wieder, die Gewaltbereitschaft mit zunehmendem Alkoholgenuss), Konzentrationsstörungen, Mattigkeit und Interesselosigkeit gehören zu den ersten Warnzeichen. Im fortgeschrittenen Stadium können Verfolgungswahn, Verwirrtheit und Halluzinationen auftreten.

Ein trauriges Patientenbeispiel war ein Mann Mitte vierzig, der durch seine Alkoholkarriere so schwerwiegende und auch nicht mehr zu behebende Hirnschäden davongetragen hatte, dass er nicht mehr in der Lage war, sich selbst zu versorgen. Er brabbelte nur noch wirres Zeug, konnte keinem Gespräch mehr folgen und war nicht in der Lage, Antworten auf die einfachsten Fragen zu geben. Wie ein hilfloses Kind lag er im Bett und musste gewaschen und gefüttert werden. In seinem „normalen" Leben wohnte er in einem Pflegeheim und war hilfloser als so mancher Neunzigjähriger gewesen. Mehrfach war er zum Entzug angemeldet hatte aber keine Therapie durchgehalten. Seine Angehörigen erkannte er auch nicht mehr. Einzig sein Bruder kam ihn noch ab und zu besuchen, den Rest seiner Familie hatte er im Laufe der Jahre so misshandelt, dass diese froh war, nichts mehr mit ihm zu tun haben zu müssen.

So stellen sich die jugendlichen Wochenendtrinker ihre Alkoholkarriere natürlich nicht vor. Schade, dass man nicht jeden Autofahrer mit zu viel Promille im Blut einmal solche Patienten pflegen lassen kann, es hätte bestimmt eine abschreckende Wirkung. Allerdings wäre das definitiv nicht vereinbar mit der Würde des betroffenen Patienten. Vergessen wir nicht, dass Alkoholabhängigkeit eine Krankheit ist (sie zählt zu den chronischen Suchtkrankheiten) und kein nicht in den Griff zu bekommender Freizeitspaß. Schlittern die betroffenen Personen durch eigenes Fehlverhalten in diese Krankheit hinein, können sie in einem späteren Stadium ihr Trinkverhalten nicht mehr kontrollieren. Ohne professionelle Hilfe findet man kaum aus diesem Teufelskreis heraus. Aber auch der übermäßige Konsum nur zu bestimmten Zeiten kann zur Abhängigkeit führen. In der Klassifizierung der verschiedenen Alkoholikertypen nennt man das „Quartalssäufer". Im Gegensatz zum Gewohnheitstrinker, der immer einen bestimmten Pegel braucht, um keine Entzugserscheinungen zu bekommen, können die Quartalssäufer eine Zeitlang ohne Alkohol auskommen, um sich dann plötzlich exzessiv zu betrinken. Die Problematik liegt in der Wiederholung dieser Zyklen (zwischen denen auch mehrere Wochen der Abstinenz liegen können) und dem Kontrollverlust, sobald derjenige mit dem Trinken anfängt. Jemand, der ab und zu auf einer Fete einen über den Durst trinkt, ist noch lange kein Alkoholiker.

Unter den Folgen übermäßigen Alkoholkonsums leiden nicht nur die armen Angehörigen, Unfallopfer oder Opfer infolge der erhöhten Aggressivität – spätestens bei einem Aufenthalt auf der Intensivstation bekommt auch der Betroffene selbst zu spüren, wie er sein Leben zerstört.

Wieder andere Patienten scheinen von vornherein nur aus dem Haus zu gehen, wenn ein dickes Messer in ihrer Tasche steckt – und ein Tag ohne Ärger ist ein verlorener Tag. Denen möchte man nachts (und auch tagsüber) nicht unbedingt über den Weg laufen. Mit Diskutieren haben diese Menschen es nämlich nicht so. Bei Streit mit den Kumpels gibt es, zack, ein Messer in den Bauch. Oder ganz unbeteiligte Personen sind zur falschen Zeit am falschen Ort. Da genügt ein vorsichtiger Blick, schon fühlt sich das Gegenüber provoziert und sofort liegt das Messer in der Hand. Ist es kein Messer, dann vielleicht ein Schlagring, vielen reichen aber auch die Fäuste. Die Zeitungen sind voll mit den schlimmsten Geschichten. Liegt einer der Täter auf der Intensivstation, weil das Gegenüber vielleicht doch nicht so wehrlos war wie angenommen ist die Bestürzung groß. Die Familie ist natürlich der Meinung, der arme Junge ist in die Situation ganz unschuldig hineingeschlittert, und der Junge selbst hat natürlich niemals angefangen. Wenn es danach ginge, ist die ganze Welt voller unschuldiger Messerstecher!

Immer wieder begegnet man einem weiteren Phänomen, das mit dem Ausdruck „Morbus Mediterraneus“ bezeichnet wird. Das ist übrigens kein Fachbegriff und auch in entsprechender Literatur nicht zu finden. Es ist quasi eine „Erfahrungsdiagnose“. Ein schweres Syndrom, welches mehr Männer als Frauen heimsucht. Dieses Syndrom befällt meist Kurzzeitpatienten mit geplanten Operationen. Der arme Mann, sonst daheim von Frau und Mutter verwöhnt, ist im Krankenhaus ganz auf sich allein gestellt ... Dass auf der Intensivstation nicht Tag und Nacht Dutzende Angehörige am Bett sitzen können, ist diesen manchmal schwer zu vermitteln. Sind sie doch der Meinung, nur sie alleine können dafür sorgen, dass es ihrem Liebsten wieder besser geht. Dass der Liebste nach den Besucherschwärmen zu müde für Atemgymnastik und die Mobilisation ist, ist ihnen nicht klar. Und da normalerweise nur Familienangehörige auf die Station gelassen werden, hat der Patient auf einmal einen Schwarm an Brüdern und Schwestern, die er vorher so gar nicht kannte.

Diese Mengen an Besuchern zu steuern und auszusortieren ist ermüdend und undankbar. Die wenigsten Besucher sind erfreut, wenn sie an der Tür abgewiesen werden, und das ist auch zu verstehen. Leider geht es manchmal nicht anders.

Nun sind die „bösen" Schwestern der Intensivstation weit von dem entfernt, was der gute Mann zu Hause an Aufmerksamkeit gewohnt ist. Hier ist er nur ein Patient wie jeder andere. Was also tun, um Aufmerksamkeit zu erhaschen? Jammern, jammern und nochmals jammern! Da niemand mit Schmerzen im Bett liegen soll, hat er auch vorerst sein Ziel erreicht. Hier noch ein Schmerzmittel und da noch ein Kissen und so weiter. Aber diese Nummer funktioniert für längere Zeit nur bei relativ unerfahrenem Personal. Alle alten Hasen werden diese Patienten schnell durchschauen.

Wenn der Patient trotz aller Maßnahmen immer noch jammert, denkt man schon einmal über besagten „Morbus" nach und versucht herauszufinden, ob tatsächlich Schmerzen oder ein chronisches „Aufmerksamkeitsdefizitproblem" vorliegt.

Also wird der Patient ein bisschen beobachtet ... Im Vorbeigehen sieht man dann den Patienten entspannt im Bett liegen, Zeitung lesen oder Fernsehen gucken (wir sind schließlich nicht bei den Langzeitpatienten). Auch selbstständig hin und her drehen ist kein Problem. Sobald aber jemand vom Personal das Zimmer betritt, verzieht er theatralisch das Gesicht, fängt an zu jammern und nichts geht mehr. Da hilft nur eine klare Ansage! Dann werden die Augen groß, von daheim ist der Herr deutliche Worte natürlich nicht gewöhnt und wenn diese von einer Frau kommen, ist er erst recht in seiner Ehre gekränkt.

Mit etwas Glück ist jetzt Ruhe, ansonsten hofft man einfach, dass der Dienst bald vorbei ist und der Patient am nächsten Tag verlegt wird.

Solch einen Patienten als Langlieger gibt es Gott sei Dank recht selten, diese haben mit ganz anderen Sachen zu kämpfen als mit vorgetäuschter Jammerei. Passiert das trotzdem, helfen nur noch gute Nerven!

Das Gegenteil vom „Morbus Mediterraneus“ ist übrigens der „Morbus Germanicus“. Dies ist ein Syndrom, welches ebenfalls mehr Männer als Frauen befällt und bezeichnet Patienten, die beim Arzt nur angeben: „Ja, da unten im Bauch zwickt es ein bisschen.“ Nach der Untersuchung stellt sich heraus, dass der Blinddarm durchgebrochen ist, eine sofortige Operation ansteht und der Patient die nächsten Wochen mit einer dicken Bauchfellentzündung im Krankenhaus verbringt. Fragt sich, welches Syndrom „gesünder“ ist.

Allerdings werden auch Menschen mit niedrigem Blutdruck oder psychosomatischen Störungen sowie mit Heimweh bei Fernreisen mit diesem Morbus belegt und so ist die Morbus-Geschichte natürlich mit einem kleinen Augenzwinkern zu betrachten.

## Hilfe – Besuchszeit!

Besucher einer Intensivstation müssen hart im Nehmen sein und Geduld haben. Nicht selten kommt es zu längeren Wartezeiten trotz fester Besuchszeit oder abgesprochener Termine. Der Arbeitsanfall während der Besuchszeit lässt sich leider nicht immer steuern. Notfallpatienten oder dringende Untersuchungen kann man nicht verschieben. Und auch der Patient, der ins Bett gemacht hat, möchte erst wieder sauber sein, bevor Besucher das Zimmer stürmen.

Gerade die erste Zeit ist für Besucher immer sehr schwer. Seinen Angehörigen so zerschunden im Krankenhausbett liegen zu sehen ist ein Albtraum. Es fängt ja schon damit an, dass zu Hause plötzlich nicht der Ehepartner vor der Haustür steht, sondern die Polizei. Die Mitteilung, dass der Partner lebensgefährlich verletzt im Krankenhaus liegt, versetzt wohl jeden Menschen in eine Art Schockzustand. Gut, wer jetzt nicht alleine ist und jemanden hat, der ihn ins Krankenhaus begleitet und gegebenenfalls das Autofahren übernimmt. Im Krankenhaus geht es dann weiter. Wer kennt sich denn dort so gut aus, dass er auf Anhieb die Intensivstation findet? Zumal es in größeren Häusern meist mehrere davon gibt. Nach aufgeregter Suche endlich am richtigen Ort angekommen, landet man meist vor einer Sprechanlage. Auf das Klingeln meldet sich eine scheppernde Stimme (selten haben die Sprechanlagen eine gute Qualität), die einem mitteilt, dass man sich bald um sie kümmern werde und man doch so lange Platz nehmen sollte. Damit fängt das Warten an. Dabei möchte Sie niemand mit Absicht lange warten lassen, die Arbeit am Patienten geht aber vor. Und gerade bei neu aufgenommenen Patienten gehen dabei die Stunden schnell ins Land. Je nach Verletzungen kann sich der Patient auch noch für Stunden im OP befinden. Da wird die Wartezeit lang. Manche Krankenhäuser haben einen Aufenthaltsraum für Angehörige und vielleicht steht dort sogar ein Kaffeeautomat oder Mineralwasser für die Wartenden bereit, aber damit rechnen kann man nicht. Vielleicht befinden sich vor der Sprechanlage auch nur ein paar Plastikstühle und das war es dann.

Wenn nun endlich die Versorgung so weit abgeschlossen ist, kommt in der Regel erst einmal ein Arzt und informiert die Besucher über den Zustand des Verletzten. Auch, dass dieser sich meist noch in Narkose befindet und mit Beatmungsschlauch (nebst den vielen anderen Schläuchen) versehen ist. In der Zwischenzeit versucht das Pflegepersonal, den Patienten halbwegs so herzurichten, dass dieser „vorzeigbar“ wird. Also Blut abwischen, ein Hemd überziehen und eine saubere Decke über ihn ausbreiten, sodass die Verletzungen vielleicht ein wenig abgedeckt sind. Viel mehr geht nicht und so ist der erste Anblick für die Angehörigen verständlicherweise sehr schockierend. In den ersten Minuten werden Angehörige nach Möglichkeit auch nicht alleine am Bett stehen gelassen, oft ergeben sich beim Anblick des Patienten weitere Fragen und nicht selten klappt ein Besucher auch einmal zusammen oder bekommt einen hemmungslosen Weinkrampf. Noch schlimmer wird es, wenn es sich bei dem Patienten um ein Kind handelt. Hilflos stehen die Eltern neben dem Bett und das Kind, welches sie immer beschützen wollten, ist Ärzten und Schwestern vollkommen ausgeliefert. Sie haben das Gefühl, nichts für ihr Kind tun zu können. Dabei stimmt das überhaupt nicht, sie können nämlich viel mehr für ihr Kind tun als jede Pflegekraft: da sein nämlich, einfach da sein. Wer weiß schon, was das Unbewusste alles mitbekommt ... Wahrscheinlich viel mehr, als man denkt. Die vertraute Stimme oder einfaches Händehalten kann sehr beruhigend wirken. Wenn man dies den Eltern nahebringen kann, fühlen sie sich in ihrer Hilflosigkeit vielleicht ein wenig besser.

Nach einigen Tagen, wenn der schlimmste Schock vorüber ist, stellt sich auch bei den Angehörigen so etwas wie „Routine“ ein. Inzwischen kennen sie ein paar Schwestern und Pfleger, haben mehrfach mit dem Arzt gesprochen und im günstigsten Fall ein wenig Vertrauen gefasst. Die Situation an sich bleibt natürlich weiterhin sehr belastend.

Wenn die Patienten beim Wachwerden sind oder sogar schon wieder halbwegs beieinander, muss man aufpassen, dass Besuch nicht zu anstrengend wird. Gerade Patienten mit einer großen Familie kommen dann kaum zur Ruhe. Ist nicht der Partner da, ist es bestimmt der Bruder, die Schwester oder eine der vielfachen Cousins oder Cousinen. Das ist vielleicht alles gut gemeint, aber völlig kontraproduktiv. Auch haben die wenigsten Patienten den „Mut“, ihre Besucher abzuwimmeln. Diese haben sich ja extra die Mühe gemacht, ins Krankenhaus zu kommen, also haben sie auch die „Berechtigung“, den Patienten zu sehen. Meinen sie jedenfalls. Schwestern oder Ärzte müssen dann eingreifen und rigoros den Besuch beschränken. Entweder dürfen nur bestimmte Personen überhaupt zu Besuch kommen und die anderen werden wieder weggeschickt oder es werden bestimmte Zeiten festgelegt. Dazwischen herrscht dann Ruhe. Viele Patienten sind vom Vormittagsprogramm nach Waschen, Gymnastik, Aufstehen und Essen so erschöpft, dass sie über Mittag erst einmal eine Pause brauchen. Steht dann schon wieder Besuch vor der Tür, ist das für die Genesung nicht förderlich! Einige Besucher merken das von ganz alleine. Wenn ihrem Liebsten die Augen zufallen, gehen sie eben wieder. Falls sie in der Nähe des Krankenhauses wohnen, ist es sogar besser, zweimal am Tag kurz vorbeizukommen als einen langen Besuch zu machen.

Dabei freuen sich die meisten Kranken sehr auf ihren Besuch. Denn auch für erwachsene Patienten ist es schwierig, sich immer wieder trotz Schmerzen und bleierner Müdigkeit zur Mitarbeit zu motivieren. Da muntert es auf, wenn nachmittags jemand vorbeischaut und einen ablenkt. Ob es nun Geschichten von der Familie sind oder der neueste Dorfklatsch oder vielleicht die Tageszeitung mit den aktuellen Fußballergebnissen. Auch Hilfe beim Essen wird gern gesehen (nach Absprache natürlich), denn der Besuch hat viel mehr Zeit, um Essen zu reichen als jede gehetzte Schwester. Und wenn es dann noch etwas Leckeres von zu Hause gibt – umso besser.

Aber es gibt natürlich Ausnahmen, Besucher, über die sich keiner freut: Manchmal wird vor dem Bett bereits ums Erbe gestritten, obwohl der Kranke noch gar nicht abtreten mag … Sehr unangenehm ist es dann, wenn der von den Verwandten schon zum Sterben Verurteilte gar nicht so „weit weg“ war, wie die streitenden Besucher dachten, und sich sehr gut an die Diskussionen ums Erbe erinnern kann. Wenn da nur nicht als Alleinerbe plötzlich der Tierschutzverein eingesetzt wird – das gibt dann große Augen bei der Testamentseröffnung (die hoffentlich erst sehr lange Zeit später erfolgt)!

Es gibt auch Besucher, die den Patienten mit eigenen Krankheitsgeschichten „aufmuntern“ wollen: „Ach weißt du, Karl-Heinz, meine Gallenoperation damals, die war auch sehr schlimm. Nach der Narkose war mir so schlecht, das kannst du dir gar nicht vorstellen. Dagegen geht es dir hier ja richtig gut – und so hübsche Schwestern hast du um dich herum. Das ist ja wie im Hotel.“ Hallo? Bei diesen Besuchern ist jeder froh, wenn er im Zimmer nichts weiter zu tun hat, um sich das nicht länger anhören zu müssen. Nur wenn es den Patienten deutlich stresst, wird der Besucher (der gar nicht verstehen kann, dass seine Geschichten keinen interessieren) gebeten, doch auf andere Gesprächsthemen auszuweichen.

Aber viele Besucher sind auch gehemmt, wenn jemand in der Nähe steht und alles hören kann. Besonders die Männer haben damit zu kämpfen. Da wird die Ehefrau so begrüßt: „Na, Gerda, wie is’ denn so? Wird schon wieder, gell? Soll dich auch vom Willi grüßen.“ Dann ist schon Ende der Konversation. Die sind es wohl einfach nicht gewohnt, Smalltalk zu halten. Frauen haben da weniger Probleme. „Na, Vater, wie geht's dir denn heute? Du siehst schon viel besser aus als gestern, das hat der Herr Doktor auch gesagt. Und der Thomas will dich heute Nachmittag besuchen, der gute Junge. Hat viel Arbeit zurzeit in der Firma. Aber er mäht mir immer den Rasen, so lange du nicht kannst. Du weißt ja, der Mäher ist mir viel zu schwer. Und die Sonne scheint so schön heute, aber wenn es nicht bald regnet, vertrocknen die ganzen Johannisbeeren, da muss dann mal gegossen werden. Aber da kümmert sich der Thomas gleich mit, musst dir keine Sorgen machen.“ Tja, so ist jeder im Zimmer gleich auf dem neuesten Stand, ob er will oder nicht. Manche Besucher sind allerdings froh, wenn eine Schwester in der Nähe ist. Mit jemandem Konversation zu betreiben, der keine Reaktion zeigt, ist nämlich nicht einfach. Nicht jedem liegt es, sich einfach nur ans Bett zu setzen und „da“ zu sein, besonders, wenn das familiäre Verhältnis eher distanziert ist. Auch eine gewisse Sensationsgier ist bei Besuchern nicht ausgeschlossen. Manchmal kommen tatsächlich alle entfernten Verwandten, die den Kranken einfach „besichtigen“ wollen („Stell dir vor, wie der Dieter nur ausgesehen hat …“). Eine neue Runde Dorfklatsch quasi. Auf dem Weg zum Zimmer wird auch gern mehr oder weniger verstohlen in die anderen Zimmer geschaut, ob man da etwas „Interessantes“ sehen kann. Das ist ähnlich wie bei einem Unfall auf der Autobahn, wenn auf der Gegenseite ebenfalls ein Stau entsteht. Je spektakulärer, desto besser. Am allerliebsten eine Reanimation, wo alle Beteiligten fluchend und schwitzend abwechselnd über dem Patienten „hängen“ und Herzdruckmassage machen oder zumindest mit einem lauten „Weg vom Bett“ so viele Joule durch den armen Patienten jagen, dass dieser sich hoch aufbäumt. Dafür würden einige „Gaffer“ bestimmt noch Eintritt bezahlen. Und hinterher Noten verteilen wie die Jurys der verschiedensten Castingshows im Fernsehen. Aber das gibt es nicht! Allzu neugierige Besucher werden sehr deutlich gebeten, sich entweder im Zimmer ihres Angehörigen aufzuhalten oder in den Warteraum zu gehen.

Leider kann man auch anstrengenden Besuchern nicht so einfach verbieten, ihren Angehörigen zu sehen. Wenn sie es allerdings übertreiben (und spätestens wenn der ausgelieferte Kranke anfängt nach Luft zu ringen oder sein Puls stark ansteigt, ist Schluss), dann werden sie mehr oder weniger höflich darum gebeten, ihren Besuch jetzt umgehend zu beenden.

Manchmal kommt es auch zu prekären Situationen, wenn bei nicht monogam veranlagten Patienten Geliebte und Ehefrau aufeinandertreffen ... Die Ehefrau ahnt vielleicht noch gar nicht, dass ihr Mann schon seit Jahren eine Freundin hat, und der Freundin hat er immer erzählt, seine Frau wüsste Bescheid und sie würden sich demnächst trennen. Das gibt ein interessantes Aufeinandertreffen! Besonders, wenn die Geliebte als Erste im Krankenhaus ist, sich als Lebensgefährtin darstellt und wenig später die eigentliche Ehefrau gefragt wird, wer sie denn sei, da stünde doch schon eine Frau am Bett. Eine echte Katastrophe! Der Patient in Lebensgefahr und noch völlig im Narkosenebel, die Frauen am Heulen und am schlimmsten ist es, wenn plötzlich Arzt oder Schwester hier Richter spielen sollen. Dabei ist es denen völlig egal, wer hier wen belogen oder betrogen hat. Wie soll man das nur regeln? Eine für alle befriedigende Lösung wird es da wohl nicht geben. Die Ehefrau, die ihren Mann jetzt am liebsten in den Allerwertesten treten möchte, anstatt ihn liebevoll bei seiner Genesung zu begleiten, muss sich um den Papierkram kümmern – ob sie will oder nicht. Krankmeldung für den Arbeitgeber, Absprachen mit der Krankenkasse, Information der Unfallversicherung und so weiter. Und die Geliebte, die eigentlich noch nicht einmal Besuchsrecht hat, solange sich der Patient nicht selbst äußern kann, ist auch nicht besser dran. Über eine entsprechende Vollmacht, die die Ärzte ihr gegenüber der Schweigepflicht entbindet, wird sie wohl kaum verfügen. Wenn sie Glück hat, gerät sie an einen Arzt, der Mitleid mit ihr hat und sie zumindest mit einigen Informationen versorgt. Denn eigentlich steht dieser ihr gegenüber unter Schweigepflicht und darf ihr keine Auskunft geben. Und eigentlich dürfte er ohne die Einwilligung des Patienten noch nicht einmal den nächsten Angehörigen Auskunft geben.

Bei bewusstlosen Patienten ist dies aber anders geregelt. Der Arzt muss die mutmaßlichen Interessen des Patienten vertreten. Eine Grauzone, in der sich so mancher Arzt auch ein wenig alleine gelassen fühlt. Geht er nun davon aus, dass die Eltern des Patienten über dessen Zustand informiert werden müssen, gerade dann, wenn akute Lebensgefahr besteht, und später stellt sich heraus, dass diese schon seit Jahren verfeindet sind und kein Wort mehr miteinander reden, hat er mit seinen Mutmaßungen voll danebengegriffen. Aber er hat einfach keine andere Wahl, als nach bestem Wissen und Gewissen für sich zu entscheiden, wem er Auskunft gibt und wem nicht.

Ist der Patient wieder wach, kann er sich selbst mit den Folgen seines Handelns auseinandersetzen. Nicht selten erscheint dann vormittags die Ehefrau, um Dinge zu regeln, und nachmittags die Geliebte zur Seelenmassage.

Nicht nur betrogene Ehefrauen (wirklich selten sind betrogene Ehemänner – keine Ahnung, warum), sondern auch Mütter erwachsener Kinder haben manchmal seltsame Züge an sich. Da wird der verletzten Tochter ein Nachthemd mit Häschen vorne drauf mitgebracht: „Rosa war schon früher ihre Lieblingsfarbe", oder dem vierzigjährigen Sohn Grießbrei gekocht: „Mit Pflaumenkompott, wie früher." Dass die Tochter seit ihrer Pubertät nie wieder rosa Kleidung getragen hat und dem Sohn beim Gedanken an Grießbrei schon lange schlecht wird, kümmert dabei nicht! So manches Mütterlein freut sich, dass ihr Kind (welches ja immer Kind bleiben wird, auch wenn es irgendwann einmal das Rentenalter erreicht hat), keine Chance hat, sich gegen die – natürlich immer gut gemeinte – Fürsorge zu wehren.

Eine ganz besondere Herausforderung ist der Umgang mit aggressiven Besuchern. Diese kann man, im Gegensatz zu aggressiven Patienten, ja nicht einfach ans Bett fesseln. Und niemand vom Krankenhauspersonal möchte seine eigene Gesundheit aufs Spiel setzen, indem er sich mit denen anlegt. Denn nicht nur Opfer einer Straftat kommen ins Krankenhaus, sondern auch die Täter, wenn es sie ebenfalls erwischt hat. Nach einer Messerstecherei zum Beispiel, wenn der flüchtige Täter von der Polizei mittels ein paar Kugeln gestoppt wurde.

Liegt ein Verbrecher auf einer Intensivstation, bekommt er oft Polizeigeleit. Dieses soll dann aufpassen, dass er nicht flüchtet – mit Narkose eine amüsante Vorstellung. Bei Beendigung der Narkose hört der Spaß allerdings auf. Niemand weiß, wie schnell der – vielleicht an Drogen gewöhnte – Patient wieder wach ist, und keiner möchte sich der Gefahr aussetzen, plötzlich angegriffen zu werden. Also behält man die Beamten schön in Reichweite. Diese dürfen sich dann auch mit den Personen auseinandersetzen, die (angeblich) zur Familie gehören und den Patienten sehen möchten. Am einfachsten ist es natürlich, wenn ein generelles Besuchsverbot ausgesprochen wird, ansonsten muss sich jeder zugelassene Besucher bei den Beamten erst einmal ausweisen. Je nach Tatumstand wird dann entschieden, wer ein Besuchsrecht bekommt. Vielleicht steht die Familie mit dem Täter ja auf Kriegsfuß. Dann bekommt der Patient zwar Besuch, hat aber hinterher eine Kugel im Kopf. Keine netten Aussichten! Generell werden Straftäter so schnell es geht in die justizeigenen Krankenhäuser verlegt.

Was aber, wenn keine Straftat vorliegt? Zum Beispiel, wenn jemand im Alkoholrausch mit einer Plastikwaffe herumläuft. Die herbeigerufene Polizei wird sich nicht erst persönlich von der Echtheit der Waffe überzeugen wollen und dabei riskieren, eine Kugel einzufangen, bevor sie die Person unschädlich macht. So hat der Täter dann die Kugeln im Bauch. Da er aber keine Straftat an sich begangen hat, sondern nur eine Ordnungswidrigkeit, bekommt er auch kein Polizeigeleit. Seine Familie, voller Hass auf die „unfähigen Idioten“ von der Polizei, kommt natürlich vorbei und will ihn sehen. Und vielleicht sind einzelne Familienmitglieder ebenfalls betrunken und suchen nur einen Grund, um Streit anzufangen. Als Schwester stehen Sie dieser geballten Familienkraft dann unverhofft gegenüber und bekommen dabei Angst um ihr eigenes Leben. Was dann? Nicht jedes Krankenhaus verfügt über einen Sicherheitsdienst, der schnell zur Hilfe eilt. Wobei dieser zwar ein Hausverbot aussprechen kann, körperliche Gewalt darf er aber nicht anwenden. Zur Not wird die Polizei gerufen, die ist bei Schwierigkeiten im Krankenhaus auch immer schnell zur Stelle.

Diesen Zeitraum müssen Sie erst einmal überbrücken, Minuten können dabei sehr lang werden. Klar, den Stationsarzt hinzuschicken ist die einfachste Lösung – nur nicht für den Arzt. Und wenn der bei einem anderen Patienten am Bett steht und nicht sofort kommen kann? Dann wägen Sie erst einmal ab, ob Sie die Besucher ohne Vorgespräch zum Patienten lassen, selbst das Vorgespräch übernehmen, obwohl Sie dies gar nicht dürfen, oder die betrunkenen Herrschaften einfach vertrösten und draußen stehen lassen. Jede Möglichkeit ist eine Falle für sich! Ohne Vorgespräch vorzugehen ist jedenfalls keine gute Lösung. Der Anblick des Patienten, welcher schon „normale" Besucher schockiert, löst bei einem Betrunkenen vielleicht einen Gewaltanfall aus. Einen Amoklauf auf der Intensivstation braucht nun wirklich niemand! Die Entscheidung, in so einer Situation selbst das Vorgespräch zu übernehmen, muss jeder vor seinem eigenen Gewissen verantworten. Natürlich könnte man die Informationen so vage wie möglich halten, aber bei vielen Betrunkenen ist das logische Denken weitgehend ausgeschaltet. Argumentieren Sie mal gegen ein: „Ich nehme meinen Bruder aber jetzt mit – hicks –, mir doch egal, ob er Narkose hat – hicks." In diesem Fall können Sie die ganze Nacht diskutieren und es würde zu keinem Ergebnis führen. Und die Besucher zu vertrösten mit: „Melden Sie sich in einer halben Stunde noch einmal" bringt auch nur begrenzt Erfolg. Nach dem zweiten Versuch, nun endlich auf die Station zu kommen, ist deren Geduld nämlich am Ende. Ruck, zuck stehen sie im Zimmer und wenn es das falsche ist, wird eben weitergesucht. Denjenigen möchte ich sehen, der sich solchen Besuchern in den Weg stellt. Im schlimmsten Fall hat man dann selbst ein Messer in den Rippen! Nein, danke!

Die geschickteste Möglichkeit wäre vielleicht, deeskalierende Gesprächsführungsfertigkeiten auszupacken. Und glauben Sie bloß nicht, dass es ein solches Unterrichtsfach in der Krankenpflegeausbildung gibt! Nur wer sich das wirklich zutraut, kann überhaupt ein derartiges Gespräch anfangen. Nach dem

Motto: „Selbstverständlich können Sie sofort zu Ihrem Angehörigen, sobald seine Erstversorgung beendet ist. Im Moment läuft gerade eine Untersuchung und danach hole ich Sie hier ab und bringe Sie zu ihm. So lange können Sie sich in unseren Aufenthaltsraum setzen und vielleicht einen Kaffee trinken." Ob Sie damit Erfolg haben, bleibt offen. Aber so können Sie hoffen, dass die Angehörigen halbwegs ruhig bleiben, bis die herbeigerufene Polizeistreife erscheint. Der Anblick eines Polizeibeamten flößt doch mehr Respekt ein als eine Krankenschwester oder ein Arzt in Dienstkleidung. So benehmen sich die Angehörigen entweder oder sie fliegen raus. Und wiederkommen tun sie nur einmal. Wenn die Polizeistreife wegen ihnen abermals anrücken muss, wird die Nacht nämlich im Gewahrsam verbracht. Zumindest, bis der Kopf wieder klar ist. Irgendwann begreift auch der benebelteste Besucher, dass er ohne Kooperation seinen Angehörigen vorerst nicht sieht.

Natürlich können auch die Ärzte ein Besuchsverbot aussprechen. Die Stationsärzte sind allerdings oft noch sehr jung und mit derartigen Situationen noch nie konfrontiert worden. Zwar haben sie einen erfahreneren Oberarzt im Hintergrund, wenn dieser aber im OP steht, kann er auch nicht helfen. Auf den Status als unantastbarer Arzt brauchen sie auch nicht zu hoffen, das ist den Betrunkenen völlig egal. Die lassen sich eher von einer energischen Schwester mit resolutem Auftreten und kräftiger Stimme beeindrucken als von einem nervösen Arzt, der aussieht, als hätte er gerade Abitur gemacht.

Netterweise ist diese Art von Besuchern in der Minderzahl. Dafür meinen andere Besucher, wenn sie nur mit einem großen Schein wedeln, werden ihre Angehörigen gleich viel besser betreut. „Hier hab ich was für Sie, dafür schauen Sie aber auch gut nach meiner Mutter, nicht wahr?" Ganz abgesehen davon, dass das Krankenhauspersonal nichts annehmen darf und dieses Verhalten nichts anderes als eine – sehr herablassende – Bestechung ist, sei klar gesagt: Wir kümmern uns um jeden Patienten, egal wie arm oder reich dieser ist! Wenn jemand nach erfolgreicher Behandlung seines Ehepartners oder gar des Kindes seine Dankbarkeit äußern möchte, kann er dies gerne tun.

Es gibt jede Menge nette Karten, auf denen man ein paar Zeilen schreiben kann. Und ein paar Süßigkeiten oder ein Pfund Kaffee für die Allgemeinheit wird auch der strengste Beamte nicht so schnell als Bestechung auslegen. Wenn es eine Kaffeekasse gibt, darf das niemand offiziell zugeben und persönliche Geldgeschenke sind ohnehin indiskutabel. Ein kleiner geheimer Tipp: Selbstgebackener Kuchen drückt mehr Dankbarkeit aus als jeder Geldschein!

Es gibt auch richtig nette Besucher, die ihrem Angehörigen gut tun, ihn aufmuntern und positiv in seiner Genesung begleiten. Menschen, die die Arbeit von Schwester und Arzt zu schätzen wissen, weil sie sehen, wie anstrengend der Umgang und die Pflege mit Schwerkranken körperlich und geistig sind. Sie bekommen mit, wenn es auf der Station hoch her geht und niemand Zeit hat, sich sofort um ihre Anliegen zu kümmern. Weil sie wissen, dass auch ihr Angehöriger im Notfall an erster Stelle steht. Zu manchen Besuchern baut sich im Laufe der Zeit eine richtige Beziehung auf. Und manchmal, wenn auch selten, bleibt man hinterher mit Patient und Besucher in Kontakt, einfach, weil man sich so gut verstanden hat.

Ein Beispiel für eine besondere Beziehung war eine Patientin, die nach einem Unfall mit einer riesigen infizierten Wunde an Bauch und Beinen kämpfte. Im Sommer mit dem Fahrrad angefahren worden, war sie so unglücklich in ein festes, dorniges Gestrüpp gestürzt, dass die Äste ihr teilweise im Bauch stecken blieben und die Dornen tiefe Wunden an Bauch und Oberschenkeln hervorriefen. Trotz aller Antibiotika infizierten sich die Wunden und wollten lange Zeit nicht heilen. Mehrere Operationen waren nötig, um immer wieder abgestorbenes Gewebe zu entfernen und die Wunde zu reinigen. Hautlappen, die von gesunden Regionen auf ihre offenen Stellen transplantiert wurden, wurden abgestoßen. Die arme Frau sah vom Bauchnabel bis zum Knie aus wie ein anatomisches Lehrbuch, so tief waren die Wunden und natürlich wurde sie lange Zeit unter Narkose gehalten. Die Verbandswechsel auf der Station waren immens zeitaufwendig. Immer wieder wurde überlegt, wie man die Behandlung optimieren könnte. Sei es nun, den Chirurgen einen sterilen Tisch zum Verbandswechsel herzurichten, damit diese nicht einfach ohne sterile Handschuhe arbeiteten und womöglich mit dem Ärmel ihres Arztkittels in der Wunde hingen. Oder das Bett mit sterilen Tüchern abzudecken, damit sie beim Drehen während des Verbandswechsels nicht mit der Wunde die Bettdecke berührte. Es wurde diskutiert, ob man die Spüllösungen für die Wunden anwärmen solle, damit die Patientin über die großen Wundflächen nicht so viel Wärme verliert, oder ob man der ständig abführenden Frau (die auf die verabreichte Sondenkost mit Durchfall reagierte) ein sogenanntes Dauerdarmrohr legen solle, damit der Stuhlgang nicht immer die Verbände beschmutzte. Eine Kollegin, die die Patientin oft betreute und sich wirklich viele Gedanken um sie gemacht hatte, ist auch nach deren Verlegung mit ihr in Kontakt geblieben.

Aus der Beziehung „Schwester – Patient" ist eine Freundschaft geworden. Die Wunden, von denen wir dachten, dass sie vielleicht nie ganz heilen würden, sind inzwischen geschlossen und der Patientin geht es gut. Manchmal kommt sie uns kurz besuchen und das ist dann immer eine Riesenfreude.

# 4. Ihre Karriere als „perfekter“ Patient

## Hoch geschätzt: der Privatpatient

Wer meint, wir wären auf dem Weg in eine Zwei-Klassen-Medizin, der hat sich getäuscht. Wir sind schon lange in der Drei-Klassen-Medizin angelangt. Diese Unterteilung hängt allerdings nicht alleine von den Krankenkassen ab. In der Praxis fallen drei Patiententypen auf: Es gibt den „normalen“ Kassenpatienten, den Privatpatienten und den Patienten mit Beziehungen. Idealerweise sind Sie ein Privatpatient mit Beziehungen.

Jeder Chef freut sich Sie zu sehen, sichern Sie doch einen Großteil seines Einkommens. Um wie viel es sich dabei wirklich handelt? Keine Ahnung, Chefs sind sehr schweigsam, wenn es um Auskünfte über ihre Bezüge geht. Aber dass Sie alle Rechnungen vorerst aus eigener Tasche bezahlen müssen, kommt ihm natürlich entgegen – erspart er sich doch die Diskussionen mit der Krankenkasse um Kosten und Abrechnungen. Dies obliegt Ihnen selbst. In der Regel sollten Sie aber das ausgelegte Geld von Ihrer Kasse zurückbekommen.

Am besten stellen Sie auch nicht infrage, was bei Ihnen an Untersuchungen doppelt und dreifach vorgenommen wird. Ein CT letzte Woche in einer Praxis gemacht? Aber nein, dass muss wiederholt werden, schließlich hat das Krankenhaus ein neueres Modell, da bekommt man viel bessere Bilder. Also geht es noch einmal in die Röhre. Oder Laborwerte, vorgestern Blut abgenommen? Nein, für die OP brauchen wir aber neue Werte. Und jeder Abteilungschef (ja, auch das Labor hat einen Chef) bekommt seine eigene Rechnung. Warum bei Privatpatienten übrigens für die gleiche Leistung mehr Geld gefordert wird? Das möchte ich auch gerne wissen! Die Hintergründe der Gesundheitspolitik erschließen sich einer normalsterblichen Person wie mir leider nur selten.

Auf der Normalstation ist die wöchentliche Chefvisite ein großes Ereignis. Genau wie es vor Jahrzehnten schon der Fall war, zieht ein großer Schwarm weiß gekleideter Menschen durch die Zimmer und nicht selten kontrollieren die Schwestern vorher, ob auch alle Patienten sauber und ordentlich im Bett liegen. Ob dies in Zeiten des knapper werdenden Pflegepersonals aufrechterhalten werden kann, werden wir sehen. Durch die wöchentliche Anwesenheit repräsentiert der Chef seine Klinik und zeigt sich praxisnah. Zwar bekommt er bei den morgendlichen Besprechungen die Patienten seiner Fakultät vorgestellt, es macht aber ein besseres Bild, wenn er sich auch einmal persönlich zeigt. Immerhin dürfen wir ihm ruhig ein gewisses Interesse an seinen Patienten unterstellen, schließlich möchte er, dass seine Klinik gut läuft.

Auf der Intensivstation ist alles ein bisschen anders. Dort werden die Chefs (welcher Fakultät auch immer), eher am Rande wahrgenommen. Die morgendliche „Muppet-Show“, bei der viele Anwesende wenig sagen, ist tagtäglich unterwegs. Auf interdisziplinären Intensivstationen, also den Stationen, die nicht nur Patienten einer Fachrichtung betreuen, wimmelt es morgens quasi von „Chefs“. Es kommen die Allgemeinchirurgen, die Unfallchirurgen, die Thoraxchirurgen, die Gynäkologen, die Gefäßchirurgen, die HNO-Ärzte oder die Neurochirurgen. Es kommt darauf an, wie viele Fachrichtungen es im Krankenhaus gibt. In manchen Häusern gehören die Thoraxchirurgen zur Allgemeinchirurgie und die Handchirurgen zur Unfallchirurgie, in anderen Häusern ist das komplett getrennt.

Nun haben Sie als Privatpatient ja Anrecht auf Chefarztbehandlung, egal auf welcher Station Sie liegen. Also kommt auch auf der Normalstation täglich der Chef oder (!) einer seiner Oberärzte vorbei und drückt Ihnen die Hand. Auf der Intensivstation dagegen schaut der Chef inklusive (!) seiner Oberärzte jeden (!) Patienten an.

Sie fragen sich vielleicht, ob es immer von Vorteil ist, Privatpatient zu sein, und welche Vorteile man noch genießt, außer stets zügig einen Termin in einer Facharztpraxis zu bekommen?

In der Praxis verhält es sich so: Die großen und interessanten Operationen machen die Chefs ohnehin, ganz gleich, bei welcher Versicherung Sie sind. Schließlich kann der Operierende sich hier profilieren und es unterbricht auch seinen „normalen" Alltag, wenn anspruchsvolle Aufgaben auf ihn zukommen, bei denen er etwas lehren und auch glänzen kann. Ob er nun in der Unfallchirurgie einen besonders komplizierten Bruch richtet oder in der Allgemeinchirurgie eine riesige Bauchoperation vornimmt, er kann sich seines Publikums gewiss sein. Solche Operationen sind auch wichtig für die Außendarstellung der einzelnen Kliniken. Schließlich muss jede Klinik belegen, wie viele Operationen sie jedes Jahr vornimmt und was für Operationen dies sind. So können Patienten, die einen geplanten Eingriff vor sich haben, die Klinik auswählen, die schon Erfahrungen mit bestimmten Operationen vorweisen kann. Bei Routineoperationen sieht die Sache schon wieder etwas anders aus. Schließlich haben Chefs einen gut gefüllten Schreibtisch und sind viel unterwegs. Vorträge halten, Artikel für Fachzeitschriften schreiben, Beziehungen pflegen ... Das alles macht einen nicht unerheblichen Anteil an Arbeit für einen gut vernetzten Arzt aus. Und gute Beziehungen spielen bestimmt auch eine Rolle bei der Verteilung der interessantesten Posten. Bei all den aufwändigen Aktivitäten bleibt nicht mehr allzu viel Zeit, sich mit „Routinearbeiten" zu beschäftigen. Aber natürlich wünscht sich jeder Patient für seine Behandlung jemanden mit viel Routine.

Dafür sind dann die Oberärzte zuständig. Denn während der Chef im Jahr vielleicht noch fünf Blinddarmoperationen macht – weil private Blinddarmpatienten einfach nicht öfter vorgekommen sind –, so operieren die Oberärzte vielleicht fünfhundert im Jahr. Von wem würden Sie sich lieber operieren lassen? Von Krankenhausmitarbeitern hört man jedenfalls sehr selten, dass sie sich eine Privatkasse wünschen und Wert auf Chefarztbehandlung legen ... Die meisten von ihnen gehen, sollten sie jemals Krankenhausbehandlung benötigen, den Chefs lieber aus dem Weg und bevorzugen einen Oberarzt oder fähigen Assistenten.

Als Privatpatient genießen Sie natürlich angenehme Vorteile: Je nach Versicherung haben Sie als Privatpatient Anrecht auf ein Ein- oder Zweibettzimmer. Selbstverständlich dürfen auch Kassenpatienten diese „bestellen“, gegen Zuzahlung natürlich. Die Zeiten der Sechsbettzimmer sind ohnehin vorbei. Es gibt zwar noch vereinzelte Zimmer mit vier Betten, aber üblich sind zwei bis drei Betten. Die Konkurrenz zwischen den Krankenhäusern ist groß und mit Sechsbettzimmern und womöglich nur zwei Toiletten für zwanzig Patienten zieht man keine „Kundschaft“ an.

Dabei hatten die großen Zimmer nicht nur Nachteile. Im Einzelzimmer versinken Sie als kranker Mensch oft schneller in Ihrem Leid als in einem Zimmer mit Gesellschaft. Allerdings unterscheiden sich hier Frauen erheblich von Männern: Eine Frau alleine lässt sich weniger hängen als Frauen im Kollektiv. Mehrere Frauen wetteifern oft darum, welche die „Ärmste“ ist. Bei Männern ist das genau umgekehrt. Im Einzelzimmer ist niemand Zeuge seiner Tapferkeit, also kann er sich richtig hängen gelassen. Liegt er allerdings mit fünf anderen Kerlen zusammen, ist garantiert einer darunter, der jedes Schwächeln gnadenlos kommentiert. Nicht immer ist dies negativ zu werten, denn gegenseitiger Ansporn verdoppelt die Kräfte und ein paar Witze machen jede Anstrengung leichter. Aus dieser Sicht betrachtet, sind Einzelzimmer also nicht immer das Nonplusultra.

Ohrenstöpsel sind allerdings in jedem Fall zu empfehlen, ob Sie nun neben einer Schnarchnase liegen oder im Einzelzimmer neben dem Stationsbüro.

Waren reine Privatstationen lange Zeit quasi verpönt und die Privatpatienten je nach Fachrichtung auf den entsprechenden Stationen in Einzelzimmern untergebracht, so kehrt sich der Trend jetzt langsam um. Im Wettbewerb unter den einzelnen Häusern wird der Patient zunehmend als „Kunde“ gesehen und entsprechend umworben. So entstehen interdisziplinäre Privatstationen mit erweitertem Service, sei es nun der Kuchen zum Dessert und die Diätassistentin, die sich um die Menüzusammenstellung kümmert, oder der Internetanschluss am Bett. Für eine bevorzugte Behandlung hilft das berühmte „Vitamin B" natürlich auch im Krankenhaus weiter – eine Medizin, die nicht jeder bekommt. In allen Bereichen des Lebens sind diejenigen am besten dran, die über Beziehungen verfügen und diese auch ausnutzen. Gehört der Chef zu Ihrem Golfclub, lässt sich leichter ein Termin zur Gallenoperation heraushandeln als über den normalen Weg.

Und im Krankenhaus sind Sie dann nicht Kassen- oder Privatpatient, sondern der „Freund vom Chef" ... Entsprechend genießt Ihre Galle oberste Priorität! Allerdings nur bei der Ärzteschaft (die wollen beim Chef ja nicht in Ungnade fallen). Die Schwestern rollen dabei höchstens mit den Augen. Wenn um jede kleine Galle so ein Aufstand gemacht würde, käme man aus den Aufständen gar nicht heraus! Außerdem ist es dem Pflegepersonal ziemlich egal, welcher Kasse Sie angehören. Für den Stellenplan sind die Privatkassen nämlich nicht zuständig. Ob nun Privat- oder Kassenpatient – der Krankenschwesternanteil auf der Station bleibt gleich. (Zumindest ist dies in den öffentlichen Häusern so, private Krankenhäuser haben da etwas mehr Spielraum – wie auch immer sie das finanzieren.)

Natürlich nutzen nicht nur Chefarztfreunde ihre Beziehungen, auch Krankenhauspersonal verfügt über diverses nützliches „Vitamin B". In manchen Häusern ist es sogar ganz offiziell üblich, dass stationär aufgenommenes Personal auf der Privatstation liegt oder ein Einzelzimmer bekommt. Ein anderes Beispiel: Ein Krankenpfleger hat nach einem Sturz ein dickes Knie und soll arthroskopiert werden, also eine Kniespiegelung bekommen. Welche Möglichkeiten stehen ihm zur Verfügung? Geht er in die eigene Klinik, obwohl das Vertrauen in die Chirurgen nicht gerade das größte ist? Schließlich erlebt er sie jeden Tag am Bett der Patienten. Und wenn einer der Standardsprüche lautet: „Das wird sowieso nichts mehr", kommt man bei dieser Möglichkeit schon ins Grübeln! Oder er geht in ein fremdes Krankenhaus, kennt dort aber niemanden und weiß so nicht genau, wie es dort mit der Kompetenz aussieht. Oder er wendet sich vielleicht an einen niedergelassenen Chirurgen, den er von früher kennt und der nicht nur nett ist, sondern sich in seinen Klinikzeiten als sehr kompetent erwiesen hat. (Kein Wunder, dass er jetzt selbstständig arbeitet, so ist er sein eigener Chef.) Selbst wenn man die Wahl hat und zum Operateur seines Vertrauens gehen kann, ist dies natürlich auch keine Garantie auf hundertprozentiges Gelingen, die allgemeinen Operationsrisiken bleiben schließlich bestehen. Da nützt es auch nichts, wenn man den Chefarzt vom Sandkasten her kennt.

In jedem Beruf gibt es Menschen, deren wahre Fähigkeiten eigentlich auf einem anderen Gebiet liegen, warum soll es in der Medizin also anders sein? In manchen Familien ist es Tradition, den Arztberuf zu ergreifen, und nicht jeder traut sich, seinen eigenen Weg zu gehen (und somit vielleicht keine Unterstützung mehr aus dem elterlichen Geldbeutel zu erhalten). Denen aus dem Wege zu gehen, ist ein Vorteil des beliebten Vitamins. Die künstlerisch ambitionierte HNO-Ärztin mag noch so schöne Nasenkorrekturen hinlegen; wenn sie dafür drei Mal so lange braucht wie ihre Kollegen, wird sie nicht lange in diesem Bereich arbeiten. Auch der „grobmotorische" Chirurg, bei dessen Operationen schon prophylaktisch mehr Blutkonserven bestellt werden als sonst üblich, wird sich nicht so lange halten. Ebenso erfreute sich die Intensivärztin, die durchgängige Patienten durch lange Gespräche zu beruhigen versuchte, anstatt in die Medikamentenkiste zu greifen, keiner großen Beliebtheit. Bei allem Respekt gegenüber den Versuchen mit langen Gesprächen: Als ihre eigentliche Arbeit liegen blieb und von anderen Kollegen zusätzlich übernommen werden musste, wurde sie zu einem ernsten Gespräch über Prioritätensetzung gebeten.

Einzelne Marotten dienen allerdings meistens der allgemeinen Belustigung. Wie zum Beispiel der Stationsarzt, der seinen Patienten immer ein „Spürchen" Sauerstoff geben wollte. Statt zwei Liter Sauerstoff einzustellen, sollten wir den Drehknopf genau ein viertel Mal herumdrehen – auf der Anzeige des Gerätes war mit dieser Einstellung allerdings nichts zu erkennen, so wenig Sauerstoff kam aus dem Gerät heraus. Es dauerte nicht lange, da hatte diese Anordnung einen Namen: „Ein Viertel Bruno" – nach dem Namen des Arztes. Zu Dokumentationszwecken war das leider nicht zu gebrauchen, aber wir hatten unseren Spaß!

## Der ideale Intensivpatient

Wenn Sie nun trotz allem immer noch vorhaben, sich mit Alkohol im Blut ans Steuer zu setzen oder beim nächsten Konflikt vom Balkon zu springen, wäre es nett, dem Pflegepersonal die Arbeit mit Ihnen ein wenig zu erleichtern. Sorgen Sie also jetzt schon vor! Hier ist die Anleitung dazu:

*1. Das Gewicht:* Als perfekter Patient wiegen Sie zwischen 50 und 80 kg. Warum nicht zu wenig oder zu viel, habe ich ja schon genau erläutert.

*2. Der Haarschnitt:* Bitte eine Kurzhaarfrisur! Kurze Haare sind wesentlich leichter vom Blut zu befreien. Sie lassen sich leichter kämmen und kleben nicht so am Kopf, wenn Sie schwitzen. Ebenso erspart man Ihnen die Peinlichkeit von oben auf dem Kopf zusammengeflochtenen fettigen Zöpfen. Lange Haare zu waschen ist sehr zeitaufwendig, zumal bei Kopfverletzungen ohnehin nicht gewaschen werden darf. Kurze Haare können eher mal zwischendurch mit einem Waschlappen und Shampoo abgeschrubbt werden.

*3. Der Bart:* Bitte keinen Vollbart! Und schon gar keinen Rauschebart à la Weihnachtsmann! Wenn es denn sein muss, dann ein Dreitagesbart oder in Form rasiert und kurz gehalten. Ebenso ist ein guter Rasierapparat unerlässlich für Ihre gepflegte Optik während des Intensivaufenthaltes. Ob Nass- oder Trockenrasierer ist unerheblich, Hauptsache die Scherblätter sind scharf. Sonst wird mit Stationsrasierern geschabt und das Ergebnis ist nicht immer für alle Seiten befriedigend ... So fragte eine Ehefrau ernsthaft, ob denn ihr Mann aus dem Bett gefallen sei, weil er diverse Abschürfungen im Gesicht hatte. Zuzugeben, dass sein Aussehen der Rasur zu verdanken war, war schon eine Überwindung.

4. *Die Zähne:* Ein perfektes Gebiss ist natürlich wünschenswert. Die Farbe ist zwar eher nebensächlich, gelbbraun in dunkleren Schattierungen ist trotzdem unappetitlich. Ein komplettes Gebiss bitte, damit die Mundpflegetupfer nicht an vereinzelten Zähnen hängen bleiben. Aber das Allerwichtigste ist: Die Zähne müssen fest sein! Es wird Ihnen so oft im Mund „herumgefuhrwerkt" (Lagewechsel vom Tubus, Magensonde legen, Gastroskopieren etc.), da hat man weder Lust, einen einzelnen Zahn wie ein rohes Ei zu behandeln, noch abgebrochene Zähne aus der Lunge herauszuholen. Als Alternative ist die Vollprothese angenehm: herausnehmen, Mund spülen, Prothese reinigen, einsetzen, fertig.

5. *Die restliche Körperbehaarung:* Prinzipiell wäre eine frische Ganzkörperrasur von Vorteil. So sind Sie gut zu waschen und die Verbände halten besser. Besonders der Intimbereich ist enthaart leichter zu pflegen, „vorne" wie „hinten"! (besonders am Abführtag ...)! Dass dieser Wunsch nur selten in Erfüllung geht, ist uns schon klar!

6. *Die Füße:* Es würde schon reichen, die Füße täglich mit Wasser und Seife zu erfreuen und ab und an eine Nagelschere zu benutzen. Leider hat ein Teil der Menschheit noch nichts davon gehört. Hühneraugen, Warzen, Fußpilz, Nagelpilz, eingewachsene oder abgekaute Nägel (gibt es auch an den Füßen) – so machen Sie sich auf der Intensivstation wirklich nicht beliebt. Und der Geruch erst ... Über Jahre gehegte Käsefüße lassen sich mit einmaligem Waschen leider nicht in duftende Körperteile verwandeln.

7. *Die Angehörigen:* Als perfekter Intensivpatient haben Sie Angehörige, die sich an Besuchszeiten halten oder diese absprechen, Verständnis für Verzögerungen bei Notfällen haben und das Personal nicht mit alten Familiengeschichten die ohnehin schon knappe Zeit stehlen. Dafür dürfen sie alle Fragen stellen, die ihnen auf dem Herzen liegen, und so lange nachhaken, bis sie auch alles verstanden haben. Netterweise ruft auch nur eine Person morgens auf der Station an, um sich nach Ihrem Befinden zu erkundigen, und gibt dann die Informationen an alle Familienangehörigen weiter. Das ist eine große Erleichterung für

die Stationsärzte, denn die dritte Tochter oder die fünfte Tante, die innerhalb einer halben Stunde anruft, ist wirklich lästig.

Dagegen ist Pflegepersonal über jeden Besucher froh, der seinem Angehörigen auch einmal das verschwitzte Gesicht abwischt, ihm (nach Absprache) etwas zu trinken reicht, beim Essen hilft oder sogar von zu Hause etwas Leckeres mitbringt. So haben nicht nur Sie als Patient etwas von Ihrem Besuch, auch der Besucher kommt sich nützlich vor, da haben im Endeffekt beide etwas davon.

*8. Verhalten bei der Verlegung:* Sind Sie aus vielerlei Gründen gezwungen, die Gastfreundschaft der Intensivstation längere Zeit in Anspruch zu nehmen, ist eine kleine Dankeschönkarte am Ende Ihres Aufenthaltes eine nette Geste. (Wenn Sie denn das Gefühl haben, sich bedanken zu müssen einfach nur weg zu wollen ist auch ok.)

## Warum Sie sich auf der Intensivstation auch wohlfühlen können …

Selbst wenn Ihr Aufenthalt in der Regel unangenehm ist, gibt es einige unbestreitbare „Annehmlichkeiten". Die wichtigste zuerst: Es ist wirklich immer jemand da. Gerade, wenn Sie überhaupt erst noch registrieren müssen, dass Sie nach einem Unfall auf einer Intensivstation liegen, hilft es sehr, wenn immer jemand in Ihrer Nähe ist und Ihnen bei unruhigen Phasen spontan zur Seite stehen kann. In der Zeit Ihrer Narkose haben Sie ja nichts mitbekommen und auch an das „Durchgangssyndrom" können Sie sich meistens nicht erinnern. Umso beängstigender kann es sein, wenn alle Personen außer Ihnen Ihr abhängiges Dasein völlig normal finden, während Sie selbst noch heftig damit zu kämpfen haben. Die Folgen Ihres Unfalls müssen Sie ja auch erst einmal verarbeiten. Zum Beispiel merken Sie, dass Sie die Muskeln Ihres operierten Armes wieder selbst anspannen können. Also heben Sie Ihren Arm ein wenig an – und er rutscht vom Kissen herunter. Das ist ja eigentlich nicht weiter tragisch, nur bekommen Sie ihn nicht wieder hinauf! Denn die Muskeln, die als Gegenspieler dienen, sind dazu noch nicht kräftig genug. Ohne hilfreiche Hände würde Ihr Arm jetzt verdreht liegen bleiben. Sind Sie jetzt sauer, weil Sie Hilfe brauchen, oder sind Sie froh, weil die Hilfe quasi im Vorbeigehen geleistet wird? Ein großer Unterschied, nicht wahr?

Nicht jeder Patient kommt in den „Genuss", sich auf der Intensivstation auch wohlzufühlen, gerade nach nicht verschuldeten Unfällen. Oft überwiegt die Wut auf den Unfallverursacher – dass Sie vielleicht Glück im Unglück hatten, weil Ihr Kopf nur um Zentimeter an einem Baumstamm vorbeischrammte, registrieren Sie nicht. Aber vielleicht sind Sie ja froh, dem Tod noch einmal von der Schippe gesprungen zu sein, und für jede Hilfe dankbar, wenn es trotz Ihrer Bemühungen mal hapert. Selbst wenn die Schwester gerade nicht an Ihrem Bett steht, können Sie zu jeder Zeit jemanden sehen oder hören. Gerade, wenn Sie zwar schon relativ wach sind, aber aufgrund des Tubus oder der Trachealkanüle noch nicht sprechen können, beruhigt es durchaus, wenn Sie im Hintergrund die Schwester hören, schaut sie doch im Vorbeigehen auch kurz nach Ihnen! Ihr Kopfkissen wird schnell einmal gerade gerückt, der Trinkbecher wieder in greifbare Nähe gestellt (Sie erinnern sich: mit Trachealkanüle kann man durchaus trinken) oder der verletzte Arm wieder zurechtgelegt. Ist Ihr Gesicht schmerzverzerrt, bekommen Sie zwischendurch etwas gegen die Schmerzen oder ein Bein ist Ihnen von den Lagerungskissen gerutscht und klemmt jetzt zwischen den Bettgittern oder droht, ganz von der Matratze zu rutschen. All diese Dinge werden im Vorbeigehen miterledigt, selbst wenn die Schwester eigentlich mit anderen Sachen beschäftigt ist. Das ist auf der Normalstation so niemals der Fall. Dort ist Ihre Zimmertür zu, wenn nicht gerade etwas anliegt.

Auf der Intensivstation werden Ihnen viele Aktivitäten abgenommen. Zum Beispiel ist es viel bequemer, sich einfach waschen zu lassen als selbst tätig zu werden. Es geht auch viel schneller – was leider auch ein Grund ist, weswegen man Ihnen vieles abnimmt. So spart die Schwester wertvolle Minuten ein, die sie an anderer Stelle gut gebrauchen kann. Eigentlich ist das nicht Sinn der Sache, denn die Eigenförderung des Patienten sollte ein grundsätzliches Anliegen des Pflegepersonals sein. Bei ausreichender Zeit ist das auch alles kein Problem. Aber wenn die Zeit drängt, wird es schwierig. Zum Beispiel bleibt für Ihre Körperwäsche genau eine halbe Stunde Zeit, weil die Schwester dann mit einem anderen Patienten ins CT muss. Sollten Sie sich in dieser halben Stunde lieber selbst waschen, auch wenn die Zeit für eine komplette Wäsche dann vielleicht nicht ausreicht? Oder sollten Sie sich lieber waschen lassen, damit auch alles frisch ist? Natürlich könnte man sagen, dass es nicht schadet, wenn Sie einmal einen Tag nicht „richtig" gewaschen wurden und dafür Eigenständigkeit trainiert haben. Ob Sie das aber auch meinen, wenn Sie von Kopf bis Fuß komplett verschwitzt sind? Und Ihnen ein frisch bezogenes Bett lieber wäre als jede Freude über ein selbst gewaschenes Gesicht? Schon wieder eine Frage, die jeden Tag aufs Neue individuell entschieden werden muss.

Wenn Sie wieder sprechen können, ist es ebenfalls nett, wenn Sie nicht für jeden Kontakt erst einmal auf die Klingel drücken müssen. Hier laufen so viele Leute am Tag an Ihnen vorbei, da haben Sie immer jemanden, den Sie kurz ansprechen können.

Bei Beschwerden (körperlicher Art) ist immer ein Arzt vor Ort oder umgehend zu erreichen. Auf der Normalstation sind diese tagsüber im OP verschwunden. Da kann es länger dauern, bis sich jemand um Sie kümmert.

Trotzdem ist es irgendwann an der Zeit, die Intensivstation zu verlassen, und das ist auch gut so!

## Verlegungsfähig – wie geht es weiter?

Endlich ist der Tag gekommen. Die Ärzte befinden Sie für verlegungsfähig!

Sie werden sich wieder frei bewegen können, ohne dass jedes Mal der Monitor alarmiert, wenn ein Kabel wackelt. Sie verwickeln sich nicht mehr bei jeder Bewegung in den Strippen. Es gibt keine „Dauerobservation" mehr durch die Schwestern, die immer dann ins Zimmer kommen, wenn Sie sich gerade die Sauerstoffmaske vom Gesicht genommen hatten oder heimlich aufstehen wollten. Paradiesische Zustände, meinen Sie? Wir werden sehen ...

Als Erstes wird überlegt, wo Sie hinverlegt werden können.

Viele Unfallpatienten verlassen die Intensivstation in Richtung Rehabilitation, besonders nach Kopfverletzungen. Sind auf Grund der Verletzungen noch weitere Operationen notwendig oder ist es allgemein für die Reha noch zu früh, werden Sie auf die Normalstation verlegt. Dann sind Sie für die Intensivstation quasi „weg vom Fenster" und wenn Sie nicht gerade – warum auch immer – bleibenden Eindruck hinterlassen haben, kümmert es auch niemanden mehr, wie es mit Ihnen weitergeht. Dafür gibt es einfach zu viele Patienten, die auf der Intensivstation „durchgeschleust" werden. Als Langlieger erinnert man sich zwar eher an Sie, aber auch nur die Schwestern, die Sie länger betreut haben. Normalerweise wird Ihr Bettenplatz sofort wieder belegt und der nächste Patient beansprucht die volle Aufmerksamkeit. Wenn man grob überschlägt: Eine Schwester betreut zwei bis drei Patienten in ihrem Dienst. Nehmen wir an, davon ist einer ein Langlieger, einer bleibt zumindest für ein paar Tage und der dritte wird am nächsten Tag wieder verlegt. Das macht bei einer Woche Dienst schon (ungefähr) zehn Patienten. Pro Jahr werden Hunderte von Patienten auf der Intensivstation betreut – da ist es doch kein Wunder, wenn viele „aus den Augen, aus dem Sinn" sind! Und seien wir ganz ehrlich: Auch Unfallpatienten gehören für das Personal zur „Routine", warum sich also für alle Verläufe interessieren? Es ist ja auch nicht wie im Fernsehen, wo jeder Tag ein Tag voller Katastrophen ist. Viele Tage gehen auch auf Intensiv einfach so vorüber. Und das ist auch gut so!

Ist Ihr Zustand noch nicht völlig stabil, kommen Sie übergangsweise auf die Wachstation. Dort „hängen" Sie zwar auch am Monitor, werden aber nicht mehr so streng überwacht wie auf der Intensivstation. Als Reha-Patient wird Ihre Verlegung längerfristig vorbereitet. In dieser Klinik verweilen Sie schließlich Wochen bis Monate. Alle hoffen dann, dass Ihr Zustand bis zum Termin stabil bleibt. Eine Verschiebung kostet viel Zeit.

Nicht selten landen Reha-Patienten auch wieder im Krankenhaus, zum Beispiel wegen einer akuten Lungenentzündung oder nach einem Sturz.

Dann fängt alles wieder von vorne an ... Wie bei Herrn Mehldorn. Nach einem Autounfall, bei dem er ohne äußere Einflüsse von der Fahrbahn abkam und mit einem entgegenkommenden Fahrzeug kollidierte, wurde er mit schwersten Kopf- und Brustverletzungen bei uns eingeliefert und schwebte lange Zeit buchstäblich zwischen Leben und Tod. Auch seine Wirbelsäule war gebrochen, und zwar ziemlich weit oben im Halswirbelbereich. Nach der OP musste er für Wochen eine Halskrause tragen, weil das Risiko einer erneuten Schädigung durch unbeabsichtigte ruckartige Bewegungen zu groß war. Für jede Komplikation war er zu haben. Seine schon vor dem Unfall bestehende Erkältung wuchs sich zu einer schweren Lungenentzündung aus und da er Diabetiker war, heilten seine Wunden schlecht. (Bei Diabetikern sind die kleinen Blutgefäße schlechter durchblutet, was die Sauerstoffversorgung des Gewebes vermindert und somit bei Wunden die Heilung verzögert.) Außerdem litt er an den Folgen eines Schlaganfalls, der eventuell auch Auslöser seines Unfalls gewesen sein könnte. Über drei Monate lag er auf der Intensivstation, dann war es soweit: Reha! Alle waren froh, dass es endlich mit ihm weiterging. Die Freude währte allerdings nicht lange. Wenige Tage, nachdem er endlich selbstständig das Bett verlassen durfte, stolperte er nach dem Aufstehen über seine eigenen Schuhe und stürzte so unglücklich auf den Boden, dass er sich eine Blutung im Kopf und einen Oberschenkelhalsbruch zuzog. Nun lag er wieder bei uns auf der Station, musste am Kopf operiert werden, um die Blutung zu stillen und eine Hüftprothese bekommen. Wieder bekam er Wundheilungsstörungen und durch seine Blutung im Kopf hatte er auch Koordinations- und Schluckstörungen. Und wieder lag er über Wochen auf der Intensivstation, bevor überhaupt an eine erneute Reha gedacht werden konnte. Immerhin kehrte er aus dieser nicht wieder zu uns zurück. Ob er allerdings völlig wiederhergestellt werden konnte, entzieht sich leider unserer Kenntnis.

Spontan atmen zu können gehört übrigens nicht zu den Voraussetzungen für eine Verlegung in die Rehaklinik. Normalerweise haben die Kliniken auch Intensivstationen mit Beatmungsbetten. So können sowohl Patienten, die aufgrund ihres Unfalls dauerhaft ein Beatmungsgerät benötigen, als auch Patienten, die vorrangig entwöhnt werden sollen, dort aufgenommen werden.

Sollen Sie nach Ihrer Intensivzeit auf die Normalstation, ist Ihr „Abflug" häufig ungeplant. Unfallpatienten kommen eben häufig nachts und so werden auch Sie nachts und überraschend verlegt, wenn kein anderes Bett mehr frei ist. Meistens dann, wenn Sie gerade eingeschlafen sind …

Als Wachpatient kann Ihnen das auch passieren, dann ist die allgemeine Umschiebeaktion allerdings noch größer, da auch die Wachstation einen ihrer Monitorpatienten aussortieren muss, um Ihnen den Platz frei zu machen.

Für viele Intensiv-Patienten ist die neue Station ein echter Schock … Es fängt schon mit den Zimmern an: Die Tür ist zu! Nach Wochen auf dem Präsentierteller wirkt das nicht auf alle Patienten beruhigend. Manche fühlen sich richtig abgeschoben. Mit vier Patienten in einem Überwachungszimmer können Sie Ihre Nachtruhe immer noch vergessen. Am Monitor hängen Sie ja weiterhin, also: keine falsche Bewegung! Zudem können alle Patienten sprechen – oder jammern oder schreien oder laut schnarchen. Oder alles in Kombination! Ihre zuständige Schwester sehen Sie auch seltener. Diese betreut nämlich wesentlich mehr Patienten als jene auf der Intensivstation.

Wo vorher im Vorbeigehen schnell einmal das Kissen geradegerückt oder das Wasserglas nachgefüllt wurde, müssen Sie jetzt jedes Mal auf die Klingel drücken. Spätestens beim dritten Klingeln in einer halben Stunde wird Ihnen die Schwester erzählen, was sie davon hält, ihre anderen Arbeiten unterbrechen zu müssen, um Ihnen „zu Diensten“ zu sein! Ebenso verhält es sich bei der Körperwäsche: Wurden Sie auf der Intensivstation geradezu verwöhnt, weil Ihnen die Schwester alles abgenommen hat (kein Wunder, so ging es ja am schnellsten!), so bekommen Sie jetzt eine Waschschüssel hingestellt und dürfen sehen, wie Sie klarkommen. Nur bei eingegipsten Armen kriegen Sie vielleicht noch Hilfe beim Rücken- und Füße-waschen. Wie gesagt, auf manchen Stationen ist es durchaus üblich, die Beine nur alle zwei Tage zu waschen, da das An- und Ausziehen der Antithrombosestrümpfe so lange dauert.

Das Essen bekommen Sie auch nicht mehr „liebevoll“ angerichtet, von wegen Brötchen schmieren, in Stücke schneiden und vom Mittagessen eine Miniportion auf einem extra Tellerchen. Ob mit oder ohne Gipsarm: Tür auf, Stationshilfe rein, Tablett auf den Nachttisch, „Sie kommen ja zurecht, guten Appetit“, – das ist der normale Ablauf. So schnell können Sie gar nicht um Hilfe bitten, wie die Tür wieder zu ist!

Da hat sich manch einer schon auf die Intensivstation zurückgewünscht!

Es kann allerdings sein, dass Sie von der Verlegung gar nicht viel mitbekommen. Nach Wochen des Intensivaufenthaltes ist die Möglichkeit groß, dass Sie geistig noch nicht fit sind. Fehlende Orientierung zu Zeit, Ort oder Person nennt man das. Selbst auf der Normalstation kann es sein, dass Sie noch nicht wissen, wie Sie heißen, was passiert ist oder wo Sie sich befinden. In diesem Zustand wird man Sie natürlich nicht gerne verlegen, im Notfall muss es trotzdem sein.

Kopfverletzungen, Medikamente und ein gestörter Tag-Nacht-Rhythmus sind einige der Hauptursachen dafür.

Gerade wenn Sie lange Zeit hohe Mengen an Schlaf- und Schmerzmitteln bekommen haben, können die „Entzugserscheinungen“ anhalten. Dagegen gibt es natürlich Medikamente, aber auch von denen sollen Sie ja wieder loskommen. Das dauert leider seine Zeit, da diese nur ganz langsam reduziert werden dürfen.

Für die Stationen ist die Entscheidung sehr schwierig: Einerseits sollen Sie so schnell wie möglich wieder selbstständig werden, andererseits sind Sie vielleicht aggressiv, bettflüchtig oder machen die Nacht zum Tage. Dann verbringen Sie Ihre Zeit entweder im Bett mit Bauchgurt und Bettgittern oder sind tagsüber zu nichts zu motivieren, weil Sie die Nacht „durchgemacht“ haben.

# 5. Die heikelsten Fälle – Sensibilität ist gefragt

## Albtraum Querschnittlähmung

Warum einige Reha-Kliniken eine Intensivstation haben, haben wir ja schon geklärt. Jetzt wollen wir uns näher mit einem typischen „Reha-Fall“ beschäftigen: der Querschnittslähmung.

Nun, hatten Sie das Pech, bei Ihrem Unfall an der Wirbelsäule verletzt zu werden, übrigens gerne nach Stürzen vom Baum oder Balkon, kann es sein, dass Sie Ihr weiteres Leben im Rollstuhl und vielleicht sogar mit einer Beatmungsmaschine verbringen müssen.

Auch nach schweren Kopfverletzungen können Sie längerfristig auf künstliche Beatmung angewiesen sein und vorerst auf die Intensivstation kommen. Bleiben wir aber bei den „Querschnitten“.

Die meisten Querschnittslähmungen entstehen tatsächlich durch Motorrad-, Auto- oder Sportunfälle. Man erinnere sich an den jungen Mann, der bei der Fernsehsendung „Wetten dass ...“ so unglücklich stürzte, oder an den Turner, der nach einem verunglückten Trainingssprung sein weiteres Leben ebenfalls im Rollstuhl verbringen wird. Und wie diese beiden gibt es ja noch viel mehr Betroffene, deren Geschichte in den Medien nur nicht so präsent ist.

In Deutschland erleiden ungefähr 900 Menschen pro Jahr eine Querschnittslähmung durch einen Unfall. Männer sind dabei mit ca. 70% häufiger betroffen als Frauen und das Durchschnittsalter liegt bei vierzig Jahren. Aber auch Erkrankungen des Rückenmarks wie Tumore, Bandscheibenvorfälle oder die „Spina bifida“, eine vorgeburtliche Schädigung während der Embryonalentwicklung, auch bekannt als „offener Rücken“, können die Ursache für eine Querschnittslähmung sein. (Details dazu können Sie auch der Website: http://www.medhost.de/gesundheit-lexikon/querschnittlaehmung.html, Stand Juni 2011 entnehmen.

Die Folgen einer kompletten Querschnittslähmung sind viel komplexer, als Sie sich das vielleicht vorstellen. Da geht es nicht „nur" darum, dass die Beine gelähmt sind und der Patient im Rollstuhl fahren muss. Lunge, Blase, Darm, Sexualfunktion, Herz, Kreislauf, Knochen und Gelenke, die Haut – alles spielt mit hinein! Es gibt natürlich auch inkomplette Querschnitte, bei denen vereinzelte Bewegungen möglich sind oder das Gefühl noch vorhanden ist. Aber ob es besser ist, etwas zu fühlen und trotzdem nichts steuern zu können? Ich würde sagen, jedes Empfinden kann nur gut sein, aber als gesunder Mensch kann man sich gar keine Vorstellung davon machen, wie es ist, wenn das Körpergefühl derart gestört ist.

Gehen wir im Folgenden von einer kompletten Querschnittslähmung aus. Im Allgemeinen gilt: Je höher der Querschnitt sitzt, desto mehr Körperfunktionen fallen aus. So sind bei einer Rückenmarksverletzung in Höhe der Lendenwirbelsäule nicht nur die Beine betroffen, sondern auch Blase und Darm.

Liegt Ihr Querschnitt höher, fehlt die Kontrolle über die Rumpfmuskulatur und Sie können sich nicht von selbst gerade halten. Ab dem Bereich der Halswirbelsäule ist die Funktion Ihrer Arme gestört. In der Reihenfolge: Finger spreizen, Ellenbogenstreckung, Streckung und Beugung im Handgelenk, Beugung im Ellenbogen. Mit diesen Defiziten bekommen Sie zumindest einen Elektrorollstuhl. (Ob man wegen dieser „Bequemlichkeit" die Funktion seiner Arme hergeben möchte, sei dahingestellt.)

Eine Schädigung im obersten Bereich ist natürlich die schlimmste, weil sie Ihre Atmung lahmlegt. Ihr Zwerchfellmuskel und die Zwischenrippenmuskulatur sind nicht mehr funktionsfähig und ohne diese Muskeln können Sie nicht alleine atmen. Husten übrigens auch nicht, Sekret muss mithilfe eines Absaugkatheters entfernt werden. Damit sind Sie den Rest Ihres Lebens nicht nur von der Hilfe anderer Menschen, sondern auch von einer Beatmungsmaschine abhängig. Eine tolle Vorstellung!

Nur mal kurz vom Baum gefallen, im Schwimmbad die Rutsche hinuntergestürzt, die Leitplanke mitgenommen, nur einmal nicht nachgedacht und das gesamte gewohnte Leben ist unwiderruflich dahin.

Gerade Patienten im mittleren Alter dürfen sich an der Querschnittslähmung „erfreuen“, jüngere haben vielleicht die „elastischeren“ Knochen und ältere sind nicht so risikofreudig (oder überleben den Unfall erst gar nicht). Von solchen schweren Verletzungen sind übrigens mehr Männer als Frauen betroffen – das passt zur „Risikofreudigkeit“ ... Also wenn Sie einmal in eine knifflige Situation kommen, ähnlich einer „Mutprobe“ (wer klettert am höchsten, wer rutscht am schnellsten?), kann ich nur raten: Lassen Sie sich lieber einmal mehr auslachen, als den Rest Ihres Leben im Rollstuhl zu sitzen. Nur weil man vorsichtig ist, heißt das noch lange nicht, dass man feig ist. Im Gegenteil, dort „nein“ zu sagen, wo andere spotten, das verlangt viel mehr Mut und Charakterstärke. Die „Freunde“, die Sie auslachen, weil Sie etwas Gefährliches nicht machen wollen, besuchen Sie später sicher auch nicht im Krankenhaus!

Vermutlich werden Sie durchaus mehrere Monate bis zu einem Jahr in der Reha-Klinik verweilen, deshalb gebe ich Ihnen hier einen kleinen Einblick dessen, was auf Sie zukommt: Verlegt werden Sie mit einem Intensivmobil oder Krankenwagen von Intensivstation zu Intensivstation, denn auch unterwegs brauchen Sie ein Beatmungsgerät sowie einen Überwachungsmonitor. Die entsprechenden Kliniken sind nicht in jeder Stadt vorhanden, darum kann die Fahrzeit einige Stunden betragen. Vielleicht werden Sie auch endlich heimatnah verlegt, falls Sie im Urlaub oder auf Dienstreise verunglückt sind. Selbst größere Entfernungen sind mit einem Intensivmobil kein Problem, ansonsten kann ein (deutlich teurerer) Hubschrauber angefordert werden.

Dem Ganzen voraus geht ein Papierkrieg zwischen Krankenkasse, Klinik (eine der oberärztlichen Lieblingsaufgaben) und Ihren Angehörigen. Die verschiedenen Kassen haben alle ihre eigenen Verträge mit bestimmten Reha-Kliniken und ob diese dann Ihren Aufenthalt in der gewünschten Klinik bezahlt, ist manchmal ungewiss. Sind Sie zum Beispiel in Frankfurt verunglückt, wohnen in München, Ihre Angehörigen aber in Hamburg und möchten diese sich während Ihrer Reha-Zeit um Sie kümmern, kann bis zur Klärung viel Papier den Rhein hinunterfließen ...

Der Aufenthalt wird meistens bezahlt, lediglich bei den Transportkosten können Querelen entstehen. Eine Fahrt als Intensivpatient von Frankfurt nach Hamburg und Monate später als Rollifahrer von Hamburg nach München kann deutlich vierstellig werden.

Auf der dortigen Intensivstation angekommen, werden Sie vorerst so versorgt wie bisher auch. Natürlich mit dem langfristigen Ziel, Sie fit für ein häusliches Leben zu machen.

Als Erstes wird Ihre Atmung in Angriff genommen. Wenn irgendwie möglich, sollen Sie in Zukunft ja ohne künstliche Beatmung auskommen. Schwierig wird es, wenn Ihre Rumpfmuskulatur nicht funktionsfähig ist. Husten ohne Bauchmuskeln ist fast unmöglich! Mit speziellen Übungen zum Durchatmen und Abhusten werden Sie von nun an regelmäßig traktiert, denn weiterhin soll eine Lungenentzündung tunlichst vermieden werden!

Sitzt der Querschnitt zu hoch, bleiben Sie den Rest Ihres Lebens von einer Maschine abhängig. Dann bekommen Sie ein „Heimbeatmungsgerät". Das begleitet Sie zukünftig auf allen Wegen (ohne Ausnahme!). Diese Geräte sind deutlich kleiner als jene auf der Station, verfügen über einen starken Akku und brauchen keine Wandanschlüsse für Sauerstoff und Druckluft. Eine Notfallausrüstung muss natürlich immer dabei sein (Beatmungsbeutel, Material, um Ihre Trachealkanüle notfalls austauschen zu können, Absaugmöglichkeit). Auch ein zweites Gerät für den Komplettausfall sollte es geben.

Meistens kümmern sich spezielle Firmen um die Ausstattung und Einstellung der Geräte auf Ihre Bedürfnisse. Sind Sie gut eingestellt und auch sonst kreislaufstabil, werden Sie inklusive Beatmungsgerät auf die Normalstation verlegt. (Für die anschließende häusliche Versorgung gibt es inzwischen immer mehr Pflegedienste, ansonsten bleibt nur die Unterbringung in einer speziellen Pflegeeinrichtung.)

Auch Ihr Kreislauf muss sich erst mit der neuen Situation abfinden. Kommen Sie vom Liegen zum Sitzen, kann Ihr Blutdruck so „in den Keller gehen“, dass Ihnen schwarz vor Augen wird. Das Blut „versackt“ in den Beinen, der Rücktransport zum Herzen ist gestört. Wichtig ist das Tragen von Kompressionsstrümpfen und regelmäßiges Training. Manchmal sind Medikamente zur Herabsetzung der Blutgerinnung nötig, damit sich keine Blutgerinnsel bilden. (Wochen auf der Intensivstation zu verbringen, um in der Reha an einer Lungenembolie zugrunde zu gehen, ist echt frustrierend für alle Beteiligten ...)

Ein Wort zur Lähmung an sich. Im Allgemeinen stellt man sich ja nicht mehr funktionierende Gliedmaßen als herabbaumelnde schlaffe Gebilde vor. Das stimmt aber nicht! Noch Tage bis Monate nach Ihrer Verletzung kann sich eine Spastik bilden. Das bedeutet, dass sich Ihr Körper unkontrolliert verkrampft, sei es in der Streckung, der Beugung oder als unkontrolliertes Zittern. Zwar kann sie durchaus eine Hilfe bei den alltäglichen Aktivitäten darstellen, zum Beispiel kann sie das Aufrechthalten erleichtern oder sogar Stehen ermöglichen, meist ist sie aber sehr unangenehm. Oder mögen Sie in sitzender Position schlafen, weil sich Ihre Knie nicht durchstrecken lassen oder die Hüfte permanent gebeugt ist? Selbst in Seitenlage – versuchen Sie einmal, sich in dieser Position umzudrehen ...

Die Behandlung erfolgt in erster Linie durch Krankengymnastik, bei Bedarf gibt es auch Medikamente. Entweder Tabletten oder Spritzen direkt in die Muskulatur. Botox, statt in die Stirnfalten in die Beine, eine ganz andere Art der Entspannung – und gewiss nicht aus Schönheitsaspekten vorgenommen. Die Krankengymnastik wirkt gleichzeitig der Versteifung der Gelenke entgegen. Die Sehnen verkürzen sich rasch und durch die mangelnde Bewegung ist die Gefahr von Osteoporose hoch. Knochenbrüche treten so schon bei kleinster Belastung auf.

Jetzt wissen Sie natürlich, dass man als querschnittsgelähmte Person kein Gefühl in den betroffenen Körperteilen hat. Die sogenannten „sensiblen Funktionen“ fallen aus. Aber was bedeutet das? Das heißt, dass Sie Ihre Körperteile nicht nur nicht bewegen können, Sie spüren auch keine Berührung mehr, keinen Druck, keine Kälte, Wärme, Vibration oder Schmerz.

Keinen Schmerz zu fühlen hört sich vielleicht ganz praktisch an, ist aber gefährlich. Kochendes Wasser oder eine heiße Herdplatte sorgen für fiese Wunden! Bis Sie merken, dass Sie sich verbrüht haben, ist die Wunde um ein Vielfaches größer, als wenn Sie die Hand hätten schnell wegziehen können. Das Gleiche gilt übrigens auch für Erfrierungen. Es ist egal, ob Ihr Arm auf einer kalten Platte, einem Holztisch oder einem Nagelbrett liegt. Oder ob Sie mit X- oder O-Beinen im Bett liegen, da Sie nicht wissen, in welcher Position sich Ihre Gelenke befinden. Da heißt es: Augen auf und aufpassen für Ihre Betreuer!

Außerdem bedeutet keine Schmerzen an den betroffenen Gliedmaßen empfinden können noch lange nicht, dass Sie keine Schmerzen haben! Meist war Ihre Verletzung sehr komplex und ein mehrfach gebrochener Arm schmerzt nun mal, wenn Ihr Querschnitt nicht gerade die obersten Halswirbel betrifft. Auch zu sogenannten Phantomschmerzen kann es kommen, ähnlich wie nach Amputationen.

Vielleicht ist Ihr Rücken auch mehrfach gebrochen und „nur“ im unteren Bereich komplett. Das ist besonders quälend! Dann haben Sie vielleicht eine schmerzfreie, aber unbewegliche untere Körperhälfte und in der oberen noch Gefühl, aber eben auch Schmerzen durch die Brüche. Und eigentlich müssten Sie die fehlende Beweglichkeit Ihrer Beine durch die Kraft Ihrer Arme ausgleichen. Aber wenn Sie Ihre Arme nicht voll belasten können (vielleicht haben Sie ja Gefühlsstörungen oder Ihre Finger können nicht richtig greifen), brauchen Sie bei vielen Tätigkeiten umfassende Hilfe. Keine schönen Aussichten! Sie sehen, ein Querschnitt ist eine durchaus komplexe Angelegenheit.

Befindet sich Ihr Querschnitt in Höhe des Halses, verlieren Sie auch die Fähigkeit zur Temperaturregulierung. Unterhalb der Verletzungshöhe ist Schwitzen und Frieren nicht mehr möglich. Es besteht die Gefahr der Überhitzung (Kreislaufkollaps!)

oder Unterkühlung. Wenn Sie (als unerschütterlicher Optimist) jetzt denken: Schön, dann hab ich ja nie wieder kalte Füße! – Von wegen ... Ihr Körper ist ja kalt, Sie merken es nur nicht. Entgegenwirken können Sie dem nur mit angepasster Kleidung. Gerade nachts im Winter besteht die Gefahr, dass die Bettdecke verrutscht und Ihr Körper auskühlt. Die Folge wäre dann zum Beispiel eine Nierenentzündung, die Sie auch erst bemerken, wenn der Urin flockig wird.

Eine weitere große (!) Gefahr ist die Entstehung von Druckgeschwüren. Ihre Haut wird durch den einseitigen permanenten Druck nicht mehr gut durchblutet, also schlecht mit Nährstoffen versorgt. Die Zellen sterben ab (Nekrosen) und es entstehen besagte Druckgeschwüre, die zudem sehr schlecht heilen. Zuerst verfärbt die Haut sich rot, später schwarz durch die Nekrosen und dann entstehen offene Wunden, die bis auf den Knochen gehen können. Vor allem Kreuzbein, Gesäß und Füße sind davon betroffen. Eine konsequente Entlastung wäre von Vorteil, aber den ganzen Tag auf dem Bauch zu liegen ist schwierig (denken wir einmal mehr an die eventuelle künstliche Beatmung ...). In schweren Fällen ist ein Krankenhausaufenthalt unumgänglich, mit oder ohne Operation.

Befinden sich Keime in der Wunde, heilt diese noch schlechter und die Gefahr der Einschwemmung in den Blutkreislauf ist groß. Dann werden andere Organe ebenfalls geschädigt und wir landen (wieder) beim Multiorganversagen. Davor schützt nur regelmäßige Druckentlastung. Umlagern im Bett, spezielle Sitzkissen für den Rolli und Hautkontrolle, Hautkontrolle, Hautkontrolle!

Neben Lunge und Kreislauf müssen auch Blase und Darm ihre Tätigkeit verrichten. Der Darm bewegt sich zwar von selbst, weil dessen Muskulatur nicht von unserem Willen abhängig ist, die Schließmuskeln von Blase und Darm aber müssen gesteuert werden. Beeinflussen können Sie ja nichts mehr.

Wahrscheinlich sind Sie von Ihrer „alten" Intensivstation aus noch mit einem Blasenkatheter oder einem suprapubischem Katheter (durch die Bauchwand) versorgt. Beides sind hervorragende Eintrittspforten für Bakterien, deshalb ist das keine

Dauerlösung. Beim herkömmlichen Blasenkatheter kommt noch die Reizung der Harnröhre dazu.

Am besten benötigen Sie langfristig überhaupt keinen dauerhaften Blasenkatheter mehr. Als Erstes ist daher Blasentraining angesagt. Durch die wochenlange Urinableitung ist Ihre Blase geschrumpft und muss wieder daran gewöhnt werden sich auszudehnen. Dazu wird der Schlauch stundenweise abgeklemmt, damit sich der Urin in der Blase sammeln kann. Um herauszufinden, nach welcher Zeit und Trinkmenge Ihre Blase voll ist, wird ein genaues Ein- und Ausfuhrprotokoll geführt. Da Sie keinen Druck mehr auf der Blase verspüren, muss sie regelmäßig entleert werden, damit es nicht zum Rückstau kommt oder sich Bakterien sammeln. Nach Entfernen der Dauerableitung geschieht die Entleerung (mehrmals täglich) durch Einmalkatheterisierung. Mit funktionierenden Armen machen Sie dies irgendwann selbst, ansonsten bleiben Sie auf die Hilfe angelernter Angehöriger oder den Pflegedienst angewiesen.

Männer haben noch die Möglichkeit eines „Urinalkondoms". Wie ein Kondom mit aufgeschnittener Spitze und einem angeschlossenen Beutel wird es über den Penis gezogen, ein spezieller Hautkleber verhindert das Abrutschen. So kann der Urin permanent in einen Beutel laufen. Ob das die Haut auf Dauer mitmacht, ist eine andere Frage ...

Für „Zwischenfälle" bleiben nur die Windel oder entsprechende Einlagen.

Noch aufwendiger ist die regelmäßige Darmentleerung. Mittels Abführmitteln und Nahrungsumstellung soll eine Verstopfung unbedingt vermieden werden. Schluss mit Burger, Cola und Chips – ballaststoffreiche Ernährung ist ab nun zwingend angesagt! Sie können natürlich auch hoffen, dass Sie zu den Wenigen gehören, deren Verdauungssystem es „wurscht" ist, was Sie sich zuführen, aber darauf verlassen können Sie sich nicht.

Probleme bei der Darmentleerung sind ausgesprochen unangenehm, wie Sie sich wohl vorstellen können. Die meisten Patienten essen deshalb freiwillig jene Nahrungsmittel, die ihnen bekommen. (Sofern sie nicht ohnehin über eine Sonde ernährt werden müssen.) Bis Ihr Körper allerdings auf den neuen Speiseplan eingestellt ist, dauert es eine Weile. So lange kommt der Stuhlgang, wann und wo er will – sehr unangenehm! Oder er kommt nicht und das ist noch unangenehmer! Wie beim Urinablassen ist eine regelmäßige Abführprozedur unumgänglich. Etwa alle ein bis zwei Tage muss diese durchgeführt werden und dauert ungefähr eine Stunde lang. Auf der Station macht das zunächst das Pflegepersonal – welches natürlich wesentlich weniger Zeit dafür benötigt als Sie später zu Hause. Auch eine nette Art, den Tag zu begrüßen: Tür auf, alle Patienten auf die Seite drehen, den Enddarm manuell entleeren und den Schließmuskel dehnen. (Ja, ja, das heißt tatsächlich, dass Ihnen jemand mit den Fingern im Hintern herumfummelt und den Kot dort herausholt! Und nochmals ja: Das ist genauso unappetitlich, wie es klingt!) Und es bedeutet zudem, dass Sie diese Prozedur später selbst vornehmen müssen – oder die Sie betreuende Person.

Fachmännisch klingt der Vorgang viel harmloser: „digitales Ausräumen“. Unterstützung bei Stuhlverhalt gibt es durch Zäpfchen oder Einläufe.

Und denken Sie bitte nicht, dass in der Reha diese Prozedur einzeln im Bad stattfindet! Der Tagesablauf in den Rehakliniken ist genauso straff organisiert wie in jeder anderen Klinik auch. Da sieht es schlecht aus mit individuellen Bedürfnissen oder Intimsphäre. Aufwachen, abführen, frühstücken – die Zeit muss gut eingeteilt werden. Der Erste sitzt in einem Vierbettzimmer nach seiner Abführprozedur schon vor dem Frühstückstablett, während der Letzte sich noch entleeren muss. Das ist auch vom Geruch her eine Kombination, die Sie in Ihrem vorherigen Leben nicht kannten! Frischer Kaffeeduft neben Abführaromen – lecker! Manch einer hat morgens so gar keinen Appetit! Wenn Sie Glück haben, befinden sich zwischen den Betten zumindest Vorhänge, ansonsten gilt: Geteiltes Leid ist halbes Leid!

Für „Zwischenfälle“ bleibt weiterhin nur die Windel …

Solange Ihre Arme funktionieren, können Sie die ganze Prozedur durchaus selbst durchführen und auch so in den Griff bekommen, dass Sie nicht einem „öffentliches Leben“ ausgesetzt sind, in dem die Panik vor unangenehmen Gerüchen Ihr

Sein beherrscht. Aber selbst wenn Sie Hilfe benötigen, kann nach dem Abführen für den restlichen Tag Ruhe im Gedärm herrschen und Sie sind vor Überraschungen sicher. Mit etwas Glück lässt sich ihr Darm quasi auf die tägliche Abführprozedur trainieren. Spontanes Schlemmen von Bohneneintöpfen oder Krautrouladen sollten Sie sich dennoch gut überlegen.

Nicht nur Blase und Darm finden „untenherum" Beachtung, auch die Geschlechtsorgane liegen ganz in der Nähe und leiden ebenfalls unter den Folgen Ihrer Querschnittslähmung. Sie haben bekanntermaßen eine große Bedeutung für das Liebesleben. Als gesunder Mensch macht man sich natürlich keine großen Gedanken darüber, es gehört – in welcher Form auch immer – zum Leben dazu. Wie sieht es aber aus, wenn vom Bauchnabel abwärts kein Gefühl mehr im Körper vorhanden ist?

Viele Menschen führen – auch wenn das nach der Diagnose ganz unvorstellbar ist –, trotz ihrer Lähmung ein erfülltes Leben und genießen eine beglückende Partnerschaft. Dafür muss man sich natürlich überwinden und die Frage stellen, die sich kaum einer zu fragen traut: Wie ist das nun mit dem Sex? Und denken Sie nicht, Sie wären alleine mit dieser Frage. Die Mediziner, die in der Rehaklinik beschäftigt sind, und auch die Psychologen, die Sie beratend begleiten, kennen sich mit dieser Thematik aus. Es ist schließlich eine Frage, die alle querschnittsgelähmten Patienten betrifft. Und wenn man erst einmal seine natürlichen Hemmungen überwunden hat, über dieses Thema zu sprechen, ist so mancher erstaunt, was auf diesem Sektor alles möglich ist. Denn: Ja, Sex ist möglich! Auch mit einer Querschnittslähmung. Natürlich gibt es große individuelle Unterschiede, genau wie nicht körperbehinderte Menschen unterschiedliche sexuelle Bedürfnisse haben. Unter Umständen ist beim Mann die Erektionsfähigkeit noch vorhanden. Wenn nicht, kann auf Medikamente oder „technische" Hilfsmittel (Pumpen, Prothesen, Vakuumsysteme) zurückgegriffen werden. Bei fehlender Sensibilität „nützt" das dem Mann allerdings nichts. Nur wenn seine Partnerin beim Sex nicht auf Penetration verzichten will, sind diese Hilfsmittel sinnvoll und vielleicht, wenn „Mann" sich ohne steifen Penis nicht als vollwertig empfindet. Ansonsten gibt es ja noch Hände und Zunge ... Als querschnittsgelähmte Frau hat vor allem der Partner es „leichter“, „vorhanden“ ist ja noch alles und bei fehlender Feuchtigkeit gibt es eine große Auswahl an Gleitcremes. Ob die Frau dabei erregt wird, ist eine andere Frage ... Aber Sexualität beschränkt sich ja nicht nur auf Geschlechtsverkehr und Orgasmus. Es geht auch um Nähe, Liebe, Zuneigung, Verständnis und Geborgenheit. Und nicht nur die Vagina der Frau ist eine erogene Zone. Der ganze Körper hat sensible Zonen, die darauf warten, entdeckt zu werden. Herauszufinden, wie sich auch „mit Querschnitt“ Sex erleben lässt, ist bestimmt keine leichte Aufgabe, aber eine machbare. Nicht umsonst heißt es, dass Sexualität sich zum größten Teil im Kopf abspielt.

Immerhin ist man in den Reha-Kliniken inzwischen so weit, dass man den Querschnittpatienten (und den anderen hoffentlich auch) psychologische Hilfe an die Seite stellt. Bis Sie sich mit der Tatsache abgefunden haben, dass Ihr altes Leben unwiederbringlich dahin ist, dauert es nämlich eine Weile und alleine kommen Sie bestimmt nicht damit zurecht. Ob Ihre Ehe oder Partnerschaft diese Belastung aushält, ist auch eine Frage, die man sich durchaus stellt. Eine zuvor schon kaputte Beziehung wird durch diese Situation bestimmt noch extremer auf die Probe gestellt und ob es einen Sinn macht, nicht verlassen zu werden, weil der Partner sich dazu verpflichtet fühlt, bei Ihnen zu bleiben, kann ich Ihnen auch nicht sagen. In erster Linie will man in einer Beziehung doch um seiner selbst willen geliebt werden und die äußeren Umstände sollten keine so große Rolle spielen. Ist nun jemand weniger liebenswert, weil er im Rollstuhl sitzt und Hilfe benötigt? Oder anders herum: Unterstellen Sie Ihrem Partner vielleicht ungerechterweise, dass er sich nur zur Beziehung verpflichtet fühlt, und merken Sie gar nicht, dass er Sie wirklich liebt? Das ist ein schwieriges Thema und hier bestimmt weder zu verallgemeinern noch zu lösen.

So ist es nicht nur Ihr „neuer“ Körper, der Ihnen ungeahnte Probleme bereitet, sondern auch Ihre Psyche geht auf einmal verschlungene Wege.

Aber es gibt durchaus Menschen, die sich auf ihre verbliebenen Fähigkeiten konzentrieren und das Beste daraus machen. Das fängt mit Rolliwettrennen auf der Station an und hört vielleicht in der Mannschaft der Rollstuhlbasketballer auf. Möglichkeiten gibt es genug, dazu muss man nur einmal die Paralympics im Fernsehen verfolgen. Dort kann man sehen, was trotz Einschränkungen alles möglich ist: von Boccia über Bogenschießen, Gewichtheben, Radsport, Reiten, Schwimmen, Segeln, Tischtennis und vieles mehr. Auch Wintersportarten wie Ski alpin, Biathlon oder Curling sind im Angebot. Je nach Einschränkung ist für jeden etwas dabei – es muss ja nicht gleich die Nationalmannschaft sein. Aber in jeder größeren Stadt gibt es bestimmt eine Sportgruppe für Rollstuhlfahrer.

Wie Ihr weiteres Leben zu Hause aussieht, hängt zum einen davon ab, wie viel Geld Sie für einen Wohnungsumbau investieren können (mal wieder Papierkram um Kostenübernahme) und wer Sie zu Hause versorgen kann.

Vielleicht hatten Sie auch „Glück" und Ihr Querschnitt sitzt so tief, dass Sie alleine zurechtkommen. Im allerschlimmsten Fall bleiben Sie lebenslang auf ein Beatmungsgerät angewiesen und sind damit abhängig von der Hilfe anderer. Es braucht sich ja nur einmal Ihr Beatmungsschlauch zu lösen und Sie bekommen keine Luft mehr. Das Gerät kann alarmieren, wie es will, wenn keiner in der Nähe ist und helfen kann, ist Ihr Leben innerhalb weniger Minuten vorbei – eine schreckliche Vorstellung!

Nun – jetzt können Sie nicht mehr sagen: „Hätte ich das gewusst …", wenn die Bäume bei Ihnen ab einer bestimmten Promilleanzahl im Blut plötzlich mitten auf der Straße wachsen. Nun wissen Sie genau Bescheid, was Sie dann erwartet – und auch, was Ihre eventuellen Mitfahrer erwartet, sollten die sich zu Ihnen ins Auto setzen. Statistisch gesehen, werden nämlich die Beifahrer immer am schwersten verletzt.

Und Mädels: Theatralisch vom Balkon zu fallen ist auch nur im Moment des Fluges ein großer Auftritt. Nach dem Aufprall beginnt die Wirklichkeit … Kein Typ ist das wert!

## Nach dem Tod Leben schenken – die Organspende

Ein Wort über den Tod. Ein in den meisten Familien immer noch gemiedenes Thema – dabei ist nichts auf dieser Welt so unausweichlich wie der Tod. Ob nun die bettlägrige Urgroßmutter mit ihren 98 Jahren morgens einfach nicht mehr aufwacht oder ein Säugling seine schwere Erkrankung nicht überlebt. Immer muss die Familie, in welcher Art immer, damit fertig werden. Die Zeit nimmt keine Rücksicht auf Gefühle – auch wenn wir nach dem Tod eines lieben Menschen das Gefühl haben, die Welt stehe still.

Wer im Krankenhaus arbeitet, dem ist das Ende des Lebens bewusst, wird er doch mehr oder weniger schnell damit konfrontiert. Dabei spielt die Fachrichtung, in der man arbeitet, gar keine so große Rolle, es sei denn, man ist in der technischen Abteilung, der Küche oder beim Gütertransport beschäftigt. Alle anderen müssen einen Weg finden, damit umzugehen.

Ärzte müssen entscheiden, ob ihre Intensivtherapie noch einen Sinn macht, wenn ein Patient aufgrund seines Leidens ohnehin keine lange Lebenserwartung mehr hat. Krankenschwestern, die den Sterbenden jeden Tag pflegen und hautnah mitbekommen, welche Leiden er durchmacht, müssen diesen „Alltag" in ihr Leben integrieren. Die Krankengymnastin, die einen gestern noch betreuten Patienten nicht mehr vorfindet, selbst die Reinigungsfrau, die die letzten Spuren des verstorbenen Menschen an seinem Bettenplatz beseitigt – alle sind rundum betroffen vom stets nahen Tod.

Wie man damit fertig wird, ist etwas, das jeder für sich selbst herausfinden muss. Die Methode kann sich im Laufe der Berufs- und Lebensjahre auch mehrmals ändern. Und nicht jeder kann damit umgehen, auch wenn er es am Anfang vielleicht dachte. Wer sich für die Arbeit auf der Intensivstation entscheidet, weiß aber, dass er der Konfrontation mit dem Tod nicht aus dem Weg gehen kann.

Immerhin ist es inzwischen üblich, Fortbildungen über die Begleitung Sterbender oder Hilfe beim Umgang damit anzubieten. Früher blieb nur das Gespräch mit Kollegen und das ist auch heute noch das Wichtigste, um belastende Dinge zu verkraften. Wie viele dieser Geschichten bei einer Tasse Kaffee in der Stationsküche verarbeitet werden, ist leider nicht bekannt, aber es werden viele sein. Nur die eigenen Kollegen haben ja bestimmte Situationen mitbekommen und wissen genau, worum es geht. Und sie müssen genauso einen Weg finden, mit dem Tod von Patienten umzugehen.

Zwar wird man in der Regel schon während der Ausbildung mit sterbenden Patienten konfrontiert und wenn man in dieser Situation auf unsensible Kollegen trifft („der war doch schon lange fällig"), kann das lange im Kopf festsitzen. Mag es für den unsensiblen Kollegen seine Art sein, damit fertig zu werden, bei sensibleren Gemütern kann dieses Verhalten auch großen Schaden anrichten.

Später ist es vielleicht so, dass es viel schlimmer ist, Menschen beim Sterben zu begleiten, ihre Schmerzen und Hilflosigkeit mit auszuhalten, als der Anblick eines Toten an sich. Denn manchmal ist der Tod auch eine Erlösung von den Qualen, die das Leben (oder das nahe Ende des Lebens) mit sich bringt. Wer als schwer krebskranker Mensch um jeden Atemzug ringen muss und weiß, dass ihm keine Therapie auf der Welt mehr helfen kann, ist vielleicht froh, wenn er abends einfach einschlafen darf, um morgens nicht mehr aufzuwachen.

Zum Glück sind die Zeiten vorbei, als die todkranken Menschen sich mit extremen Schmerzen quälen mussten und nicht genügend Morphium bekamen, weil dies ja abhängig machen würde! Oder zum Sterben ins Badezimmer geschoben wurden, damit sie niemanden „belästigen".

Bei Patienten auf der Intensivstation ist die Situation sehr speziell. Durch die Möglichkeiten der sogenannten „Apparatemedizin" kann man selbst sehr schwer kranke Menschen lange am Leben erhalten – unter welchen (un)menschlichen Bedingungen auch immer. Ob diese erwünscht sind, ist dann noch die ganz andere Frage. Die Zahl der Patienten mit einer entsprechenden Verfügung ist sehr gering und in der Familie differenziert über seinen eigenen Tod zu sprechen, ist nicht jedermanns Sache. Als Angehöriger plötzlich über Tod oder Leben des geliebten Menschen mitzuentscheiden ist eine schlimme Situation! Da entscheidet vielleicht die Familie für die 95-jährige Großmutter, dass keine lebensverlängernden Maßnahmen eingeleitet werden sollen, aber die Dame hat ein starkes Herz und liegt wochenlang als Pflegefall im Krankenhaus, auch wenn sie das nie wollte. Oder bei einem Patienten, der keine Chance auf Genesung hat, wollen die Verwandten unbedingt, dass „alles" für ihn getan wird – weil die ganze Familie finanziell von seiner Rente abhängig ist. Das sind Situationen, die nicht einmal selten vorkommen.

Natürlich wird nach einem Unfall alles für die Rettung des schwer verletzten Patienten getan. Manchmal sind die Verletzungen aber von vornherein zu schwer, manchmal ergeben sich im Laufe der Behandlung Komplikationen und manchmal stirbt derjenige gerade dann, wenn man meint, er wäre jetzt „über den Berg".

So unterschiedlich die Gründe für das Versterben von Patienten sind, so unterschiedlich ist unsere Umgangsweise als Pflegepersonal damit. Man muss schon zugeben, dass es im Laufe der Jahre quasi dazugehört, Patienten sterben zu sehen, und nicht bei jedem können und dürfen wir mitleiden. Das würde unsere eigene Psyche nicht aushalten und wer es nicht schafft, innerlich ein wenig Abstand von dem Leiden und Sterben auf einer Intensivstation zu bekommen, kann in diesem Bereich auch nicht lange arbeiten. Gut, wenn die eigene Familie Verständnis für Situationen hat, in denen man nicht einfach zur Tagesordnung übergehen kann. Manchmal kommt man einfach heim und will sich mit einer Tasse Kaffee nur mal eine halbe Stunde zurückziehen. Angenehm, wenn dann niemand Fragen stellt. Zum einen will man seine Familie auch nicht als seelischen Abfalleimer benutzen, zum anderen fehlt ihnen meistens das Hintergrundwissen, um bestimmte Situationen verstehen zu können. Es sei denn, der Partner arbeitet im selben Bereich. Dann hat er vielleicht das nötige Verständnis, aber dann besteht wiederum die Gefahr, dass die Arbeit daheim einen zu großen Raum einnimmt. Relativ einfach ist es, wenn man kleine Kinder hat. Denen ist es völlig egal, was Mutter oder Vater in der Arbeit erlebt haben, sie beanspruchen sofort unsere ungeteilte Aufmerksamkeit und, schwupps, ist man wieder im Alltag. Auch keine schlechte Variante. Von mancher für uns normalen Situation will vielleicht niemand hören. Beim Mittagessen von einem arg verletzten und blutigen Bein zu erzählen, welches gerettet werden konnte, aber ein gruseliger Anblick war, verdirbt dem Gegenüber gründlich den Appetit. Schnell wird man als abgehärtet und unsensibel abgestempelt. Dabei birgt das Interesse an Medizin eben auch das Interesse an Dingen, die der Rest der Menschheit abstoßend findet. Wenn es nicht in den letzten Jahrhunderten Menschen gegeben hätte, die Interesse an den Vorgängen im Inneren des Körpers gehabt hätten und heimlich nachts zum Friedhof geschlichen wären, um sich einen Leichnam zu organisieren und ihn dann unter Zittern um ihr eigenes Leben aufgeschnitten hätten (es war strengstens verboten!), dann gäbe es die Medizin in ihrem heutigen Sinne nicht. Jeder, der mit medizinischen Dingen zu tun hat, gerät nun mal in Grenzbereiche, die anderen verschlossen bleiben.

Trotzdem gibt es immer wieder Situationen, die uns zu Herzen gehen. Vielleicht sieht die alte Dame aus wie die eigene Oma, die man so geliebt hat. Oder man hat selbst seinen Partner verloren und weiß somit ganz genau, wie sich die Menschen fühlen, die hilflos neben dem Bett des sterbenden Patienten stehen. Oder das Kind, welches auf seine Hirntoddiagnostik „wartet", erinnert an das eigene Kind. Das sind Bilder, die man nicht so schnell aus dem Kopf bekommt, egal wie viele Berufsjahre man schon hinter sich hat.

Aber im Dienst kann man sich keine Gedanken erlauben, die das eigene Handeln beeinflussen, die Verantwortung für die anderen Patienten ist ja auch noch da. Doch sich auf einen randalierenden, mit beleidigenden Worten um sich schmeißenden Patienten mit Geduld und Freundlichkeit einzulassen, wenn am Nachbarbett getrauert wird, ist eine fast unmögliche pflegerische Leistung!

Am allerschlimmsten wird es, wenn man selbst die Menschen kennt, die dort im Bett liegen. Das ist ja nicht ungewöhnlich, wenn man seit vielen Jahren am selben Ort lebt und dort zahlreiche Leute kennt oder eine große Familie hat. Vielleicht hatte jemand aus dem Freundeskreis einen Unfall oder es handelt sich sogar um ein Familienmitglied. Plötzlich liest man den bekannten Namen im Computer und es zieht einem den Boden unter den Füßen weg. Und eigentlich befindet man sich ja im Dienst, hat also seine Patienten zu betreuen. Das ist nach so einer Schreckensnachricht natürlich nicht mehr machbar, unmöglich könnte man sich jetzt auf seine Arbeit konzentrieren. Gut, wenn man dann sensible Kollegen hat. So werden die Patienten von den anderen mit übernommen oder bei knapper Besetzung jemand zum Einspringen gesucht.

Eine schwierige Situation. Zumal man als „Insider" ja weiß, was mit seinem Angehörigen jetzt passiert. Ist es eher beruhigend, weil man die Kollegen kennt und ihnen vertraut, oder ist es umgekehrt, weil Leute im Dienst sind, die man selbst für nicht gerade kompetent hält? Das ist wohl sehr unterschiedlich.

Ein Kollege, dessen Bruder auf unserer Station verstorben ist, war sehr froh über die Anwesenheit vertrauter Personen. Eine andere Kollegin zuckt bei einem bestimmten Geräusch immer noch zusammen, weil es sie an ihren verstorbenen Freund erinnert, der im selben Krankenhaus gearbeitet hat. Wieder eine andere Kollegin konnte nach dem Tod ihres Patenkindes auf der eigenen Station nicht mehr im Intensivbereich arbeiten.

Man sieht also: Trotz aller Professionalität, die man sich im Laufe der Jahre aneignet, den eigenen Emotionen können wir nicht aus dem Wege gehen.

Auf der Intensivstation kommt noch eine Besonderheit zu dem vielschichtigen Thema des Sterbens hinzu: die Organspende. Dazu gäbe es so viel zu sagen, dass man Bücher füllen könnte. Ich kann deswegen auch nur einen kleinen Einblick geben, der in keiner Weise das Thema vollständig behandelt, aber durch Erklärungen vielleicht mit einigen Ängsten aufräumt.

Natürlich kann man nicht jedem verstorbenen Patienten einfach so Organe entnehmen. Dies ist gesetzlich geregelt und nur unter strengen Vorgaben möglich. In Europa gibt es dazu unterschiedliche Regelungen, die auch immer wieder aktualisiert werden.

Man unterscheidet die „Widerspruchsregelung“ mit und ohne Einspruchsrecht der Angehörigen, die „Informationsregelung“ und die „erweiterte Zustimmungsregelung“.

Bei der Widerspruchsregelung (Österreich, Italien, Luxemburg) können dem Verstorbenen Organe entnommen werden, wenn er nicht zu Lebzeiten zum Beispiel in einem Widerspruchsregister eine Organentnahme abgelehnt hat oder ein entsprechendes Schreiben bei sich trägt. Rein rechtlich müssen die Angehörigen weder informiert noch gefragt werden. Wie dies im Einzelfall gehandhabt wird, hängt natürlich von der entsprechenden Klinik ab, aber es ist schlecht vorstellbar, dass die Angehörigen tatsächlich weder informiert noch nach ihrer Einwilligung gefragt werden. Da sind die behandelnden Ärzte bestimmt sensibler, als der Gesetzestext es vorgibt …

In einigen Ländern dürfen die Angehörigen, auch wenn der Verstorbene sich nicht registrieren lassen hat, gegen die Organentnahme Widerspruch einlegen (Norwegen, Finnland, Belgien).

Bei der Informationsregelung (Schweden, Frankreich) geht der Gesetzgeber grundsätzlich von der Zustimmung einer Organspende aus, wenn zu Lebzeiten nicht widersprochen wird. Die Angehörigen müssen in jedem Fall informiert werden, haben aber kein Einspruchsrecht.

Bei der erweiterten Zustimmungsregelung (Deutschland, Niederlande, Schweiz) muss der Verstorbene zu Lebzeiten einer Organspende zugestimmt haben. Liegt dafür kein Organspendeausweis vor, entscheiden die Angehörigen über eine Organentnahme. Dabei sollte der mutmaßliche Wille des Verstorbenen Entscheidungsgrundlage sein. (Diese Angaben stammen vom Bundesministerium für Gesundheit und soziale Sicherung Stand 2010, wo Sie auch mehr dazu erfahren.)

Viele Menschen haben Angst vor einer Organspende. Entweder weil sie befürchten, bei der Organentnahme gar nicht „richtig“ tot zu sein, oder dass „korrupte“ Ärzte nur Geld mit ihren Organen verdienen wollen und sie deswegen nicht richtig behandeln. Irgendwo auf der Welt gibt es bestimmt auch kriminelle Organisationen, die Organhandel betreiben, aber im deutschsprachigen Raum kann man sich das schlecht vorstellen.

Jedenfalls aber gibt es eine riesengroße Voraussetzung, die vor einer Organspende erfüllt sein muss, und das ist die einwandfreie Feststellung des Todes. Das hört sich jetzt vielleicht seltsam an, aber auch dafür müssen bestimmte Richtlinien eingehalten werden.

In der Regel werden nur Organe entnommen, wenn die Patienten den sogenannten „Hirntod" erleiden. Hirntot sind Menschen, deren gesamte Gehirnfunktionen erloschen sind. Weil das Gehirn alle elementaren Lebensvorgänge steuert, ist mit seinem Erlöschen der Mensch auch in seiner Ganzheit gestorben. Der Hirntod muss von zwei dafür qualifizierten Ärzten festgestellt werden. Diese dürfen weder etwas mit der Entnahme noch mit der Übertragung der Organe zu tun haben und sie dürfen auch niemandem unterstellt sein, der etwas damit zu tun hat.

Während der Zeit dieser Untersuchungen werden bei dem betroffenen Patienten die Herz- und Kreislauffunktionen durch Medikamente und Beatmung künstlich aufrechtgehalten.

Natürlich führt man nicht wahllos bei jedem Patienten Hirntoddiagnostik durch. Zuerst muss zweifelsfrei feststehen, dass dieser eine schwere Hirnschädigung hat. Entweder ist das Gehirn direkt durch Blutungen, Ischämien (Durchblutungsstörungen), Tumore, Entzündungen oder Verletzungen geschädigt oder indirekt durch Folgen einer Erkrankung oder eines Kreislaufstillstandes (Sauerstoffmangel). Außerdem müssen vorher alle anderen Gründe für eine tiefe Bewusstlosigkeit ausgeschlossen sein, wie zum Beispiel dämpfende Medikamente, Unterkühlung, Kreislaufschock, Vergiftungen oder andere Erkrankungen, die ein Koma hervorrufen können.

Wenn alle Gegebenheiten berücksichtigt wurden, beginnt die Untersuchung. So muss eine tiefe Bewusstlosigkeit vorliegen, bei der der Patient keinerlei Reaktion auf stärkste Schmerzreize erkennen lässt. Gleichzeitig wird überprüft, ob der Patient noch in der Lage wäre, selbst zu atmen. Dabei wird durch einen sogenannten „Apnoe-Test" festgestellt, ob bei einem bestimmten Atemgaswert die Eigenatmung des Patienten aktiviert wird. Ist dieser Wert erreicht, ohne dass der Patient den Versuch macht, selbst zu atmen, liegt ein definitiver Verlust der Eigenatmung vor.

Ebenso muss der Ausfall aller Hirnstammreflexe nachgewiesen werden. Als Erstes erfolgt die Überprüfung der Pupillenreaktion. Normalerweise verengen sich die Pupillen, wenn Licht einfällt. Bei hirntoten Patienten zeigen sie keinerlei Reaktion und sind meist mittelweit bis weit und auch oft entrundet. Noch zwei weitere Reflexe betreffen die Augen, einmal der „okulozephale Reflex", der auch „Puppenkopfphänomen" genannt wird. Dabei wird der Kopf des Patienten rasch hin und her bewegt. Normalerweise würden die Augen eine langsame Gegenbewegung ausführen, beim hirntoten Patienten bleiben die Pupillen starr in der Ausgangsstellung. Und berührt man mit einem Wattestäbchen die Hornhaut des hirntoten Patienten, so erfolgt keine Reaktion durch Zusammenkneifen von Ober- und Unterlid (Hornhautreflex), wie es normalerweise der Fall wäre.

Dann werden die Schmerzreize im Gesicht überprüft, indem man den Trigeminusnerv (Gesichtsnerv mit drei Ästen) stark reizt, zum Beispiel mit festem Kneifen in die Nase. Bei nicht hirntoten Patienten würde dies zumindest zu Muskelzuckungen oder Abwehrreaktionen führen.

Als Letztes wird der Hustenreflex überprüft. Wenn man die Luftröhre reizt, zum Beispiel durch Absaugen, kommt es bei nicht hirntoten Patienten zu einem Hustenreflex, bei hirntoten Patienten ist dieser erloschen.

Wenn zwei Ärzte nun den Hirntod diagnostiziert haben, muss als Nächstes die „Irreversibilität" der Symptome festgestellt werden, das heißt, dass die Schädigung unumkehrbar ist. Die Reflexe sind dann unwiderruflich erloschen. Dazu wiederholt man die Untersuchungen in einem Abstand von zwölf bis 72 Stunden. Das variiert je nach Alter des Patienten und Art der Hirnschädigung.

Eventuell können ergänzende apparative Untersuchungen durchgeführt werden, sie erbringen den Nachweis des Funktionsverlustes des Gehirns oder eines Stillstandes der Hirndurchblutung. Das EEG (Elektroenzephalografie) zum Beispiel misst die elektrischen Hirnströme. Dazu werden mehrere Elektroden auf der Kopfhaut des Patienten angebracht und mit einem speziellen Gerät Spannungsunterschiede gemessen und aufgezeichnet. Zeigt ein hirntoter Patient keine Aktivität mehr, nennt man das ein „Null-Linien-EEG".

Steht nach diesen ganzen Untersuchungen fest, dass jemand hirntot ist, wird diese Zeit als Todeszeitpunkt festgehalten, egal ob Organe entnommen werden oder nicht.

Dies ist ein ganz schwieriger Zeitpunkt für die Familie des Patienten. Sie erfahren, dass ihr Angehöriger tot ist, dieser sieht aber so aus, als ob er nur schlafen würde. Sein Herz schlägt, man sieht ein EKG auf dem Monitor, der Körper ist warm und rosig und die Brust hebt und senkt sich bei jedem Atemzug (den er von der Maschine bekommt).

Nicht jeder hirntote Patient ist ja äußerlich schwer verletzt. Wenn jemand ein sogenanntes „isoliertes Schädel-Hirn-Trauma" hat, sieht man vielleicht nur eine Beule. Bei anderen Ursachen, wie Vergiftungen, Hirnschädigungen nach Reanimation oder Schlaganfällen, sieht man auch mal gar kein äußeres Zeichen. Das ist ja das Schlimme. Das geliebte Kind, der Partner oder Elternteil wirkt so, als könne er jeden Moment aufwachen. Eine sehr, sehr schwierige Situation!

Nur wer dem Verstorbenen in die Augen schaut, würde sofort erkennen, dass dieser Zustand mit Schlaf nichts zu tun hat. Diesen Anblick möchte man aber den Angehörigen nicht zumuten, die weiten und lichtstarren Pupillen sehen ziemlich befremdend aus.

Ein Gespräch über eine eventuelle Organentnahme zu diesem Zeitpunkt führen zu müssen ist keine leichte Aufgabe. An vielen Kliniken gibt es inzwischen Transplantationsbeauftragte, die sich mit diesen Situationen auskennen, mit den Angehörigen sprechen und die weitere Organisation übernehmen.

Die Gespräche sind trotzdem nicht einfach. Und es wird hoffentlich nie jemand dazu überredet, einer Organspende (seines Angehörigen) zuzustimmen, wenn er selbst nicht mit dem Gedanken leben kann. Für uns ist es ja „leicht“, eine Ablehnung zu bedauern, aber wir kennen die Familiengeschichte nicht, die dahinter steckt, und sollten uns deswegen mit unserer Meinung zurückhalten. Angehörige reagieren höchst unterschiedlich. Die einen sagen: „Im Grab nützen die Organe sowieso keinem mehr“, und die anderen sagen: „Ich kann mir nicht vorstellen, dass mein Mann ohne sein Herz dort unten liegt.“ Wir haben dies einfach zu respektieren!

Wie schwer diese Gespräche tatsächlich fallen, zeigt folgende Situation: Der Sohn eines unserer Kollegen (der zwar nicht direkt auf unserer Station arbeitete, aber allen bekannt und ein netter und lustiger Mensch war) hatte einen schweren Motorradunfall gehabt. Schon bei seiner Aufnahme diagnostizierten die Ärzte so schwere Kopfverletzungen, dass der Eintritt des Hirntodes zu befürchten war. Als alle Narkosemittel abgesetzt und abgebaut waren, bestätigte sich die furchtbare Prognose. Die Oberärztin, die den Kollegen ebenfalls gut kannte, musste ihm und seiner Frau die schlechte Nachricht überbringen.

Sie brachte es nicht übers Herz, die beiden auf eine Organspende anzusprechen. Alle Professionalität half ihr in diesem Moment, als sie selbst die Tränen unterdrücken musste, nichts. Zu dieser Zeit war das Thema der Organspende noch nicht so in den Medien vertreten wie heutzutage und der junge Motorradfahrer besaß auch keinen Spenderausweis. Der Punkt „Organspende“ kam so im Verlauf des Gespräches nicht auf den Tisch, obwohl der Vater selbst schon die Organisation einer Organspende mitbekommen hatte, als auf seiner Station ein Patient nach einer Reanimation so schwer hirngeschädigt war, dass nach erfolgter Hirntoddiagnostik eine Explantation erfolgte. Aber da sieht man wieder, wie sehr sich die Situation ändert, wenn man selbst betroffen ist. Umso mehr ein Grund, jede persönliche Einstellung dazu zu respektieren.

Auch zwei weitere Fälle zeigen, wie gnadenlos das Schicksal oft sein kann und dass wir froh sein können, wenn uns solche Schläge erspart bleiben: Einmal verunglückte ein Vater mit seinem zwölfjährigen Sohn auf seinem Motorrad. Leider verlor der Junge seinen Helm und schlug mit dem Kopf auf der Bordsteinkante auf. Wir konnten ihm nicht mehr helfen, zu schwer waren seine Kopfverletzungen. Sein Vater war ebenfalls verletzt und lag mit einem Beinbruch und einer Gehirnerschütterung auf der Wachstation. Er konnte sich nicht an den Unfall erinnern und war noch so verwirrt, dass er den Tod seines Sohnes nicht begriff. Die Ehefrau und Mutter hatte es somit besonders schwer: Der Mann verletzt, das Kind tot und nun stellte sich die Frage einer Organspende. Natürlich ist das kein guter Zeitpunkt, aber für diese Frage gibt es einfach keinen! Sie selbst hätte einer Organspende zugestimmt, wollte dies aber nicht alleine entscheiden. Leider konnte ihr Mann ihr in dieser Situation keine Hilfe sein und so lehnte sie ab. Sie hätte es nicht ertragen, wäre ihr Mann mit der Organspende nicht einverstanden gewesen, zumal er durch seinen Fahrfehler die Schuld am Unfall trug. Es war zwar „schade", weil der Junge ansonsten keine Verletzungen davon getragen hatte und seine Organe vielen anderen Menschen geholfen hätten, aber dürfen wir der Frau Vorwürfe machen? Ich meine, nein! Sie muss doch den Rest ihres Lebens mit ihrer Situation klarkommen und die war schon schwer genug.

Eine andere Familie verlor ihr elfjähriges Mädchen nach einem Unfall. Sie wurde an einer Fußgängerampel von einem Auto erfasst und zu Boden geschleudert. Der Autofahrer hatte beim Abbiegen übersehen, dass die Fußgänger ebenfalls grün hatten, und war außerdem viel zu schnell unterwegs gewesen. Sie wurde zur Seite geschleudert und prallte mit dem Kopf ungebremst auf den Asphalt. Auch sie hatte keine Chance mehr, ihr Gehirn war auf den CT-Bildern kaum noch zu erkennen vor lauter Blut.

Die Familie war fassungslos. Es bot ein so trauriges Bild, wie die Eltern an ihrem Bett saßen und weinten und trotzdem von sich aus die Ärzte darauf ansprachen, dass sie im Falle des Hirntodes einer Organspende zustimmen würden. Zwei Tage später wurden dem Mädchen Herz, Lunge, Nieren, Leber, Bauchspeicheldrüse und Hornhäute explantiert. Die Eltern hatten mit ihrer Zustimmung vielen kranken Menschen geholfen, aber ein wenig wunderten wir uns schon über ihre Aufgeschlossenheit, die sie der Situation trotz der Trauer entgegenbrachten. Später erfuhren wir dann die ganze Geschichte: Drei Jahre zuvor hatten die Eltern schon einmal eine Tochter verloren. Das Mädchen war mit vier Jahren in einen Teich gefallen und ertrunken. Sie wurde zwar noch ins Krankenhaus gebracht, aber ihr Gehirn war schon zu lange ohne Sauerstoff gewesen, bei ihr war ebenfalls der Hirntod festgestellt worden. Auch damals entschieden sich die Eltern für eine Organspende. Deswegen war ihnen diese furchtbare Situation schon vertraut. Wie schrecklich für diese arme Familie! Jetzt haben sie noch einen sechzehnjährigen Sohn. Aus einer fröhlichen fünfköpfigen Familie ist ein Dreiergespann geworden, welch ein gravierender Unterschied – auch für den Jungen, der auf einmal wieder Einzelkind ist. Manche Familien trifft es wirklich hart!

Viele Organe können nach dem Tod gespendet und transplantiert werden. Eine Altersobergrenze gibt es dafür nicht, es zählt der Zustand der einzelnen Organe. Und auch Organempfänger können das Rentenalter durchaus schon erreicht haben. Ausschlaggebend ist der körperliche Zustand. Am bekanntesten ist die Nieren- oder die Herztransplantation. Aber auch Lunge, Leber, Bauchspeicheldrüse, Hornhäute, Darm, Blutgefäße, Gehörknöchelchen, Haut, Knochengewebe, Knorpelgewebe, Sehnen und Teile der Hirnhaut können entnommen werden, um damit anderen Patienten zu helfen. Inzwischen wird auch mit kompletten Körperteilen von toten Patienten experimentiert.

Nachdem zweifelsfrei der Hirntod dokumentiert und die Einwilligung zur Organspende eingeholt wurde, fangen die medizinischen Untersuchungen am Verstorbenen an. Verschiedene Laboruntersuchungen werden veranlasst, um zu klären, ob der Spender vielleicht an einer Erkrankung oder Infektion litt, die den Empfänger schädigen könnte. Außerdem werden die Gewebemerkmale „typisiert“. Alle Patienten, die für ein Spenderorgan infrage kommen, sind ebenfalls typisiert, damit eine möglichst große Übereinstimmung des Gewebes ermittelt werden kann und sich so das Risiko einer Abstoßung verringert.

Die Ergebnisse der Untersuchungen werden an die internationale Organvermittlungsstelle Eurotransplant in den Niederlanden weitergegeben, die einen passenden Empfänger für die gespendeten Organe sucht und die Vermittlung einleitet. Durch den Zusammenschluss mehrerer Länder (Niederlande, Belgien, Luxemburg, Österreich, Slowenien, Kroatien und Deutschland) und deren Kooperation ist es möglich, möglichst rasch einen geeigneten Empfänger für das Organ zu finden.

Eurotransplant führt somit auch die Warteliste der Organempfänger. Leider kann nicht jeder Patient, der ein neues Organ benötigt, dort aufgenommen werden. Sind die Erfolgsaussichten schlecht und das Risiko der Transplantation inklusive Nachsorge zu groß, wird dieser Eingriff nicht in Betracht gezogen.

Im Allgemeinen ist es so, dass die Liste der Patienten, die auf ein Organ warten, viel länger ist als die Liste der Spenderorgane. Zum einen gibt es einfach nicht so viele hirntote Patienten wie Erkrankte, die ein Organ benötigen. Zum anderen stehen viele Menschen der Organspende skeptisch gegenüber oder möchten sich damit nicht befassen.

Gibt es bei Patienten mit Erkrankungen der Niere noch die Möglichkeit einer Dialyse, so sterben andere Patienten, bevor sie ein geeignetes Organ bekommen.

Am häufigsten werden Nieren verpflanzt, gefolgt von Leber und Herz. Weniger häufig sind Transplantationen von Bauchspeicheldrüse und Lunge. Auch die Dünndarmtransplantation wird noch selten durchgeführt und die Verpflanzung von ganzen Körperteilen wie Extremitäten oder Teilen des Gesichtes nur in vereinzelten Fällen. In den Medien kann man manchmal verfolgen, dass einem verletzten Patienten nach Unfall oder Krankheit zum Beispiel ein Teil eines Gesichtes oder ein Unterarm transplantiert wird. Aber das sind, wie gesagt, noch experimentelle Einzelfälle, um die geht es hier nicht.

Der gesamte Vorgang der Organspende richtet sich nach dem Transplantationsgesetz. In diesem legt die Bundesärztekammer den Stand der Erkenntnisse der medizinischen Wissenschaft zur Organtransplantation fest.

Was passiert nun im Einzelnen mit dem Patienten, dem die Organe entnommen werden sollen?

Als Erstes wird der Zeitpunkt der Organentnahme festgelegt. Dieser wird mit den transplantierenden Zentren abgesprochen, da die Organempfänger für ihre Operation vorbereitet werden müssen.

Währenddessen wird auf der Intensivstation eine organerhaltende Therapie durchgeführt. Der verstorbene Patient bekommt bei Bedarf alle notwendigen Medikamente, die seinen Kreislauf und damit die Sauerstoffversorgung der Organe aufrechterhalten. Bis die Explantation durchgeführt werden kann, vergehen meist ein oder zwei Tage und neben dem Bemühen, die Organe in einem möglichst guten Zustand zu halten, nimmt die Betreuung der Angehörigen einen großen Raum ein. Deren Belastung ist natürlich immens hoch. Oft sitzen sie Tag und Nacht am Bett des geliebten und doch verlorenen Menschen, um ihn auf seinem letzten Weg zu begleiten. Selbstverständlich wird dieser pflegerisch weiterhin versorgt wie jeder andere Patient auch.

Dann steht der Zeitpunkt fest und der verstorbene Patient wird wie zu einer normalen Operation in den OP gebracht. Dort wird er vom Anästhesieteam betreut, welches sich weiterhin um seine Kreislaufsituation kümmert. Im OP befinden sich schon die Teams der verschiedenen Transplantationszentren, die sich um die fachgerechte Entnahme der ihnen zugeteilten Organe kümmern. Erst nach Sichtung des Organs steht hundertprozentig fest, ob man es auch verwenden kann. Denn eventuelle angeborene Anomalien oder eine vorher nicht erkannte Schädigung kann die Verwendung für einen Empfänger unmöglich machen.

Zuerst wird der Brust- und Bauchbereich des Patienten vorschriftsmäßig desinfiziert und danach eröffnet. Die Organe des Brustraumes entnimmt man zuerst, da sie am schnellsten beim Empfänger sein müssen. Ein Herz sollte innerhalb von vier bis acht Stunden transplantiert werden, Lunge und Dünndarm nach maximal sechs Stunden, Leber und Bauchspeicheldrüse nach zwölf Stunden und die Nieren nach vierundzwanzig Stunden.

Über die Hauptschlagader wird eine gekühlte konservierende Flüssigkeit in das Gefäßsystem eingeleitet. Damit wird der Körper inklusive seiner Organe quasi gespült. Über die große Lebervene wird das Blut dabei abgesaugt. Gleichzeitig werden die Organe von außen mit gekühlter Lösung übergossen, damit deren Temperatur schnell sinkt und somit die Funktionserhaltung optimiert wird.

Jetzt steht auch das Herz still.

Die Explantation beginnt mit der Entnahme des Herzens, dann folgt die Lunge. Dazu benötigt das Transplantationsteam die Anästhesie, die vor der Entnahme der Lunge diese noch einmal bläht, damit sie ganz ausgedehnt ist. Danach entfernt der Anästhesist den Tubus, eventuell venöse und arterielle Zugänge, stellt den Überwachungsmonitor und das Narkosegerät aus und verabschiedet sich. Er wird nun nicht mehr gebraucht. Als Nächstes werden Leber und Bauchspeicheldrüse entfernt und dann die Nieren sowie eventuell andere Organe. Die Entnahme der Hornhäute erfolgt durch einen Augenarzt am Schluss der Organentnahme. Nach seinem Eingriff werden spezielle Prothesen ins Auge eingesetzt und die Lider verschlossen. Ebenso werden Brust- und Bauchraum verschlossen und mit Verbänden versehen. Äußerlich ist dem Verstorbenen nicht anzusehen, dass ihm Organe oder Hornhäute entnommen wurden. Er kann, wie jeder andere Leichnam auch, zur Verabschiedung aufgebahrt werden. In vielen Krankenhäusern steht dafür ein spezieller Raum zur Verfügung, in dem sich die Angehörigen in Ruhe und freundlicher Umgebung verabschieden können.

Für alle an der Organspende beteiligten Personen ist der würdevolle Umgang mit dem Verstorbenen selbstverständlich!

Ein paar Wochen später bekommen die Angehörigen (wenn sie es wünschen) sowie die Station, auf der der Organspender gelegen hat, einen Brief vom Transplantationszentrum, in dem steht, an welche Personen die Organe gegangen sind und wie es den Patienten jetzt gesundheitlich geht. Daten der einzelnen Patienten werden natürlich nicht mitgeteilt, die Informationen erfolgen komplett anonym.

Zum Beispiel: „Herz und Lunge wurden einem 42-jährigen

Patienten mit Lungenhochdruck und daraus folgender Herzschädigung transplantiert, der seit Langem auf der Liste stand und dessen Zustand sehr kritisch war. Nach anfänglichen leichten Abstoßungsreaktionen hat sich sein Zustand inzwischen stabilisiert und er konnte von der Intensivstation auf die Normalstation verlegt werden.

Eine Niere ging an eine 35-jährige Frau mit funktionsunfähigen Zystennieren, sie hat sich nach der Operation gut erholt und die Niere funktioniert einwandfrei.

Die andere Niere ging an einen 62-jährigen Mann, wurde aber nach wenigen Tagen vom Körper abgestoßen und musste wieder entfernt werden.

Ein Teil der Leber ging an ein 5-jähriges Mädchen mit Leberversagen nach Virusinfektion, das Kind hat die Operation gut überstanden und ist wieder zu Hause.

Der andere Teil ging an eine 22-jährige Patientin mit Leberversagen nach Vergiftung, auch dieser Patientin geht es wieder gut.

Die Bauchspeicheldrüse ging an einen 16-jährigen Jungen mit Typ-1-Diabetes, der Junge ist inzwischen insulinfrei."

Es mag makaber klingen, dass man als Betroffener mit lebensgefährlichen Organschäden auf den Tod eines anderen Menschen warten muss und ihn sogar erhofft, damit das eigene Leben weitergehen kann. Diese Gedanken machen einigen Patienten auf der Warteliste bestimmt schwer zu schaffen und es gibt auch Patienten, die eine Organtransplantation für sich ablehnen (und dann natürlich nicht auf die Warteliste kommen). Nicht nur der Körper spielt bei einer Transplantation eine Rolle, sondern ebenso die Psyche. Nicht jeder kann damit leben, einen Teil von einem toten Menschen in sich zu tragen, selbst wenn es das eigene Überleben sichert. Und manche fühlen sich „schuldig", weil sie sich wünschen, dass jemand stirbt, damit sie ein Organ bekommen. Auch wenn es eine Tatsache ist, dass dem verstorbenen Menschen ohnehin nicht mehr geholfen werden konnte. Er hat nur verfügt, dass seine Organe nach seinem Tod weitergegeben werden durften, oder seine Angehörigen haben dies veranlasst. Dies sind Gefühle, die wir als

Nichtbetroffene kaum nachvollziehen können (und froh sein sollten, dass wir in unserem bisherigen Leben noch nicht mit einem derartigen Schicksalsschlag umgehen mussten). Somit sollten wir auch nicht darüber urteilen.

Der Kontakt zwischen Organempfänger und der Organspenderfamilie ist übrigens laut Transplantationsgesetz nicht erlaubt. Damit soll vermieden werden, dass sich Konflikte auf beiden Seiten hochspielen, nach dem Motto: „Der hat das Organ ja gar nicht verdient." Als Spenderfamilie mit dem Wissen leben, dass ein Organ des geliebten Menschen an einen anderen Menschen gegeben wurde, den man persönlich überhaupt nicht leiden kann, ist bestimmt belastender als der Gedanke an einen anonymisierten Empfänger, von dem man nur weiß, dass es ihm jetzt besser geht. Und der Empfänger soll unbelastet mit seinem neuen „Ersatzteil" umgehen dürfen. Er möchte ja weiterhin als die Person wahrgenommen werden, die er vor der Transplantation gewesen ist, und nicht permanent als ein Teil eines verstorbenen Menschen gelten.

Es ist allerdings möglich, als Organempfänger zum Beispiel über die „DSO", also die „Deutsche Stiftung Organtransplantation", einen Brief an die Spenderfamilie zu schicken. Dieser wird anonymisiert weitergeleitet. Denn viele Organempfänger möchten ihre Dankbarkeit gegenüber dem Spender ausdrücken und den Angehörigen mitteilen, wie sehr sie es zu schätzen wissen, dass diese in der Zeit ihrer eigenen Trauer an andere kranke Menschen gedacht haben. So könnte ein entsprechender Brief aussehen:

*Liebe Angehörige,*
*im nächsten Monat darf ich meinen 35. Geburtstag feiern. Dies ist mir nur möglich, weil mir dank Ihnen ein zweites Leben geschenkt wurde. Anfang letzten Jahres bekam ich den lang ersehnten Anruf des Transplantationszentrums und sollte mich umgehend in der zuständigen Klinik einfinden. Körperlich ging es mir sehr schlecht, meine psychische Verfassung dagegen war relativ gut. Schon lange war ich mir darüber bewusst, dass ich nur durch den Tod eines anderen Menschen selbst eine*

*Chance auf ein Weiterleben hatte. Gewünscht habe ich mir den Tod dieses Menschen aber zu keiner Zeit. Falls meine Zeit vor einer Spende gekommen war, war sie eben gekommen, ich hatte alle familiären Sachen geordnet und konnte mich zwar der Hoffnung auf ein Spenderorgan hingeben, aber ohne daran zu verzweifeln, falls der Anruf niemals gekommen wäre. Und nun sollte ich doch nach fast zwei Jahren auf der Warteliste die Chance auf ein neues Leben bekommen. Mit der Überzeugung, dass schon alles gut gehen würde, fuhr ich los in die Klinik. An die Vorbereitungen und die Operation selbst kann ich mich kaum erinnern, so rasend schnell musste alles gehen. Dafür war die Zeit nach der Operation umso einprägender. Ich wachte auf – und fühlte mich gut! Vor meiner Operation hätte ich mir dies niemals vorstellen können, zu lange schon war ich durch mein krankes Herz so eingeschränkt, dass an einen normalen Tagesablauf nicht zu denken war. Nun durfte ich wieder positiv in die Zukunft schauen.*

*Im Sommer feierte unsere Tochter das Abschlussfest an ihrer Grundschule und Sie können sich nicht vorstellen, mit welcher Freude ich am Grill stand und für alle Beteiligten Würstchen briet. Niemals wäre mir dies in den Jahren meiner Krankheit möglich gewesen!*

*Sie, liebe Angehörige meines Spenders, haben daran den größten Anteil. Ich kann meine Dankbarkeit darüber leider nicht in Worte fassen. Aber Sie sollten wissen, dass ich Ihren verstorbenen Angehörigen, der mir mein Leben wiedergegeben hat, jeden Abend in meine Gebete mit einschließe. Er ist ein Teil von mir geworden und ich werde gut mit ihm umgehen, dessen können Sie sicher sein! Ich selbst bin seit vielen Jahren im Besitz eines Organspendeausweises und permanent bemüht, auch andere davon zu überzeugen, sich einen Spenderausweis zuzulegen.*

*Ich möchte abschließend nochmals sehr deutlich meinen Dank aussprechen: Auch wenn wir uns nie direkt begegnen werden, schließe ich Sie in Gedanken fest in meine Arme. Leider kann ich Ihnen Ihren geliebten Menschen nicht wiedergeben, aber Sie sollen gewiss sein, dass ich oft an Sie und Ihren*

*Angehörigen denken muss – und zwar in unendlicher Dankbarkeit.*

*Ein sehr dankbarer Organempfänger*

Organspendeausweise (für die Länder mit erweiterter Zustimmungsregelung) bekommt man übrigens in den meisten Arztpraxen, bei der Krankenkasse oder kann sie sich im Internet ausdrucken. Aber auch ein Gespräch mit der Familie ist zu empfehlen, die können nämlich nur Ihre Interessen vertreten, wenn sie diese auch kennen.

Hoffen wir aber, dass Sie nie in diese Situation kommen, egal ob als Spender oder Empfänger!

# 6. Der ganz normale Alltag einer Krankenschwester

## Ein Job wie jeder andere?

Haben Sie schon einmal mit dem Gedanken gespielt, den Beruf der Krankenschwester bzw. des Krankenpflegers zu ergreifen?

Als Erstes vergessen Sie die Berufsbezeichnungen, denn „Schwestern“ und „Pfleger“ oder gar „Wärter“ – ja, die Herren, die den Zweiten Weltkrieg noch miterlebt haben, pflegen durchaus nach dem „Wärter“ zu rufen – gibt es nicht mehr. „Gesundheits- und KrankenpflegerIn“ heißt es seit ein paar Jahren und so langsam wird die Gewohnheit, nur den Vornamen zu verwenden, abgelegt und „Schwester Annegret“ gegen „Frau Schulze“ oder auch „Schwester Schulze“ ausgetauscht.

Eine vorgeschriebene Form gibt es also nicht mehr. Die älteren Patienten verwirrt der Nachname allerdings manchmal und hartnäckige Forderungen à la „Herr Müller, holen Sie doch bitte mal die Schwester“ sind keine Seltenheit. Dass „Herr Müller“ ausgebildeter Krankenpfleger ist und ebenfalls alle pflegerischen Tätigkeiten ausführt, bedarf oft erst der Klärung. Die Herren der Schöpfung mögen mir verzeihen, aber im Folgenden bleibe ich bei meinen Erzählungen hauptsächlich bei der Krankenschwester, die ja doch die Hauptvertreterin in diesem Berufszweig ist, und lasse den männlichen Krankenpfleger nur dort erscheinen, wo er mir explizit in Erinnerung geblieben ist – und schließlich möchte ich Sie nicht mit allzu viel komplizierten Umschreibungen langweilen. In der Krankenpflege gibt es ungefähr 10–20% männliches Personal, es ist also immer noch ein deutlich weibliches Berufsbild. Auf den Intensivstationen liegt der Durchschnitt im Allgemeinen höher, vielleicht liegt das auch am Interesse an der dort vorherrschenden Technik, aber das ist nur Spekulation.

Wer sich berufen fühlt, in der Krankenpflege zu arbeiten, ist sich meistens darüber im Klaren, dass es ein psychisch wie physisch anstrengender Beruf ist, der die individuelle Freizeitgestaltung schwierig macht. Es sei denn, er bezieht seine Kenntnisse nur aus diversen TV-Serien, in denen Ärzte und Schwestern eigentlich einen Heiligenschein tragen müssten, so sehr umsorgen sie ihre Patienten. Ob es nun an Weihnachten oder am eigenen Geburtstag ist, ist ihnen gleich und auch an freien Tagen schauen sie schnell mal bei der armen, kranken Frau Maier vorbei, hat die doch sonst keine Angehörigen – so sehr lieben sie ihren Beruf. Diese Scheinwelt wird in der Realität allerdings schnell zurechtgerückt! Wenn jemand von Ihnen also Wert darauf legt, zu jedem Familientreffen persönlich zu erscheinen, in der Basketballoberliga spielen möchte oder sonst einer zeitintensiven Freizeitbeschäftigung nachgeht, der suche sich bitte einen anderen Beruf aus. Denn als Krankenschwester verabschieden Sie sich lieber von der Idee auf gemütlich geregelte Arbeitszeiten.

Ein „Nine-to-five"-Job ist das nämlich nicht. Wer nicht gerade in einer Tagesklinik oder einer Ambulanz (ohne Notfallversorgung) arbeitet, den erwartet mehr oder weniger regelmäßiger Schichtdienst. Entweder man darf in aller Herrgottsfrühe aus dem Bett kriechen, um gegen sechs Uhr den Dienst zu beginnen, ist dann aber am frühen Nachmittag zu Hause, oder man kann ausschlafen und arbeitet dann von mittags bis in den Abend hinein. Dazu kommen die Nachtdienste, denn schließlich können die Patienten abends nicht einfach nach Hause geschickt werden, jedenfalls nicht auf der Intensivstation. Schichtdienst hat seine Vor- und Nachteile, das ist ja klar. Wer kann im Sommer schon nachmittags um halb drei am Baggersee liegen? Und das mitten in der Woche? Auch für Erledigungen, eigene Arzttermine, Einkaufsbummel oder wenn man Kinder zu betreuen hat, ist das ein idealer Dienst. (Allerdings müsste man jemanden zu Hause haben, der sich früh am Morgen um die Kinder kümmert, denn spätestens um halb sechs ist man aus dem Haus.) Im Spätdienst kann man sich vormittags ebenso nett beschäftigen wie im Frühdienst am Nachmittag. Morgens um acht Uhr im Freibad die ersten Bahnen zu ziehen, wenn noch keine kreischenden Kinder unterwegs sind, hat einen echten Erholungswert. Und im Winter bei Regen und Kälte bleibt man einfach länger im Bett oder wechselt mit seinem Kaffee aufs Sofa und schaut sich die dümmsten Filme im Fernsehen an (es ist ja niemand da, der dies kommentieren könnte). Leider liegen die Nachteile auch auf der Hand: Wer sich abends im Biergarten um neun Uhr von seinen Freunden verabschieden muss, damit er vor dem nächsten Frühdienst noch eine Mütze Schlaf bekommt, gilt schnell als Spaßbremse. Aber mehrere Abende spät ins Bett, ohne zwischendurch Schlaf nachzuholen, geht an die Substanz. Wer morgens um fünf aufstehen muss, muss seine Augen schon um zehn Uhr abends schließen, damit er auf sieben Stunden Schlaf kommt. Alternativ ist ein Nachmittagsnickerchen angesagt. Und fragen Sie Mütter mit Kleinkindern, deren Nächte auch noch oft unterbrochen werden! Die sitzen nachmittags schon einmal auf der Couch und schlafen während des Vorlesens ein. Mit chronischem Schlafmangel arbeiten ist keine schöne Angelegenheit. Die Konzentration leidet und wer permanent müde ist, ist auch schneller gereizt. Ruhig und gelassen gegenüber fordernden Patienten und nervenden Kollegen zu bleiben ist dann fast unmöglich!

Im Spätdienst hat man vielleicht genügend Schlaf, dafür kommt man erst abends in den Biergarten, wenn alle Freunde schon etwas gegessen und getrunken haben und kurz vorm Aufbruch stehen. Die müssen ja morgens auch raus – wenn auch nicht so früh wie Sie mit Ihrem Frühdienst. Aber wenn Sie ab Mitternacht erst richtig aufdrehen, ist keiner mehr an Ihrer Seite. Mit Schichtdienst die Balance zwischen genügend Schlaf und Freizeitaktivitäten zu finden und selbst dabei nicht auf der Strecke zu bleiben ist eine schwierige Angelegenheit! Es gut nachvollziehbar, wenn sich alte Freunde zum Teil verabschieden, weil die gemeinsamen Aktivitäten immer weniger werden. Gleichzeitig sucht man sich neue Freunde, die den Alltag mit Schichtdienst nachvollziehen können und selbst damit jonglieren.

Dazu kommt der Nachtdienst. War es früher – also vor einigen Jahrzehnten – noch normal, ausschließlich im Nachtdienst zu arbeiten, so sind reine Nachtdienstverträge inzwischen selten. Flexibilität lautet das Zauberwort. Am liebsten sind den Kliniken nun einmal Mitarbeiter, die universell einsetzbar sind. Man kann es sich kaum vorstellen, aber es war damals durchaus üblich, dass eine Nachtschwester vierzehn Tage am Stück gewacht hat. Danach hatte sie etwa eineinhalb Wochen frei und dann wieder vierzehn Nächte hintereinander Dienst. Auch war damals Teildienst üblich, zumindest am Wochenende. Von morgens sechs Uhr bis mittags gegen zwölf und von nachmittags vier Uhr bis gegen halb neun Uhr abends. Das ist heutzutage kaum noch denkbar. Auf den Stationen herrschte strenge Mittagsruhe, auch Besucher hatten vor drei Uhr nachmittags dort nichts zu suchen. (Heute wünscht sich manch ein Patient bei Zimmergenossen mit Großfamilie, die den ganzen Tag das Krankenzimmer bevölkern und den Lautstärkepegel einer Baustelle verbreiten, die strengen Besuchszeiten zurück.) Es musste nur eine Schwester anwesend sein, um an die Klingel zu gehen. Das führte zu Situationen, die heute nicht mehr vorstellbar sind.

Eines Sonntagnachmittags fand die diensthabende Krankenschwester in einer der Sitzecken auf der Station einen leblosen Patienten vor. Mit halboffenen Augen saß dieser zurückgelehnt in einem Sessel – eindeutig tot. Was nun? Notfallfunk gab es damals noch nicht und manche Patienten durften auch einfach sterben, ohne dass an ihnen die vollen Möglichkeiten der Intensivmedizin ausprobiert wurden. Nachdem die arme Schwester also festgestellt hatte, dass dem Patienten nicht mehr zu helfen war, geriet sie in leichte Panik. Was jetzt tun? Sie war ja alleine auf der Station und das Telefon befand sich im Dienstzimmer am anderen Ende des Flures. So sitzen lassen mochte sie den Toten aber auch nicht, zumal die Besuchszeit gleich anfangen würde. In ihrer Verzweiflung setzte sie ihn so gut wie möglich auf, drehte den Sessel so herum, dass vorbeigehende Personen dem Herrn nicht ins Gesicht schauen konnten, und tat über eine Stunde lang so, als würde sie sich mit ihm unterhalten. In dieser Zeit schwitzte sie Blut und Wasser, in der Hoffnung, Klingel und Telefon würden schweigen sowie vorbeigehende Besucher keine Fragen und Wünsche haben. Sie hatte Glück im Unglück. Die Stunde – die längste ihres Lebens – ging ohne „Störungen“ vorbei und um vier Uhr kam die Kollegin wieder. Die staunte nicht schlecht, als sie ihre völlig aufgelöste Kollegin in der Sitzecke vorfand und erfuhr, was geschehen war! Gemeinsam legten sie den Patienten in sein Bett und verständigten den diensthabenden Arzt – der ebenfalls aus allen Wolken fiel, aber dann den Totenschein ausfüllte und sich weitere Kommentare verkniff. Es dauerte über ein Jahr, bis die Schwester wieder in der Lage war, mittags alleine auf der Station zu bleiben.

Heutzutage ist so eine Situation natürlich nicht mehr vorstellbar. Die Telefone sind inzwischen drahtlos und stecken bei den Schwestern in der Tasche, anstatt im Dienstzimmer vor sich hin zu klingeln. Und es gibt tatsächlich Stationen, in denen die Schichtleitung ein Headset trägt, also einen Kopfsprechhörer. So kann selbst in den unmöglichsten Situationen telefoniert werden. Stellen Sie sich vor, Sie liegen im Bett, werden gerade in intimen Regionen gewaschen und die Schwester kommuniziert derweil über ihr Headset und organisiert andere Angelegenheiten. Multitasking in der Pflege als ein erstrebenswerter Zustand? Ich finde nicht!

Aber kommen wir zurück zum Schichtdienst. In manchen Kliniken sind sieben Nächte mit anschließender Freiwoche obligatorisch und in manchen Kliniken „macht“ man nur wenige Nächte und steht dafür schon zwei Tage später wieder auf der Matte. Eine Woche Nachtdienst kann man eigentlich einfach abhaken. Die Woche ist meistens herum und man hat nichts von ihr mitbekommen. Bis nachmittags schlafen (wer kann), vielleicht noch ein wenig einkaufen und essen, dann ist der Tag schon herum. Größere Aktivitäten sind meistens nicht möglich, dafür ist die freie Zeit tagsüber zu knapp. Trotzdem arbeiten viele Schwestern lieber nachts, gerade die, die Kinder haben. Morgens kann man sie noch für die Schule fertig machen und ist nachmittags zu Hause, wenn sie wiederkommen. Wo das eigene Schlafbedürfnis bleibt, sei mal wieder dahingestellt.

Gesund ist Nachtdienst ohnehin nicht, ebenso wenig wie der Schichtdienst an sich. Der Körper hat einfach keine Möglichkeit, sich auf einen bestimmten Lebensrhythmus einzustellen, und verschiedene Statistiken besagen auch, dass die Lebenserwartung von Schichtdienstlern kürzer ist als die der Menschen mit einem beständigen Rhythmus. Trotzdem arbeiten viele Kollegen gerne nachts. Denn nachts ist es auf der Station nicht so unruhig und wenn doch, dann hat es einen triftigen Grund.

Wen die Vor- und Nachteile des Schichtdienstes nicht abschrecken und wer gerne mit Menschen umgeht, auch in größter Hektik den Überblick behält und menschliche Ausscheidungen ohne Würgen wegwischen kann, findet durchaus ein interessantes Arbeitsfeld vor. In der Öffentlichkeit ist der Beruf hoch angesehen, das belegen immer wieder die verschiedensten Umfragen. Und die Bezahlung? Genaue Zahlen können wir hier natürlich nicht angeben, aber man kann davon leben, den Schichtdienstzulagen sei Dank. Wer finanziell höher hinaus will, kann nach einer Ausbildung im Gesundheitswesen oder entsprechenden schulischen Voraussetzungen inzwischen die verschiedensten Studiengänge belegen, um danach im vermutlich besser bezahlten Leitungsbereich zu arbeiten. Es kommt eben darauf an, ob man von seinem Interesse her die Pflege am Bett gegen einen Schreibtischjob eintauschen möchte.

Die Ausbildung zur Gesundheits- und Krankenpflegerin dauert in der Regel drei Jahre, wird abwechselnd in Unterrichtsblöcken und Praxiseinsätzen durchgeführt und endet mit einer Prüfung. Nach zweijähriger Berufstätigkeit kann man die Fachweiterbildung zur Intensivpflege anfangen, die wiederum zwei Jahre dauert und ebenfalls mit einer Prüfung abgeschlossen wird. Schon während der dreijährigen Ausbildung bekommt man mit, welcher Arbeitsbereich einem besonders liegt – oder auch, womit man gar nichts anfangen kann. Ob Innere Medizin oder Chirurgie, Onkologie, Dialyse oder Augenklinik, bestimmt ist für jeden etwas dabei. Die Zeiten, in denen die Patienten noch gut in „jung“ (Chirurgie) und „alt“ (Innere) einzuteilen waren, sind allerdings vorbei.

War früher der Oberschenkelhalsbruch für fast alle alten

Menschen ein Todesurteil, da sie schon allein die Narkose nicht überlebten, so können heutzutage aufgrund der neuen Narkosemittel und verfeinerten Operationsmethoden auch 100-Jährige komplikationslos operiert werden. Dagegen werden die Menschen mit Herzproblemen immer jünger, mag es nun am beruflichen Stress oder der ungesunden Lebensweise liegen. Und auch in der Inneren kann es blutig zugehen, wenn etwa ein Magengeschwür per Gastroskop geclippt wird (und der Patient vorher zwei Liter Blut erbrochen hat). Vor wenigen Jahrzehnten war diese Diagnose eine sichere Indikation für eine Operation. Sie sehen, die Fachrichtungen greifen ein wenig ineinander über. Die Onkologie (Fachbereich der Tumorerkrankungen) ist auch eine große Herausforderung für jede Krankenschwester. Ausschließlich mit an Krebs erkrankten Menschen zu tun zu haben erfordert ein hohes Maß an Einfühlungsvermögen und eigener Ausgeglichenheit. Leben die betroffenen Patienten doch permanent mit der Sorge um die eigene Gesundheit – falls sie überhaupt die Chance auf Genesung haben. Dazu kommt die Sorge um die Familie und darüber, was passiert, wenn man nicht mehr „ist“. Das ist mit der Psyche eines Patienten mit Arm- oder Beinbruch nicht zu vergleichen. Dieser ist zwar für den Moment eingeschränkt, kann aber danach sein Leben normal weiterführen. Bei Tumorpatienten ist das komplette Leben durch die Diagnose auf den Kopf gestellt worden und die Verzweiflung oft groß. Diese Patienten in ihren Höhen und Tiefen zu begleiten und zu pflegen ist oft nicht einfach. Man freut sich mit einem Patienten nach wochenlanger Therapie über eine Besserung und kaum ist dieser zu Hause, bekommt er einen Rückfall und verstirbt kurz darauf. Können Sie das über Jahre hinweg aushalten? Darüber sollte man vorher genau nachdenken.

Ein ganz anderer Bereich ist die Dialyse. Dort betreut man seine Patienten nur über Stunden, zwar mehrmals die Woche, aber mit kompletter Pflegeübernahme hat das nichts zu tun. Die Patienten liegen entweder (auch wegen anderer Krankheiten) stationär oder sie kommen von zu Hause aus, das ist je nach Krankenhaus unterschiedlich. Wenn ein Patient zum

Beispiel morgens um sieben zur Dialysestation gebracht wird, wird er erst gewogen (um zu prüfen, wie viel Wasser in seinem Körper ist), dann gegebenenfalls kurz untersucht und der Therapieplan eingestellt. Danach wird er für vier bis sechs Stunden an das Dialysegerät angeschlossen, welches ihm Wasser und Schadstoffe aus dem Körper zieht. Er bekommt natürlich ein Frühstück und auch Hilfe dabei, wenn er sie braucht. Hinterher wird er wieder gewogen und dann darf er gehen. Dialysen auf der Intensivstation werden natürlich vor Ort gemacht. Sie laufen selten nur über einige Stunden, da der Wasserentzug bei einer normalen Dialyse sehr kreislaufbelastend ist und die meisten Intensivpatienten ohnehin Blutdruckprobleme haben. Nur wenn Patienten von Haus aus Dialysepatienten sind, werden sie auch weiterhin alle zwei Tage dialysiert. Bei den anderen läuft eine sogenannte „Filtration", das heißt, sie sind permanent an ein Dialysegerät angeschlossen und das Wasser wird dem Körper nur sehr langsam entzogen. Einem „normalen" Dialysepatienten werden in vier bis fünf Stunden ungefähr zwei bis drei Liter Wasser entzogen, einem Intensivpatienten an der Filtration dagegen fünfzig bis hundert Milliliter pro Stunde. Da bleiben auch keine Dialyseschwestern dabei, um Gerät und Patient zu überwachen, während sie bei der normalen Dialyse die ganze Zeit über anwesend sind. Das wird von Klinik zu Klinik allerdings unterschiedlich gehandhabt. Auf einigen Intensivstationen schließen die Dialyseschwestern die Filtrationen an und das Intensivpersonal überwacht diese dann, auf anderen Stationen macht das Intensivpersonal alles selbst (nach Therapieplan natürlich). Dies ist also ein Pflegebereich, der mit der eigentlichen Krankenpflege nur wenig zu tun hat. Im OP ist das ähnlich. Nach einer dreijährigen Krankenpflegeausbildung als Operationsschwester zu arbeiten hat mit der Pflege an sich auch nichts mehr zu tun. Nicht umsonst gibt es inzwischen das Berufsbild der „OTA", der Operationstechnischen Assistentin. Die Ausbildung läuft in der Regel über drei Jahre und bezieht sich nur auf die Assistenz bei Operationen oder ähnlich gelagerten Arbeitsbereichen.

Wie gesagt, die Arbeitsmöglichkeiten im Krankenhaus sind

vielfältig. Dazu kommt noch der steigende Bedarf an ambulanter Krankenpflege. Wer also Interesse daran hat, kranke Menschen in ihrem heimischen Umfeld zu pflegen, findet auch hier seine Möglichkeiten. Selbst beatmungspflichtige Patienten werden immer häufiger zu Hause versorgt. Kennt man dieses vornehmlich bei Kindern, so sind es inzwischen auch Erwachsene, die ihr Leben trotz Beatmung lieber daheim führen. Eine ambulante Intensivpflege ist allerdings ein immenser logistischer Aufwand, vom speziell ausgebildeten Personal ganz abgesehen. Die Patienten brauchen eine 24-Stunden-Betreuung, und zwar lückenlos. Die Betreuer leben quasi mit in der Wohnung, haben dort oft auch eine Schlaf- oder Ruhegelegenheit (in nächster Nähe zum Patienten) und gehören fast mit zur Familie. Die Betreuung dieser Patienten übernehmen allerdings nur Pflegedienste, die sich auf Beatmungspatienten spezialisiert haben. Mit der richtigen Organisation können diese Patienten auch das Haus verlassen, einkaufen fahren oder Ausflüge machen. Das ist dann mal ein ganz anderes Betätigungsfeld in der Intensivpflege. Ob es aber jedem liegt, über Jahre hinweg einen einzigen Patienten zu betreuen, ist die andere Frage. Wenn die Chemie nicht stimmt, könnte das schwierig werden. Da ist es vielleicht leichter, in der Klinik immer wieder neue Patienten zu betreuen.

Egal, für welches Berufsfeld man sich entscheidet – und vielleicht hat man aufgrund der Stellensituation auch gar keine große Auswahl –, erst in der Praxis wird man sehen, ob der Bereich zu einem passt.

Die Arbeit auf der Intensivstation stellt schon eine große Herausforderung dar, denn das Umgehen mit schwer verletzten Patienten, aufgeregten Angehörigen und lebensbedrohlichen Situationen ist nicht jedermanns Sache. Stellen Sie sich vor, Sie müssten gleich nach Dienstbeginn einen notfallmäßig aufgenommenen Patienten von Blut und Exkrementen befreien, dann ein halbes Dutzend aufgeregter Angehörige betreuen, die mit ihren Beschimpfungen die ganze Station aufmischen, während im Nebenzimmer plötzlich ein Kollege um Hilfe schreit, weil ein Patient um sich schlägt. Kurze Zeit später gibt bei einer

CT-Fahrt der Monitor seinen Geist auf und Sie streiten sich zudem noch mit dem Stationsarzt über organisatorische Dinge. Das schreckt Sie nicht? Nerven wie Drahtseile und einen guten Magen haben Sie ebenfalls? Und Ihr Frühstücksbrot kann auch einmal bis mittags warten, bis Sie Zeit haben, hineinzubeißen? Dann: Herzlich willkommen in der Intensivpflege!

Wer auf der einen Seite nicht abgehärtet genug ist, um die oft grausamen Schicksale zu verkraften, und auf der anderen Seite aber nicht sensibel genug, um auf die verschiedensten Menschen einzugehen, der wechselt freiwillig in einen anderen Bereich. Und hier darf man sich keiner Illusion hingeben: Wirklich alle, die auf die Intensivstation gebracht werden, befinden sich in einer Ausnahmesituation. Sie schreien, sie weinen und sie werden auch einmal ohnmächtig. Das ist nichts für schwache Nerven und es hat auch nichts von der romantischen Grey's-Anatomy-Philosophie.

Auf diejenigen, die sich dennoch in der Intensivmedizin am richtigen Platz fühlen, wartet ein Job voller Herausforderungen, der einem zwar alles abverlangt, aber dafür bestimmt nie langweilig wird. Obwohl dies vielleicht auch etwas zu mild ausgedrückt ist, wenn Sie bedenken, dass Sie als Angestellte der Unfallchirurgie oft ganz plastisch mit den Scheußlichkeiten konfrontiert sind, über die Sie sonst nur am nächsten Tag in der Zeitung lesen ...

Begleiten Sie mich nun doch bitte durch meinen Tag als Intensivschwester. Und lösen Sie sich bitte gleich jetzt von der Unterstellung, dass im Krankenhaus nur Unmengen an Kaffee getrunken werden – denn das ist in den seltensten Fällen wahr.

## Tagwache – Weckerklingeln um vier Uhr dreißig ...

Dienstbeginn ist um 6.00 Uhr. Noch müde von der kurzen Nacht, denn um halb fünf Uhr aufzustehen entspricht ganz und gar nicht meinem Biorhythmus, stehe ich in der Zentrale und höre mir die Übergabe an. Hier treffen wir uns zu Dienstbeginn, um alle Patienten kurz vorzustellen und eventuelle allgemeine Informationen auszutauschen (vielleicht ist jemand krank geworden und Dienste müssen anders besetzt werden oder eine angekündigte Fortbildung fällt aus). Oft sind einige Kollegen auch relativ früh da, um noch ein Schwätzchen zu halten oder in Ruhe einen Kaffee zu trinken.

Einige Patienten sind mir schon bekannt, bei den „Zugängen" muss ich ganz genau aufpassen, selbst wenn ich sie nicht betreuen sollte, denn dabei ist vieles wichtig: Ob jemand mit Hepatitis oder HIV infiziert ist, zum Beispiel. Oder ob ein Tumorpatient seine Diagnose noch nicht kennt. (Wie Sie sich vielleicht vorstellen können, läuft es äußerst unglücklich, wenn die Metastasen erwähnt werden und der Betroffene noch nicht einmal weiß, dass seine Magenschmerzen nicht vom Geschwür her kommen, sondern er eine große Krebsoperation hinter sich hat.) Wichtig ist auch, ob und für wann noch Notfallpatienten angemeldet sind.

Dann versucht (fast) jeder, seine Arbeit so zu koordinieren, dass Zeit zum Helfen bleibt. (Kollegen, die sich gerne in ihrem Zimmer verkriechen und so tun, als gäbe es außerhalb davon nichts zu arbeiten, gibt es natürlich auch – leider.) Ein neuer Patient beansprucht in den ersten Minuten bis Stunden oft mehrere Personen für sich, bis er fertig versorgt ist. Wenn ich anfange, einen Patienten zu waschen, und der neue Patient kommt gerade dann um die Ecke, wenn dieser klatschnass im Bett liegt, ist das natürlich unglücklich – für den nassen Patienten wie für meinen hilfebedürftigen Kollegen.

Nach der allgemeinen Übergabe gehen wir ans Patientenbett. Die Aufteilung, wer welche Patienten übernimmt, geht schnell. Oft ist es so organisiert, dass man ein bestimmtes Zimmer über eine Woche lang behält und dann wechselt. Tauscht man seine Dienste, kann es natürlich passieren, dass man jeden Tag andere Patienten betreut, aber das wird nach Möglichkeit vermieden. Im Zimmer erzählt mir die Kollegin vom Nachtdienst alles, was ich über meine Patienten wissen muss. Kenne ich die Patienten schon und gab es keine besonderen Vorkommnisse, ist die Übergabe meist binnen zehn Minuten erledigt.

Besonders aufwendig ist es, wenn ein Patient schon einige Wochen auf der Station liegt, eine entsprechend ellenlange Krankengeschichte aufweist und ich frisch aus dem Urlaub komme. Da gibt es richtig viel zu erzählen – und die Erholung ist bald wieder dahin bei den Unmengen an Details, die ich mir merken muss.

Wie heißen meine Patienten, wie alt sind sie und mit welcher Diagnose liegen sie bei uns auf der Station? So geht es langsam los. Dann folgen die Einzelheiten: Was ist passiert, wann ist es passiert, wurde operiert, vielleicht auch mehrfach? Ist die Diagnostik „gelaufen“, CT, Angio oder Bronchoskopie, warum und mit welchem Ergebnis? Eine Fülle an Fremdwörtern und Abkürzungen stürzen über mich herein, hinter denen aber wichtige Details für die weitere Behandlung stecken. Jede Kleinigkeit wird erhoben und kann eine wichtige Rolle spielen: Hat der Patient Vorerkrankungen, Bluthochdruck, Diabetes, Nierenkrankheiten oder Herzbeschwerden, raucht oder trinkt er übermäßig? Ist er kreislaufstabil oder „laufen“ Medikamente und in welcher Dosierung? Hat er noch Narkose oder ist er wach und ansprechbar und wenn ja, ist er orientiert? Ist er kooperativ oder schlägt er vielleicht um sich und muss (zur eigenen Sicherheit – und zu meiner vielleicht auch) fixiert werden? Darf er schon essen und wenn, dann was? Ist entsprechendes Essen bestellt? Ist die Urin-Ausscheidung in Ordnung, sind spezielle Medikamente nötig oder steht sogar eine Dialyse an? Wie sieht der OP-Verband aus und welche Drainagen hat er, sind diese unauffällig? Besteht Blutungsgefahr, gibt es noch Konserven, wie viel und wo (in der Blutbank oder im stationseigenen Blutkühlschrank)? Wie ist die Lungenfunktion, muss er hochdosiert Sauerstoff bekommen, wird die Beatmung langsam entwöhnt? Werden spezielle Lagerungen durchgeführt, wie ist der zeitliche Rhythmus, wie viele Hilfepartner sind dabei nötig? Bekommt er spezielle Medikamente, sind diese vorrätig oder müssen vielleicht bestellt werden? Hat er bekannte Allergien? Gibt es Angehörige, wohnen diese in der Nähe und kommen zu Besuch? Gibt es pflegerische Besonderheiten, hat er Hautschäden, Druckgeschwüre oder sonstige Auffälligkeiten? Wie werden diese behandelt? Sind eigene Kultursachen vorhanden? Kann er selbst einige Tätigkeiten durchführen? Am Ende einer Ganzkörperwäsche zu hören: „Das ist aber nett, dass Sie mich heute verwöhnen, gestern musste ich mich ganz alleine waschen“, ist schon ein wenig peinlich. Oder die Nachfrage bei der Visite, ob der langsam aufwachende Patient schon ansprechbar sei – und ich habe mit meinem Kollegen gar nicht darüber geredet, geschweige denn, den Patienten selbst schon angesprochen. Auch peinlich.

Das hört sich nach enorm viel Information an – und das ist es auch. Zumal es sich ja um zwei oder drei Patienten handelt, die von mir übernommen werden. Das Personal aus dem Nachtdienst ist natürlich froh, wenn ich die Patienten schon kenne und sie mich nur über den aktuellen Stand informieren müssen. Das geht dann nicht nur sehr viel schneller, man läuft auch nicht Gefahr, etwas zu vergessen.

Zusammen mit dem Nachtdienst kontrolliere ich danach noch die Laufraten der Infusions- und Spritzenpumpen, die Alarmgrenzen der Monitore und die Notfallschublade. Dort liegt alles für eine eventuelle Notfallintubation bereit, ebenso wie Medikamente, falls wir plötzlich reanimieren müssen. In einer Notfallsituation Zeitverlust wegen fehlendem Material zu verursachen – das möchte ich nicht auf meine Kappe nehmen. Wenn die Lampe am Laryngoskop (Hilfsgerät zur Betrachtung des Kehlkopfs) nicht funktioniert und der Arzt bei der Notfallintubation quasi im Dunkeln steht, ist das nicht nur peinlich, sondern auch fahrlässig und unnötig gefährlich für den Patienten. Genau wie die Alarmgrenzen am Monitor. Möchte ich rechtzeitig Bescheid wissen, wenn sich die Kreislaufwerte meines Patienten ändern, oder erst, wenn er kurz vor der Reanimation steht? Keine Frage – oder?

Alles ist in Ordnung, jetzt bin ich für den Tag gerüstet.

Ich betreue einen jungen Patienten, er ist 19 Jahre alt und schwerst verletzt nach einem tragischen Verkehrsunfall. Michael Beyer kam Sonntagmorgen gegen drei Uhr nach einem Discobesuch mit 1,5 Promille im Blut in einer Kurve von der Straße ab. Es ist anzunehmen, dass er auch noch zu schnell gefahren ist. Fragen können wir ihn das nicht, denn er ist nicht ansprechbar – und wird es auch die nächste Zeit nicht sein. Sein Beifahrer und das Mädchen auf dem Rücksitz haben den Unfall leider nicht überlebt. Entsprechend traumatisiert sind auch seine Eltern, die jeden Tag lange an seinem Bett weilen.

Mit einer Blutung im Kopf, Brüchen an Armen, Beinen und Wirbelsäule nebst einer schweren Lungenkontusion mit Hämatopneumothorax wird er die nächsten Wochen bei uns bleiben und lange intensivmedizinisch behandelt werden müssen. Was so wichtig Grey's-Anatomy-mäßig klingt, ist im Übrigen eine Lungenprellung mit Luft und Blut im Brustkorb. Eine äußerst unangenehme Sache.

Er liegt in einem Spezialbett, welches permanent in Bewegung ist. 60 Grad rechts und links sind eingestellt und wenn Herr Beyer richtig auf der Seite liegt, sieht das schon gefährlich aus. Er ist im Bett kaum erkennbar, weil eine Unzahl an Geräten an ihm befestigt ist: Eine Hirndrucksonde, die laufend den Druck in seinem Gehirn misst und uns durch einen Anstieg der Werte so das gefährliche Hirnödem ankündigen würde, damit wir schnell entsprechend handeln könnten, Thoraxdrainagen rechts und links, die seine verletzte Lunge entfaltet halten und gleichzeitig das Blut abfließen lassen. Die Trachealkanüle, die er zu seiner Luftzufuhr braucht und über die das Beatmungsgerät stetig Luft in seine Lungen pumpt, die Magensonde, die dafür sorgt, dass Magensaft abfließen kann, und die Drainagen für das Abfließen von Wundsekret sowie der Blasenkatheter nebst zugehörigen Schläuchen und Behältern.

Während der Übergabe habe ich gleich einen prüfenden Blick auf die Schläuche geworfen, ob alle richtig befestigt sind und nicht während der Rotation unter Zug geraten. Ich möchte nicht dafür verantwortlich sein, wenn der zentrale Venenkatheter plötzlich herausrutscht und alle Infusionen und Medikamente auf den Fußboden laufen. Oder gar die Beatmungsschläuche irgendwo hängen bleiben und seine Trachealkanüle herausreißen. Das sind Situationen, die in Sekunden Lebensgefahr darstellen!

Eigentlich kann er froh sein, dass er nicht bei Bewusstsein ist, denn all dies ist nicht sehr angenehm und für die böse Überraschung dessen, was er als Fahrer des Unglückswagens angerichtet hat, ist später immer noch Zeit. Sollte er überhaupt erwachen. Über den Unfallhergang und die Folgen denke ich nicht weiter nach. Weder kann ich mit jedem Verletzten mitleiden, noch bin ich Richterin über Schuld oder Unschuld. Seinen Leichtsinn oder Übermut muss er später selbst ausbaden. Bei allem Respekt für leidende Patienten – mein Mitleid für die Patienten, die sich selbst in diese Situation gebracht haben, ist im Laufe der Jahre weniger geworden. Dafür sind es inzwischen einfach zu viele, denen Ähnliches passiert ist. Mir tut eher die Familie leid, die als Erstes mit der komplexen Situation konfrontiert wird und neben der Angst um das Leben ihres Sohnes auch damit umgehen muss, dass ihr Sohn für den Tod zweier junger Menschen verantwortlich ist.

Mein zweiter Patient befindet sich schon auf dem Weg der Besserung. Andreas Kehlmann, 28 Jahre alt, ist abends auf dem Heimweg vom Kino mit seinen Freunden in eine Schlägerei geraten und hat „im Eifer des Gefechtes“ ein Messer in den Rücken gestoßen bekommen. Knapp neben der Wirbelsäule einige Zentimeter tief eingedrungen, hat das Messer glücklicherweise wichtige Organe knapp verfehlt. Um eine eventuelle Sickerblutung auszuschließen, wurde er ein paar Tage auf der Intensivstation überwacht und soll demnächst verlegt werden. Selbst wenn das Messer nur ein kleines Blutgefäß verletzt hat, kann es gefährlich werden, denn es blutet vielleicht langsam vor sich hin und man merkt es nicht so schnell. Deshalb müssen auch diese Blutungen behandelt werden, wenn sie nicht von selbst zum Stillstand kommen. Also wurde mehrfach mittels Ultraschall kontrolliert, ob sich noch eine Blutung gebildet hat. Das ist netterweise nicht der Fall gewesen und rein körperlich geht es ihm besser – wie sich das Ganze auf seine Psyche ausgewirkt hat, ist schwer zu sagen. Wir werden ihm auf jeden Fall Hilfe von unserem Klinikpsychologen anbieten, vielleicht nimmt er die ja an.

Glücklicherweise sind wir heute personell voll besetzt und ich muss keinen dritten Patienten betreuen.

Zwei Patienten sind nicht viel, meinen Sie? Nun, dann lesen Sie ruhig weiter.

Nach der Übergabe, so um 6.30 Uhr nehme ich den Herren erst einmal Blut ab.

Herr Beyer hat eine arterielle Kanüle, also einen dünnen Plastikschlauch in seiner Arteria radialis liegen, der Arterie, wo man üblicherweise am Handgelenk den Puls zählt. Darüber kann man mittels eines speziellen Systems gut Blut abnehmen und gleichzeitig über einen Sensor permanent Blutdruck messen. Die Entnahme geht zügig und durch die Blutgasanalyse bekomme ich auch schnell aktuelle Werte über Lungenfunktion, Elektrolyte (Natrium, Kalium, Calcium), Blutzucker und Hämoglobin.

Für die Blutgasanalyse haben wir ein Gerät auf der Station, so haben wir die wichtigsten Werte nach einer Minute gleich fertig. Alle anderen Blutröhrchen (Blutbild, Nieren- und Leberwerte, Herzenzyme, Blutgerinnung, Medikamentenspiegel oder Entzündungszeichen) werden vom Transportdienst abgeholt und ins Labor gebracht. Bis wir die Werte von dort bekommen, dauert es einige Zeit (je nach Untersuchung von dreißig Minuten bis zu mehreren Stunden). Sein Kaliumwert ist niedrig, da werde ich gleich im Spritzenzimmer ein entsprechendes Medikament holen, um das auszugleichen. Denn zu niedriges Kalium verursacht Herzrhythmusstörungen und das können wir nun gar nicht gebrauchen. Seine Werte für die Atemfunktion ($pO_2$ und $pCO_2$) sind ebenfalls nicht gut. Das habe ich zwar schon auf Grund seines Sättigungswertes auf dem Monitor gesehen, aber vermutet, dass der Fingerclip ein wenig verrutscht ist und somit nicht richtig misst. Leider stimmt der Wert. Er ist zwar nicht dramatisch niedrig, sonst hätte der Monitor längst alarmiert, aber auf Dauer so bleiben kann er auch nicht.

Als Erstes sauge ich den Schleim aus seiner Lunge ab, vielleicht ist durch zu viel Sekret der Gasaustausch in der Lunge behindert. Doch das war leider nicht der Grund, denn es ist kaum etwas da zum Absaugen. Absaugen kann eine richtig ekelige Angelegenheit sein und ist auf nüchternen Magen manchmal eine echte Herausforderung. Gerade langjährige Raucher haben ein Zeug in der Lunge, da kann einem schon schlecht werden. Wenn dann noch ein Infekt dazukommt, wird es richtig nett. Wie zäher glibberiger gelbgrüner Pudding, zieht sich das Sekret durch den Absaugkatheter, manchmal so zäh, dass dieser verstopft und ich einen dickeren Katheter nehmen muss. Das Geräusch ist auch lecker. So ungefähr, als würden Sie Wackelpudding durch einen Strohhalm schlürfen – appetitlich, nicht wahr? Wenn Sie meinen, dass sich das ungustiös anhört: Ja, das ist es auch, aber man gewöhnt sich daran. Während des Absaugens hat er gehustet und das sollte er eigentlich nicht. Vielleicht ist er zu schwach sediert und presst durch das Anspannen seiner Bauchmuskulatur gegen die Maschine? Nach einiger Zeit gewöhnen sich die Patienten nämlich an die Medikamente und wir müssen die Dosis anpassen. Also gebe ich ihm von seinen Schlaf- und Schmerzmitteln eine extra Portion, stelle kurzfristig die Sauerstoffkonzentration des Beatmungsgerätes höher und verfolge, ob es besser wird. Kurze Zeit später haben sich seine Werte wieder normalisiert und ich brauche nicht in die Arztübergabe zu platzen, damit sich jemand kümmert. Derartige Situationen kann man nur mit entsprechender Erfahrung „alleine" meistern. Zu entscheiden, wann man Hilfe braucht, ist natürlich Gewissenssache. Das wird allen neuen Kollegen aber ausführlich beigebracht – sich Hilfe zu holen, wenn man unsicher ist! Im Zweifelsfall ist es immer besser, wenn vier oder sechs Augen nach dem Patienten schauen, als dass man in eine unübersichtliche Situation gerät und der Patient Schaden nimmt.

Mein zweiter Patient, Herr Kehlmann, hat keine leider keine „Arterie" zum Blutabnehmen mehr, die ist heute Nacht herausgerutscht, als er sich im Bett umgedreht hat. Er ist einer der wenigen Patienten, die sich selbst im Bett drehen können, und dann musste sich das Schlauchsystem am Bettgitter verhaken, wie ärgerlich. Es war ein ziemliches Blutbad, sein Bett musste komplett frisch bezogen werden. Der Druck in einer Arterie ist hoch, man kann es ja selbst an seinem Handgelenk fühlen und unter Umständen spritzt das Blut aus der Punktionsstelle über einen Meter weit. Das war ihm sehr unangenehm, dabei kann er überhaupt nichts dafür. Er soll aber ohnedies verlegt werden und hat deshalb keine neue Kanüle bekommen. Also muss ich das Blut auf konventionelle Weise mit einer Spritze abnehmen. Leider sind seine Venen derart schlecht, dass ich nach zwei Versuchen aufgebe und dies dem Stationsarzt überlasse. (Soll der sich doch den weiteren Unmut des Patienten zuziehen ...). Wer für das Blutabnehmen genau zuständig ist, ist von Station zu Station unterschiedlich. Meistens probiert es das Pflegepersonal erst einmal selbst und wenn das dann nicht klappt, „darf" der Stationsarzt ran.

So verfüge ich nun leider nicht über eine Blutgasanalyse, aber seine Sauerstoffsättigung ist gut und da er eine rosige Gesichtsfarbe hat und wieder normal isst und trinkt, werden seine anderen Werte nicht sonderlich aus der Norm fallen. Die menschliche Krankenbeobachtung ist auch auf einer Intensivstation unerlässlich, nicht für alles gibt es Geräte.

So schnell ist die erste halbe Stunde um und das Frühstück ist da. Herr Kehlmann wartet auch schon sehnsüchtig auf Kaffee und Brötchen.

Bei ihm habe ich Glück, er hat ja zwei gesunde Arme und muss nicht gefüttert werden. Ich füttere nicht gerne, das dauert meistens sehr lange (Intensivpatienten haben oft keinen Hunger oder können nur langsam kauen und schlucken) und kaum ist das Frühstück abgeschlossen, steht schon der Mittagswagen vor der Tür. Habe ich zwei Patienten zu betreuen, denen ich helfen muss, und dauert eine Mahlzeit um die zwanzig Minuten, stehe ich fast eine Stunde nur mit einem Löffel in der Hand neben dem Bett. Da braucht es schon Geduld. Auf der Normalstation gibt es manchmal Servicekräfte, die den Patienten helfen, aber auf der Intensivstation besteht immer die Gefahr, dass sie sich verschlucken und der Nahrungsbrei in die Lunge läuft. Schnell muss dann abgesaugt werden und das kann keine Hilfskraft machen. Erst später, wenn der Schluckakt problemlos funktioniert, können auch Angehörige Essen reichen. Reine Servicekräfte sind auf der Intensivstation, wo die Krankheitsbilder so schwer und komplex sind, eigentlich so gut wie nie vorhanden.

Herr Beyer kann nichts essen, da er ja nicht bei Bewusstsein ist, bei ihm läuft permanent eine Ernährungspumpe mit Flüssigkost.

Während der Frühstückszeit schreibe ich mir eine Liste mit den Medikamenten, die meine Patienten heute Vormittag noch brauchen. Die Anordnungen dazu stehen auf der jeweiligen Patientenkurve, aber die ganze Kurve mit ins Spritzenzimmer zu schleppen ist mir zu umständlich, ich schreibe lieber alles auf einen Zettel. Herr Kehlmann bekommt nur ein paar Tabletten, Antibiotika und Schmerzmittel. Herr Beyer aber hat zwölf Spritzenpumpen laufen und eben so viele andere Medikamente. Da die meisten der Spritzenpumpen in meiner Schicht durchgelaufen sind, muss ich mir neue hinlegen.

Eine halbe Stunde verbringe ich im Spritzenzimmer, bis alle Medikamente fertig vorbereitet sind.

Zwischendurch braucht eine Kollegin Hilfe, sie muss ihren Patienten zum Frühstücken erst einmal anders hinlegen und schafft das nicht alleine. Kein Wunder bei den 130 kg des Patienten ... Mit vereinten Kräften lagern wir ihn um, dann kann er auch frühstücken.

In der Zwischenzeit ist die Visite bei mir im Zimmer angelangt und da muss ich anwesend sein. Hoffentlich ist der Oberarzt gut gelaunt, denn sonst gibt es wieder Stress. Irgendetwas findet man immer, was hätte besser laufen können, klar. Mal braucht der Patient noch weitere Medikamente, mal benötigt er bestimmte Medikamente nicht mehr, mal hat er zu wenig Atemgymnastik gemacht, mal hängt ein Drainageschlauch nicht, wie er soll, mal muss das Beatmungsgerät anders eingestellt werden, mal fehlen irgendwelche Papiere oder Befunde und so weiter und so weiter.

Kritik zu üben ist auch nicht schlimm, schließlich arbeiten wir im Team und sollten uns ergänzen – viele Augen sehen immer mehr als zwei, das ist ja auch zum Besten unserer Patienten. Der Ton macht allerdings die Musik, so wie im normalen Leben auch – oder würden Sie die Verkäuferin in der Gemüseabteilung anschreien: „Manno, warum habt ihr denn keine Bio-Zitronen?!“ Peinlich, oder? So würde man im öffentlichen Leben doch nicht reden! Im Dienst ist unser Umgangston zwar auch ziemlich „rustikal“, aber begleitet von Herumschreien und Mit-dem-Fuß-Aufstampfen hat Kritik eine besondere Note. Richtig fit um diese Uhrzeit brülle ich schon einmal zurück, aber meistens ist mir das zu doof. Netterweise haben es die Ärzte heute Morgen ziemlich eilig, gleich kommen die Chefs der verschiedenen Abteilungen und bis dahin muss fertig visitiert sein.

Die Chefvisite selbst dauert nicht lange und was dort erzählt wird – der eine Patient muss heute in den OP, der andere bekommt einen großen Verbandswechsel auf der Station, der dritte muss sonografiert werden und zwei Betten für geplante OPs brauchen wir auch, also sollen zwei Patienten verlegt werden –, muss noch lange nicht passieren. Erst nach der Frühbesprechung steht das Tagesprogramm fest und selbst dann kann es sich noch zehn Mal ändern. Vielleicht wird der Patient, der in den OP soll, auf den nächsten Tag verschoben, weil lauter Notfälle das Programm komplett sprengen, der Verbandswechsel findet deswegen – weil alle Ärzte im OP stehen – erst gegen Mitternacht statt oder es muss sogar ein dritter Patient verlegt werden, da ein Polytrauma kommt. Das ist morgens um acht Uhr natürlich noch nicht planbar.

Wieder im Spritzenzimmer habe ich kurz vor acht alles fertig und genehmige mir eine schnelle Tasse Kaffee, bevor ich lange Zeit nicht mehr aus meinem Patientenzimmer herauskomme.

Zum Glück habe ich zu Hause gegen fünf Uhr früh schon einen Toast gegessen, denn nüchtern kann ich nicht arbeiten. Spritzen aufziehen ist auch auf nüchternen Magen kein Problem, aber ein mit seinem Stuhlgang beschmierter Patient am frühen Morgen oder eine Ladung Erbrochenes im Bett dreht mir den Magen um. Das kann ich vor dem Essen nicht leiden. Und wer weiß, wann ich zum Frühstücken komme. Die eigentlich festgelegten Zeiten einzuhalten, ist oft schwierig – also ist mir mein frühes Frühstück heilig. Falls Sie sich nun angeekelt abwenden: Ja, auch solche Grauslichkeiten, wie eben beschrieben, gehören zum Alltag einer Krankenschwester. Und wenn Sie sich fragen sollten, wie man das aushalten kann, kann ich nur sagen, das meiste ist tatsächlich Gewöhnungssache. Stuhlgang in allen Formen und Farben, nebst den dazugehörigen Gerüchen, macht mir schon lange nichts mehr aus. Erbrochenes schon eher, vor allen Dingen, wenn jemand Alkohol mit Fisch kombiniert hat. Bei diesem „Aroma" würgt es mich selbst. Wenn ich es gar nicht aushalte, ziehe ich mir einen Mundschutz über und gebe einen Klecks Mentholsalbe hinein. Damit geht alles.

Die große Runde steht um acht Uhr an. Um sieben Uhr habe ich allerdings schon einmal Kreislaufwerte kontrolliert und aufgeschrieben. Jetzt wird zusätzlich die Urin-Ausscheidung notiert, Medikamente gegeben und Patienten umgelagert. Meistens übernimmt man die Patienten morgens in Seitenlage und dreht sie dann zum Waschen wieder auf den Rücken. Ansonsten wäre die Zeit, die sie wegen Waschen, Röntgen und Krankengymnastik ohnehin auf dem Rücken verbringen, zu lang.

Wieder habe ich Glück heute: Umlagern muss ich nicht, denn Herr Kehlmann ist fertig mit dem Frühstück und wartet, im Bett sitzend, auf die Krankengymnastin. Die Übungen sind anstrengend und eigentlich hat er keine Lust dazu. Mühevoll muss er immer von deren Sinn überzeugt werden. Als wollten wir ihn damit ärgern ... Im Bett werden die Gliedmaßen eben schnell steif, gerade wenn man sich kaum bewegt. Auch die Atmung ist flacher, deswegen gehört ein Atemtraining zur Krankengymnastik mit dazu. Jeden Morgen erzählen wir ihm aufs Neue, wie wichtig das für ihn ist. Na ja, bald kann er wieder richtig aufstehen und dann braucht er keine Krankengymnastik mehr. Gut, dass unsere Krankengymnasten sich mit Intensivpatienten gut auskennen und ein entsprechendes Maß an Geduld und Einfühlungsvermögen mitbringen. Als Karina um die Ecke kommt und an sein Bett tritt, hat sie ihn so schnell in ein nettes Gespräch verwickelt, dass er die Übungen gut mitmacht und die Anstrengung gar nicht mehr merkt.

Herrn Beyer muss ich auch nicht umlagern, in seinem Spezialbett rotiert er bis zum Röntgen weiter und wird dann erst „ausgepackt".

Mit der Medikamentenverabreichung bin ich trotzdem ausreichend beschäftigt. Meine lieben Kollegen kriegen natürlich schnell mit, dass ich noch nicht beim Waschen bin, und so werde ich gleich zweimal zum Helfen geholt. Der erste Patient musste nur gerade im Bett platziert werden, das ging schnell, aber nach der zweiten Patientin bin ich verschwitzt. Die Dame war wach, wog mindestens 150 Kilo und dachte nicht im Mindesten daran, etwas mitzuhelfen. Ursprünglich auf die linke Seite gelagert, ist sie durch ihre Unruhe so weit im Bett heruntergerutscht, dass ihre Beine an der einen Seite bis zu den Knien heraushingen. So kann sie natürlich nicht liegen bleiben. Meine Kollegin möchte sie gleich auf die andere Seite drehen, da sie heute nicht geröntgt wird, und so machen wir uns ans Werk. Erst die Kissen unter den Armen und Beinen herausnehmen und danach die Decke, die als Rückenstütze diente. Die lagen ohnehin nicht mehr richtig, die Patientin hat sie alle wild im Bett verteilt. Leider bedeutet Unruhe nicht gleich Mithilfe. Und so liegt die Frau, als die Kissen draußen sind, völlig desolat im Bett, die Beine halb draußen und der Oberkörper quer zur Matratze, sodass ihr Kopf schon auf der anderen Seite überhängt. Wir versuchen, sie gerade zu rücken, was sie mit wilden Armbewegungen quittiert. Jetzt müssen wir noch aufpassen, dass wir keinen Schlag abbekommen! Auf unsere Bitten, doch die Arme ruhig zu halten, hört sie überhaupt nicht. Vielleicht versteht sie uns auch nicht, denn ihre Muttersprache ist weiter östlich angesiedelt. Mit vereinten Kräften legen wir sie halbwegs gerade hin und greifen dann unter sie, um sie wieder ein Stück Richtung Kopfende zu ziehen. Ein Kollege sieht uns und greift schnell mit unter ihre Beine, gemeinsam platzieren wir sie endlich wieder „gescheit“ im Bett. Sie auf die rechte Seite zu drehen schaffen wir zu zweit. Dann noch eine zusammengerollte Decke als Rückenstütze, ein Kissen zwischen die Knie und zwei Kissen unter die Arme – fertig. Hoffentlich bleibt sie jetzt einige Zeit ruhig liegen, aber ich bezweifele das! Die Kollegin bedankt sich bei mir und ich gehe wieder in „mein“ Zimmer.

Um fast neun Uhr fange ich endlich an, für Herrn Kehlmann die Waschutensilien herzurichten. Dank meiner Hilfe sind die zwei Kollegen jetzt mit ihren Patienten schon fertig und kommen vorbei, um mich aufzuziehen. Ob ich denn immer noch nicht fertig sei? Mit zunehmendem Alter würde ich ja doch langsam werden ... Kunststück – deren Patienten mussten nicht frühstücken und so konnten sie früher mit der Körperpflege anfangen.

Aber so ist das im Team, jeder kommt einmal an die Reihe und ein bisschen Humor hebt ja bekanntlich die Stimmung. Das nächste Mal werde ich es sein, die Kollegen aufzieht. Es macht Spaß, mit netten Leuten zusammenzuarbeiten, und mit ein wenig Humor geht auch der stressigste Dienst gut herum. Teilweise kennen wir uns schon seit Jahrzehnten und wissen genau, wie die Späße gemeint sind. Einige sind auch privat befreundet und fahren zusammen in den Urlaub oder Ähnliches. Aber auch neue Leute bringen immer wieder Schwung und Innovation in das Team. Jeder hat natürlich so seine Eigenarten, aber am wichtigsten ist, dass man sich aufeinander verlassen kann. Im Notfall muss man mit jedem Hand in Hand arbeiten können und da stehen persönliche Sympathien hinten an. Verschiedene Eigenarten machen ein Team ja auch aus. Einer ist bekannt für seinen schwarzen Humor, der andere für seine Computerkenntnisse, wieder ein anderer für seine permanente Meckerei – für die er auch kräftig Scherze einstecken muss. Der Nächste meint: „Ordnung ist das halbe Leben – ich lebe in der anderen Hälfte", und einer weiß immer alles besser, egal worum es geht. Einer ist so hilfsbereit, dass er darüber manchmal sein eigenes Zimmer „vergisst", den anderen muss man immer zweimal bitten, bis er zum Helfen kommt. Einer ist ein ausgeprägter Morgenmuffel und vor elf Uhr kaum ansprechbar, der andere hat permanent so gute Laune, dass er seinen Kollegen damit schon auf den Geist geht. So ergänzt man sich – es sei denn, alle Meckerfritzen befinden sich in einer Schicht, dann wird es schwierig für den Einzigen mit guter Laune. Aber da man die meiste Zeit ohnehin mit seinen Patienten verbringt, fällt das nicht so ins Gewicht.

Herr Kehlmann wäscht sich schon zum Teil selbst und benötigt meine Hilfe nur bei einigen Verrichtungen. Hurra – auch das Bett brauche ich nicht zu beziehen, denn das Personal von der Wachstation, in die er gebracht wird, bringt die eigenen Betten mit. Um zehn Uhr soll er verlegt werden. Bevor ein Patient in die Normalstation übersiedeln kann, erhält er ein bis zwei Tage auf der Wachstation noch eine besondere Betreuung. Dort wird er ebenfalls monitorüberwacht, wenn auch nicht ganz so intensiv wie hier.

Nach dem Beine- und Rückenwaschen und dem Verbandswechsel ist es halb zehn und er ist fertig zur Verlegung. Bis das Personal der Station kommt, will er noch ein wenig schlafen, der Morgen hat ihn schon sehr angestrengt. So habe ich Zeit, seinen Platz schon einmal aufzuräumen, dann geht das Aufrüsten nachher schneller. Aufrüsten heißt, dass ich alle Sachen, die Herr Kehlmann benutzt hat, mit Desinfektionsmittel reinige, wie Monitorkabel, Waschschüssel oder die fest angebrachten Gerätschaften an seinem Bettenplatz. Anderes Material wie Infusionssysteme, Beatmungsschläuche oder Körperpflegemittel hole ich neu herbei. Dies ist Standard nach jeder Verlegung, damit jeder neue Patient einen sauberen Bettenplatz bekommt.

Um zehn Uhr mache ich wieder die große Runde (die kleine um neun natürlich auch) und frage im Computer ab, wann uns die nächsten Zugänge ins Haus stehen. Für jedes freie Bett gibt es einen Anwärter, heute sind drei große OPs für unsere Intensivstation geplant.

Eine Kollegin hat ihre Arbeit ebenfalls schon erledigt und wir verabreden uns zum Frühstück. Bevor wir mit unserer halbstündigen Pause beginnen, suchen wir uns eine „Ablösung“. Ohne jemanden, der für die einzelnen Patienten zuständig ist, darf die Station nämlich nicht verlassen werden! Wenn die Toilette außerhalb der Station liegt, meldet man sich sogar zu diesem Gang ab. Sonst tritt ein Notfall ein und keiner fühlt sich verantwortlich, weil jeder denkt, die zuständige Schwester befindet sich im Zimmer. Das darf natürlich nicht sein. Zwei andere Kollegen sind bereits fertig damit und wir erzählen kurz, was in unseren Zimmern los ist, damit sie ein Auge auf unsere Patienten werfen, solange wir nicht da sind. Bei Herrn Beyer habe ich schon die Spritzenpumpen mit den wichtigsten Medikamenten gewechselt, auch wenn sie noch nicht ganz leer waren. So muss mein Kollege das nicht machen. Wenn er nämlich in seinem Zimmer beschäftigt ist, kann es sein, dass er den Signalton der Pumpen nicht gleich hört, und wenn die Kreislaufmedikamente nicht sofort gewechselt werden, wird Herrn Beyers Blutdruck gefährlich niedrig. Das will ich natürlich vermeiden. Bei meiner Kollegin ist ein Patient so unruhig, dass sie ihn fixieren musste, da möchte der Kollege doch zwischendurch mal schauen, nicht dass es dem Patienten gelingt trotz Fixierung an den Schläuchen zu ziehen. Manche Patienten werden erstaunlich gelenkig, wenn es darum geht, trotz ihrer Fixierung an Sachen zu kommen, an die sie nicht herankommen sollen, das mag man manchmal gar nicht glauben. Ebenso werden sie sehr erfinderisch, wenn es um das Verlassen des Bettes geht. Eine ältere Dame glitt eines Nachts so geschickt zwischen ihren Bettgittern hindurch, dass noch nicht einmal unsere empfindlichen Monitore alarmierten. So lag sie dann auf der Erde und niemand bekam es mit. Praktischerweise rutschte ihre Bettdecke gleich mit und so lag sie mindestens weich. Als die Schwester zur nächsten Runde ins Zimmer ging, bekam sie fast einen Herzinfarkt beim Anblick des leeren Bettes. Dann sah sie die Patientin und mit vereinten Kräften wurde der Dame wieder ins Bett geholfen. Sie fand das gar nicht lustig und schimpfte nur herum, dass wir sie nicht mal in Ruhe schlafen lassen würden. Dass sie auf dem Fußboden lag, hatte sie gar nicht registriert. Für den Rest der Nacht versorgten wir sie lieber mit einem Bauchgurt.

Sich zuständig zu fühlen sorgt für Sicherheit. Deshalb ist es so wichtig, dass es für jeden Patienten zu jeder Zeit eine verantwortliche Person gibt.

Nach unserer Ablösung gehen wir in die Küche. Der Kaffee ist wieder einmal alle – das ist vielleicht etwas, das mit den Fernsehserien übereinstimmt. Derjenige, der die letzte Tasse nimmt, soll eigentlich neuen kochen, damit nicht die halbe Pause mit Warten auf Kaffee vergeudet wird. Wir unterstellen natürlich dem neuen Assistenzarzt das Versäumnis. Ob er es wirklich war? – Keine Ahnung, aber ein wenig lästern muss schon sein.

Einige Ärzte fühlen sich auch nicht im Geringsten für die Stationsküche verantwortlich – als wären wir Schwestern gleichzeitig Küchenbedienstete. Nicht einmal ihre Kaffeetassen können manche in den Geschirrspüler räumen – ob die das zu Hause ebenso handhaben? Am krassesten war der Tag, an dem das Geschirrspülmittel für die Maschine ausgegangen war und eine besonders helle Hausfrau dieses einfach durch normales Spülmittel ersetzte. Haben Sie das schon einmal probiert? Bloß nicht! Es schäumt, als hätten Sie es in einen Whirlpool geschüttet! Selbst die Dichtungen des Geschirrspülers hatten diesem feinen Schaum nichts entgegenzusetzen. Und da (anfangs) niemand in der Küche war, quoll der Schaum unbemerkt an allen Seiten heraus. Bis auf den Boden lief er und verteilte sich langsam in der ganzen Küche. Uns traf fast der Schlag, als wir die Küche betraten! Und wer saß mitten in dieser Schweinerei und hatte sogar die Füße hochgelegt, damit sie nicht nass wurden? Unser Stationsarzt! Mit den Worten „Das war schon so, als ich hereinkam" aß er weiterhin ungerührt sein Frühstücksbrot! So viel Unverfrorenheit verschlug uns glatt die Sprache, bis auf ein „Hast du eigentlich noch alle Tassen im Schrank?" fiel uns dazu nichts mehr ein. Sein künftiger Spitzname lautete dann auch schnell „Rudi Ratlos" – in Anlehnung an die Kunstfigur von Udo Lindenberg. Und glauben Sie nur nicht, er hätte den Geschirrspüler zumindest abgeschalten – der lief immer noch!

Aber im Allgemeinen verstehen wir uns gut mit den Ärzten und viele sind – gerade in ihrer Anfangszeit – dankbar, wenn man ihnen bei einigen Sachen auf die Sprünge hilft. Ob wir sie daran erinnern, dass an festgesetzten Wochentagen bestimmte Laboruntersuchungen gemacht werden oder Medikamente, die eigentlich bei allen Patienten zur Routine gehören, bei bestimmten Patienten nicht gegeben werden und so weiter. Leider gehen die Assistenzärzte nach ein paar Monaten zurück in die Anästhesie, um im OP Narkosen zu setzen, und die nächsten müssen sich auf der Intensivstation durchkämpfen. Immer wieder vieles neu zu erklären ist manchmal ziemlich mühsam.

Jetzt erst einmal sitzen und ins Brot beißen – was für ein Genuss! Früher habe ich mir in der Cafeteria oft ein frisches

Brötchen geholt, aber für jeden Tag ist mir das einfach zu teuer. Gut, dass ich nicht mehr rauche, denn sonst würde mir die Zeit zum Essen wirklich zu knapp. Ganz abgesehen von den gesundheitlichen Folgen an sich natürlich. Inzwischen sind wir ohnedies ein „rauchfreies Krankenhaus" und im Haus selbst darf man nirgendwo mehr rauchen. Selbst heimlich auf dem Klo geht nicht, denn da gehen die Kollegen (zu Recht) auf die Barrikaden. Neben dem überdachten Seiteneingang gibt es einen Aschenbecher, dort darf der böse Raucher hin. Sehr gemütlich. Und anstrengend auch noch, weil man den Überkittel anziehen und quer durchs Haus laufen muss. Aber die „richtigen" Raucher schreckt das natürlich nicht ab. Lieber eine Zigarette mehr und dafür kaum etwas essen – na ja, jeder muss selbst wissen, wie er seine Prioritäten setzt. Leider ist meine mit mir frühstückende Kollegin auch Raucherin und so sitze ich die letzte Viertelstunde alleine in der Küche. Das ist aber auch ganz nett, denn es liegen sogar noch ein paar Zeitungen herum und ich bin doch gleich über die wichtigen Ereignisse in den Königshäusern Europas informiert – auch etwas.

Viel zu schnell ist die Pause wieder um.

Gegen halb elf bin ich zurück auf der Station. Herr Kehlmann wurde immer noch nicht abgeholt. Wenn die nicht bald kommen, muss ich wohl ein freundliches zweites Telefonat tätigen (das dritte ist dann nicht mehr so freundlich ...). Ich verstehe schon, dass in der abholenden Station auch erst die Zimmer für neue Patienten aufbereitet werden müssen, aber mir sitzt der OP-Plan im Nacken. Der Patient, der für meinen Bettenplatz geplant ist, ist bald fertig operiert und dann muss hier auch alles für ihn vorbereitet sein. So langsam wird es Zeit, denn gute zwanzig Minuten braucht es schon, bis alles fertig ist.

Dafür ist „das Röntgen" inzwischen auf der Station. Jeden Morgen kommen die „MTRAs" (Medizinisch-Technische-Radiologie-Assistenten) mit ihrem fahrbaren Gerät vorbei und röntgen die Patienten je nach Anordnung in ihren Betten liegend. Die Patienten einzeln zum Röntgen in deren Abteilung zu bringen ist ein nicht zu leistender Aufwand. Meistens wird die Lunge geröntgt, weil viele Patienten durch ihren Unfall dort geschädigt sind. Manchmal werden aber auch Arme und Beine geröntgt, um zu kontrollieren, ob die Brüche gut zueinander stehen. Herrn Beyers Lunge soll ebenfalls geröntgt werden und dafür muss ich sein Bett anhalten und auseinanderbauen. Dass er während der Rotation nicht aus dem Bett fällt, dagegen ist er gut gesichert. Jeweils zwei Halterungen sind für Kopf, Brustkorb, Arme, Becken und Beine vorgesehen, zwei weitere für die Innenschenkel, damit seine Beine nicht hin und her rutschen, zwei für die Füße und die letzten beiden für die Knie. Auch gibt es zwei Gurte, die – quer über Herrn Beyer gespannt – für zusätzliche Sicherheit sorgen, und Polster für Unterarme und Unterschenkel.

Insgesamt achtzehn Einzelteile muss ich abbauen und suche erst einmal einen Rollwagen, um diese abzulegen. Manche sitzen ganz schön fest und da Herr Beyer wegen seiner Blutung im Kopf nur mit dem „Oberkörper hoch" gelagert werden darf, brauche ich eine Fußbank, um überhaupt an alle Teile heranzukommen. Ihn anzuheben, um die Röntgenplatte unter seinen Oberkörper zu legen, ist ebenfalls ein Kraftakt. Die beiden „Mädels" vom Röntgen kenne ich aber schon seit Jahren, schwere Intensivpatienten sind für sie nichts Neues. Zu dritt schaffen wir es und lassen auch alle Schläuche an Ort und Stelle. Diese Tätigkeit ist nicht ungefährlich für den Patienten: Schnell einmal verhakt sich eine Ecke der Röntgenplatte und spätestens beim Herauszuziehen ist es dann passiert. Rutscht der (zwar angenähte, aber trotzdem nicht allen Widerstand aushaltende) zentrale Venenkatheter (ZVK) aus der Halsvene des Patienten heraus, bekommt dieser weder Infusionen noch seine – zum Teil hoch kreislaufwirksamen – Medikamente. Oder der Tubus (an dem das Beatmungssystem hängt) rutscht heraus, dann ist im wahrsten Sinn des Wortes Not am Mann.

Binnen weniger Minuten einen neuen ZVK zu legen, während Herrn Beyers Blutdruck gefährlich niedrig wird, macht eben sowenig Spaß, wie ihn neu zu intubieren, während er langsam blau anläuft ... Nicht einmal McDreamy aus Grey's Anatomy könnte im wahren Leben daran etwas ändern. Und auch, wenn man McDreamy nicht kennt – klappt es nicht mit

Intubation oder Medikamentengabe, ist der Patient nach kurzer Zeit tot, das muss an dieser Stelle ganz klar gesagt werden!

Aber alles ist gut, die Röntgenassistenten ziehen von dannen und ich mache mich auf die Suche nach der Krankengymnastin. Karina ist noch mit einem anderen Patienten beschäftigt, kommt aber als Nächstes zu Herrn Beyer. Während der Rotation kann sie ihn natürlich nicht durchbewegen und für jede Maßnahme einzeln das Bett anzuhalten und auseinanderzubauen ist erstens viel zu aufwendig und zudem schlecht für seine Lungenfunktion. Damit diese gleichmäßig belüftet wird, ist der Lagewechsel für ihn lebensnotwendig.

So werden die notwendigen Tätigkeiten an ihm in einem engen Zeitrahmen koordiniert, damit das Bett nicht so lange „steht". Das klappt gut, weil jede Abteilung weiß, dass die Patienten in den Spezialbetten besonders schwer verletzt sind und keine langen Standzeiten haben dürfen.

Nun steht auch endlich das Personal von der Wachstation für Herrn Kehlmann vor der Tür. Vielleicht fragen Sie sich, warum Herr Kehlmann, dem es offensichtlich ja schon besser geht, nicht selbst zur anderen Station gehen kann oder er einfach von einer Schwester begleitet wird? Nun, es ist üblich, dass das Personal der übernehmenden Station die Patienten abholt. Bis zu den Stationen ist es oft ein weiter Weg quer durch das Gebäude, die Strecke würde kein Intensivpatient zu Fuß schaffen. Und auch der Stationsarzt der Intensivstation sollte sich nicht zu lange fern von der Intensivstation aufhalten, er muss ja jederzeit auf Notfälle reagieren können. Deswegen müssen die die Patienten abgeholt werden.

Nach ärztlicher und pflegerischer Übergabe helfen wir Herrn Kehlmann in ein neues Bett (die Intensivbetten bleiben bei uns) und er darf „abreisen". Ich wünsche ihm alles Gute für die Zukunft, er hingegen hängt noch in der Vergangenheit fest. Er ist mit seinen Gedanken noch ganz bei dieser Nacht, als er hinterrücks das Messer in den Rücken gestoßen bekommen hatte, und will den Täter nun verklagen. Am liebsten aber würde er ihn persönlich zur Rechenschaft ziehen. Wie viel Glück er eigentlich hatte, dass er den Angriff überhaupt überlebt hatte, und wie knapp er einem Dasein im Rollstuhl entgangen ist, hat er noch gar nicht realisiert.

Sein Bett bringe ich in den Keller, dort wird es von den Mitarbeitern der Bettenzentrale neu aufbereitet und wieder auf die Station gebracht. Und dank unserer Stationshilfe muss ich mich um das Aufrüsten des Bettenplatzes nicht selbst kümmern. Trotzdem wird die Zeit jetzt knapp, die Krankengymnastin ist fast fertig mit ihrer Arbeit und damit Herr Beyer nicht so lange „steht", muss ich mich jetzt beeilen. Zwar hätte eine Kollegin gerne, dass ich ihr beim Betten ihres Patienten helfe, dies dauert aber länger und so muss sie sich leider jemand anderen suchen.

Wieder im Zimmer richte ich mir einen Wagen mit feuchten Waschlappen, Pflegesachen und neuer Tubusfixierung her. Einmal pro Schicht wird der Tubus (Beatmungsschlauch) in den anderen Mundwinkel gelegt, sonst gibt es Druckstellen.

Als Erstes sauge ich ihm mit einem Absaugkatheter das Sekret aus Lunge und Nasenrachenraum ab. In der Lunge ist immer noch nicht viel davon, aber der Nasenrachenraum steht voll. Herr Beyer kann in seinem derzeitigen Zustand nicht schlucken und so sammelt sich der Speichel in Mund und Nasenrachenraum. Durch seine Verletzungen ist noch viel altes Blut dabei, entsprechend „lecker" sieht das Zeug aus. Wird es nicht regelmäßig abgesaugt, läuft es ihm irgendwann aus Mund und Nase heraus, den Hals hinunter. Durch die Rotation verteilt es sich dann schön in seinen Haaren und auf dem Kopfkissen – da sauge ich lieber regelmäßig ab. Anschließend wasche ich Herrn Beyer das Gesicht, spüle seine Augen (durch den fehlenden Lidschlag sind sie immer sehr verklebt) und reinige Mund und Nase. Nun noch den Tubus umlagern – eine manchmal kniffelige Sache. Die neue Fixierung hab ich schon vorbereitet und um seinen Hals gelegt. Beim Lösen der alten Fixierung muss ich höllisch aufpassen, damit der Tubus nicht verrutscht oder ich den Cuff (Ballon zur Blockung) durchtrenne. Mit dem Ballon am Ende des Tubus wird dieser in der Luftröhre fixiert, damit er nicht verrutschen kann. Dafür muss er mit Luft gefüllt sein, die man über einen sehr dünnen Schlauch, der sich am Cuff befindet und der an der Seite des Tubus bis zum äußeren Tubusende verläuft, hineingibt. Ist der Cuff nicht richtig geblockt, strömt die Luft nebenher wieder aus der Lunge heraus, das darf nicht sein. Auch kann der Tubus durch die Stimmlippen komplett aus der Luftröhre herausrutschen. Dann wird die Luft nicht mehr in seine Lunge, sondern in seinen Hals gepustet, dort nützt sie ihm aber nichts. In dieser Situation muss Herr Beyer umgehend neu intubiert werden, diese Komplikation will ich aber unter allen Umständen vermeiden! Rutscht der Tubus weiter in die Lunge hinein – auch das gibt es –, besteht die Gefahr, dass er in einen der beiden Hauptäste der Lunge gerät. Die Luftröhre teilt sich in Höhe des vierten bis fünften Brustwirbels in zwei Hauptäste auf, die sich wiederum immer weiter teilen, bis an den kleinsten Ästen die Lungenbläschen sitzen. Sitzt nun der Tubus in einem von den beiden Hauptästen, wird auch nur dieser Lungenflügel mit Luft versorgt. Der andere ist quasi ausgeschaltet und damit bekommt der Patient nur noch halb so viel Luft, wie er eigentlich benötigt.

Diese Komplikationen erspare ich mir doch gerne, indem ich gut aufpasse! Mit zwei Fingern tief in seinem Mund (er schläft tief genug, um mich nicht in die Finger zu beißen) schiebe ich den Tubus über die Zunge in den anderen Mundwinkel und befestige ihn dort neu. Morgen soll er tracheotomiert werden, also einen Luftröhrenschnitt bekommen, und das ist gut so, denn der eine Mundwinkel hat vom Druck des Tubus trotz aller Maßnahmen zu Abpolsterung schon Einrisse und blutet sogar ein wenig.

Fertig, jetzt muss ich ihn noch „einpacken“. Die achtzehn Einzelteile des Bettes wieder einzubauen ist schwierig. Es wäre wirklich von Vorteil, mindestens 1,80 m groß zu sein, dann bräuchte ich nicht dauernd die Fußbank hinauf und hinunter zu klettern ... Ein netter Kollege kommt vorbei und hilft mir schnell die langen Seitenteile einzubauen, die sind besonders unhandlich.

Fertig, nach einer letzten Sichtkontrolle rotiert Herr Beyer wieder. Die ersten beiden Drehungen schaue ich mir an, um sicherzugehen, dass auch wirklich kein Schlauch unter Spannung gerät. Aber alles sitzt am richtigen Platz. Ich hatte Glück und konnte die ganze Aktion sogar ohne Unterbrechung vom Arzt, der gerne zwischendurch vorbeikommt, noch Infusionen oder Medikamente anordnet oder irgendwelche Fragen hat, durchführen.

Jetzt folgt noch die übliche Runde, es heißt Patientenwerte einzutragen und Medikamente zu verabreichen.

Nach einem Kontrollblick auf den inzwischen aufgerüsteten Nachbarplatz (funktioniert die Absaugung auch wirklich?) richte ich kurz die Infusionen für den neuen Patienten her und begebe mich dann mit Herrn Beyers neuem Therapieplan ins Spritzenzimmer.

Wenn vormittags alle Laborwerte da sind (dem PC sei Dank geht dies inzwischen schnell), schreiben die Ärzte den neuen Therapieplan für die nächsten 24 Stunden: Infusionsprogramm, Medikamente, Ernährung, Blutentnahmen. Dies bereite ich alles vor, der Spätdienst hängt die Infusionen dann an.

Bevor ich aber die erste Infusion in der Hand habe, kommt wieder einmal ein Hilfe suchender Kollege vorbei und schon stehe ich wieder am Patientenbett. Auf dem Rückweg erwischt mich gleich der nächste Kollege. Dieser benötigt aber nur kurz Hilfe, um seinen Patienten für das Mittagessen aufzusetzen. Eigentlich haben wir feste Hilfepartner. Immer die beiden Betreuer nebeneinanderliegenden Zimmer sollen sich theoretisch helfen. So ist man von seinem eigenen Zimmer nicht so weit entfernt und bekommt mit, wenn dort etwas alarmiert. In der Praxis ist es natürlich so, dass jeder jedem hilft, gerade wenn in zwei nebeneinander liegenden Zimmern das Chaos tobt. Zwar hilft man bei befreundeten Kollegen besonders gern, da kann man auch mal ein Schwätzchen zwischendurch halten, aber jeder, der Hilfe benötigt, bekommt sie auch.

Schon Essenszeit?! Beim Blick auf die Uhr gerate ich leicht in Panik, es ist halb eins, in einer Dreiviertelstunde kommt der Spätdienst. Ich freue mich auf meine Ablösung, liegt doch ein langer Nachmittag ohne weitere Termine vor mir – Faulenzen ist angesagt! Bis dahin muss ich noch den neuen Therapieplan für Herrn Beyer vorbereiten, aber bevor ich dazu komme, ist schon wieder Helfen angesagt. Eine Kollegin bekommt den ersten Patienten aus dem OP. Ein alter Mann mit Oberschenkelhalsbruch – er ist die Kellertreppe hinuntergefallen. Mithilfe einer weiteren Kollegin ist er aber schnell versorgt. Bei der Neuaufnahme von Patienten sind wir ein eingespieltes Team. Die zuständige Schwester bleibt am Bett, schließt die Monitore an und sortiert Drainagen, eine Kollegin hilft dabei und einer im Hintergrund erledigt den Papierkram, bereitet Medikamente vor und kümmert sich ums Labor. So sind drei Leute gut beschäftigt, dafür ist nach fünfzehn Minuten alles erledigt. Sind wir knapp besetzt, sieht das leider anders aus …

Jetzt geht es wieder ins Spritzenzimmer. Vorher werfe ich noch einen schnellen Blick in den Computer – und habe Glück. Der Patient, der für Herrn Kehlmanns Bettenplatz vorgesehen war, kommt doch erst im Spätdienst, seine Operation dauert länger als geplant. Für den betroffenen Patienten ist dies zwar kein gutes Zeichen, aber so habe ich etwas mehr Zeit, um meine anderen Arbeiten fertig zu machen.

Sechzehn Dinge muss ich für Herrn Beyer vorbereiten. Drei Infusionen für die künstliche Ernährung, eine Kurzinfusion mit Vitaminen und die Spritzenpumpen. Zwei Medikamente für den Blutdruck, drei fürs Schlafen und gegen Schmerzen, zwei mit Elektrolyten und Spurenelementen, zwei zur Unterstützung des Immunsystems, eine für die Nierenfunktion, eine für die Darmstimulation und eine für den Blutzucker. Dazu die Vorbereitung der Blutentnahmen und einen Beutel mit Flüssigkost für die Magensonde. Das dauert …

Bis ich damit fertig bin, schauen schon die ersten Kollegen vom Spätdienst herein, begeben sich aber noch für fünf Minuten in die Küche. Um viertel nach eins ist Übergabe und ich bin froh alles geschafft zu haben. Nach gründlicher Information des Spätdienstes darf ich nach Hause gehen.

Eigentlich war es ein ganz normaler Tag, trotzdem tut mir der Rücken weh. Die Wuchterei mit den schweren Patienten tut meinem Rücken nicht gut. Eigentlich sollte ich wieder einmal ins Fitnessstudio gehen, um die Muskulatur zu stärken. Das nächste Studio liegt allerdings zehn Kilometer weit weg und ist auch nicht billig. Außerdem kann ich diese Studios nicht leiden.

Wenn ich schon Sport mache, möchte ich dabei an der frischen Luft sein. Leider hilft Jogging oder Fahrradfahren nur der Ausdauer und nicht dem Rücken. Nach einem Frühdienst bin ich oft viel zu müde, um mich für anstrengende Aktivitäten zu begeistern. Gelaufen bin ich auch in der Arbeit genug!

Zeitgleich mit meiner Tochter, die gerade aus der Schule kommt, bin ich zu Hause und darf binnen kürzester Zeit etwas zu essen zaubern. Der Magen hängt uns beiden in den Kniekehlen und so ist es gut, dass noch Geschnetzeltes von gestern übrig ist, das ist schnell warm gemacht. Als sie später an den Schulaufgaben sitzt, habe ich die Wahl zwischen Gartenarbeit, Einkaufen und Bügelwäsche. Ich entscheide mich aber für das Sofa und nach fünf Minuten fallen mir die Augen zu. Der Rest kann warten. Gut, dass die Geschäfte bei uns inzwischen alle bis mindestens acht Uhr abends geöffnet sind, so kann ich kurz vor Schluss immer noch Besorgungen machen. Und gebügelt wird nur, was am nächsten Tag gebraucht wird, der Rest bleibt liegen. An meine Patienten denke ich jetzt nicht mehr, nach so vielen Jahren im Beruf nimmt man nur noch wenige Schicksale „mit nach Hause" und das ist auch gut so.

Als ich neu auf der Intensivstation angefangen hatte, sah das noch ganz anders aus. Abschalten war ein Fremdwort. Nächtelang hatte ich Albträume, meistens ging es darum, irgendetwas zu übersehen oder zu vergessen. Über drei Monate habe ich gedacht, „nee, Intensiv ist nichts für dich – das begreifst du nie, da bist du viel zu blöd für", und hatte eine Heidenangst, durch mein Unvermögen einen Patienten auf dem Gewissen zu haben. Dabei wollte ich ja unbedingt in diesem Bereich arbeiten. Aber wenn man dann tatsächlich am Bett steht und die Verantwortung für diese so schwer kranken Patienten übernehmen soll, sieht die Welt schon ganz anders aus. Natürlich wird man am Anfang von anderen Kollegen eingearbeitet und betreut die Patienten nicht alleine, aber schon der Gedanke daran ließ mir oft den Schweiß auf der Stirn stehen. Am schlimmsten waren die Alarme. Wenn der Monitor oder das Beatmungsgerät alarmierten und ich nicht sofort zuordnen konnte, was damit gemeint war, bekam ich eine Höllenangst. Einmal alarmierte ein Beatmungsgerät und die Anzeige „Apnoe“ leuchtete auf. Apnoe bedeutet ja Atemstillstand und sofort bekam ich Panik. Beatmungspatienten hatte ich bis dahin noch nie selbstständig betreut, doch ich war zufällig gerade alleine in dem Zimmer. So stand ich vor dem Gerät und wusste nicht, was ich machen sollte. Aus dem Zimmer wollte ich nicht gehen, also rief ich laut: „Hilfe, der Patient bekommt keine Luft mehr!“ Sofort stürmten mehrere Kollegen in das Zimmer – und lachten sich kaputt! Der Alarm bedeutete „nur“, dass der Patient aus irgendeinem Grund mit seiner Atmung die eingestellten Grenzwerte unterschritten hatte. In diesem Fall hatte er gehustet und deswegen die Werte für kurze Zeit nicht erreicht und das hat das Gerät natürlich sofort „gemerkt“ und alarmiert. Als die Kollegen vor Ort waren, war alles schon wieder gut, ich hatte also ganz umsonst um Hilfe gerufen. Mann, hatte ich einen knallroten Kopf! Einerseits war es mir peinlich, weil ich keine Ahnung gehabt hatte, andererseits hatte ich mir nicht anders zu helfen gewusst. Die Kollegen klopften mir übrigens nur auf die Schulter und meinten: „Gut gemacht, besser um Hilfe rufen als Schaden anzurichten.“ Und so ist es auch! Lieber umsonst jemanden zur Unterstützung holen, als alleine Mist zu bauen. Der Tag war sehr einprägsam. Zwar habe ich mir jeden Tag aufs Neue gedacht: „Heute schreibst du deine Kündigung“, aber dann ging Tag um Tag herum, ich wurde langsam sicherer und nach drei Monaten war es soweit: „O.k., du könntest es hinkriegen, kündige heute mal nicht.“ Eine Portion „Schiss in der Hose“ zu haben heißt ja nichts anderes, als dass man sich bewusst ist, mit welch gefährdeten Patienten man umgeht, und so wird man sich bemühen, auch alles richtig zu machen. Die Kollegen, die zu selbstbewusst sind, „Ach, nach drei Wochen habe ich die Routine doch drauf“, und alles auf die leichte Schulter nehmen, die sind alle nicht mehr da! Sie erkannten gefährliche Situationen nicht, holten sich bei Schwierigkeiten keine Hilfe und brachten Patienten dadurch in Lebensgefahr. Einen zu niedrigen Blutdruck kann man bei nicht eingestellten Alarmgrenzen auch nicht mitkriegen. Wenn dann auch der Puls aussetzt und man kurz vor der Reanimation steht, hat man unter Umständen das Leben eines Patienten auf dem Gewissen, nur weil man zu Dienstbeginn nicht auf die Alarmgrenzen geachtet hat. (Beispielsweise sind die Grenzen noch deaktiviert, da der Vorpatient in aussichtsloser Situation sterben durfte und die Werte nicht aktualisiert wurden.) Oder ein frisch operierter Patient reißt seine Sauerstoffmaske immer ab. Statt sich Hilfe zu holen, weil man mit der Situation überfordert ist, lässt man den Patienten ohne Sauerstoff, „bis er sich beruhigt hat". Hallo? Ihn aufgrund Sauerstoffmangels ruhig zu bekommen, ist definitiv der falsche Weg! Diese Kollegen kann man nicht alleine arbeiten lassen und wenn sich ähnliche Vorfälle häufen, ist deren Zeit auf der Intensivstation sehr schnell zu Ende. Entweder sehen sie nach einem Gespräch ein, dass sie mit der Intensivpflege im Moment noch überfordert sind (das kann sich ja nach einigen Berufsjahren ändern), und stellen von sich aus einen Versetzungsantrag oder sie werden nach Einschalten der Pflegedienstleitung auch gegen ihren Willen versetzt. (In der Hierarchie der Pflege steht über der Stationsleitung die Pflegedienstleitung, die je nach Größe des Krankenhauses einzelne Bereiche betreut oder die gesamte Klinik. Diese ist auch für Personalfragen zuständig.)

Nun ist es Abend und da ich am Nachmittag gute zwei Stunden geschlafen habe, bin ich natürlich noch nicht müde. Vor Mitternacht bekomme ich selten ein Auge zu und wenn ich mehrere Frühdienste in einer Woche habe, kann ich mir aussuchen, ob ich nachmittags trotz Müdigkeit aktiv bleibe – was wirklich anstrengend ist – oder abends um halb zehn im Bett liege, um irgendwie auf sieben Stunden Schlaf zu kommen. Der Schichtdienst erfordert Abstriche im Leben!

## Warum Schwestern blaue Flecken haben, Rechenkünstlerinnen sind und Erfahrung im Transportwesen brauchen

Am nächsten Tag bin ich ab 13.15 Uhr wieder in der Klinik. Heute versehe ich Spätdienst. Eine Kollegin hat nachmittags etwas vor und hat mich gefragt, ob wir unsere Dienste tauschen können. Mein Mann arbeitet heute ohnedies von zu Hause aus, somit ist die Kinderbetreuung geregelt und ich habe zugesagt.

Nach mehreren Frühdiensten ist das Aufstehen mit meiner Tochter um Viertel nach sechs wie ausschlafen für mich. Außer einkaufen und kochen steht heute Morgen nichts an, der Garten und das Bügelbrett haben heute auch keine Priorität für mich. Nachdem das Töchterchen aus dem Haus ist, koche ich mir erst einmal einen Kaffee und lese die Zeitung. Dann verschwinde ich im Bad und als ich fertig bin, schlurft auch mein Mann um die Ecke. Er hat länger geschlafen, es reicht ja, wenn einer mit dem Töchterchen aufsteht. Durch die Frühdienste bin ich morgens oft nicht zuhause, deshalb stehe ich zumindest an den anderen Tagen mit ihr auf (die Wahl zwischen früh aufstehen und sehr früh aufstehen entspricht allerdings auch nicht meinem Biorhythmus). Nach kurzer Absprache über den heutigen Speiseplan stürze ich mich ins Einkaufsgetümmel. Als ich nach einem Besuch beim Bäcker, einem Abstecher zur Bank und der üblichen Runde im Laden wieder da bin, bleiben mir noch genau zwei Stunden Zeit, bis ich mich auf den Weg machen muss. Das Kochen übernimmt mein Mann – Glück gehabt. Dafür setze ich mich mit einem zweiten Frühstück noch auf die Terrasse, wer weiß, wann ich im Dienst das nächste Mal zum Essen komme. Ich habe sogar noch Zeit und Lust, zumindest aus einem Beet im Garten das Unkraut zu jäten. Es lässt sich viel besser entfernen, wenn es schon größer als die eigentlichen Blumen ist, stelle ich fest und beschließe, in Zukunft kein schlechtes Gewissen mehr zu haben, wenn die ordentlichen Nachbarn kritisch über den Gartenzaun schauen. Immerhin ist der Rasen gemäht, das ist schließlich Männersache! Aber auch der schönste Vormittag nimmt viel zu schnell ein Ende und ich mache mich auf den Weg zum Dienst. In der Umkleide begegnet mir eine Kollegin, mit der ich mich sehr gut verstehe, und so hoffe ich, dass zwischendurch mal Zeit für ein Schwätzchen ist oder wir zusammen Pause machen können.

Wieder erfolgt die Übergabe nach bewährtem Schema. Ich habe dieselben Patienten wie gestern zu betreuen, meine Kollegin, die gestern noch Spätdienst hatte, ist krank. Nun sind wir eine weniger, da sich so schnell kein Ersatz gefunden hat. Da es auf der Station nur Zweibettzimmer gibt, ist quasi ein Zimmer ohne zuständige Schwester. Das geht natürlich nicht. Also wird ein Zimmer mit möglichst „pflegeleichten" Patienten aufgeteilt und zwei von uns werden je drei Patienten betreuen müssen. Die Betreuung von Herrn Beyer ist sehr aufwendig und der gestern Nachmittag eingetroffene Zugang hat später einen Kontroll-CT-Termin, deshalb bleibt mir ein dritter Patient erspart. In zwei anderen Zimmern sind die Patienten nicht so aufwendig zu betreuen und so nehmen diese beiden Kollegen je einen Patienten aus dem „übrig gebliebenen" Zimmer dazu.

Neben Herrn Beyer liegt jetzt Frau Weidemann. Sie ist 85 Jahre alt und vor ein paar Tagen zu Hause gestürzt. Der nasse Badezimmerboden wurde ihr zum Verhängnis. Eingekeilt zwischen Badewanne und Toilette lag sie mehrere Stunden, bis ihre Tochter vorbeischaute, die sich wunderte, warum die Mutter nicht ans Telefon gegangen war. Die alte Dame hatte noch Glück im Unglück, ohne ihre Tochter hätte sie unter Umständen tagelang in ihrer Wohnung gelegen. Wer weiß, ob sie das überlebt hätte. Ein anderer Patient lag eine Woche in seiner Wohnung, bevor man ihn fand. Er hatte schon schwarz verfärbte Hautareale an den Stellen, wo er aufgelegen hatte. Durch die abgeschnittene Blutversorgung hatte sich das Gewebe schwarz verfärbt und musste operativ entfernt werden. Leider ist er eine Woche später an akutem Leberversagen verstorben.

So ein Schicksal blieb Frau Weidemann dank ihrer besorgten Tochter erspart. Sie kam mit ein paar Rippenbrüchen und einer bösen Hüftprellung über die Notaufnahme vorerst auf die Wachstation, akute Lebensgefahr bestand zunächst nicht.

Auf der Wachstation erwies sich die Dame leider als völlig unkooperativ. Die Atemgymnastik, die bei ihren lädierten Rippen so wichtig gewesen wäre (unter gebrochenen Rippen befindet sich selten unversehrtes Lungengewebe), lehnte sie komplett ab. Kein noch so gutes Zureden half, damit sie die Atemmaske auf dem Gesicht tolerierte. Durch das Atmen gegen einen Widerstand werden die Lungenbläschen gedehnt, der Sauerstoffaustausch wird besser und es können sich weniger Bakterien vermehren. Doch jedes Mal, wenn sie die Maske auf sich zukommen sah, schlug sie wie wild um sich und versuchte sogar zu beißen und zu treten. Dabei entwickelte sie für ihr Alter ungeheure Kräfte und nicht nur eine Schwester hat jetzt ein paar blaue Flecken mehr. Jeder Versuch der Fixierung machte sie nur noch wilder und sie tobte völlig unkoordiniert im Bett herum. Alle Medikamente, die sie ein wenig beruhigen sollten, spuckte sie wieder aus und ein stärkeres Mittel spritzen, wollte ihr der Arzt nicht, aus Angst, dass sie ihre Atmung komplett einstellen würde. Die Nebenwirkung starker Beruhigungsmittel besteht leider in einer Abschwächung der Atmung und genau das sollte vermieden werden. So wurde ihre Lungenfunktion immer schlechter und als sie schließlich japsend und blau angelaufen im Bett lag, löste die Wachstation den Notfallfunk aus.

Diesen Notfallfunk gibt es in den meisten Kliniken. Über das Telefon wird eine bestimmte Nummer angerufen, die zwei Pieper oder Telefone direkt bei einem Arzt und einer Schwester aktivieren. Nur kurz wird „Notfall Station Eins" angegeben, dann erfolgt ein kurzer Rückruf von uns für nähere Informationen. Manchmal erweist sich der „Notruf" allerdings auch nur als ein „Zahlendreher" beim Telefonieren und man braucht gar nicht loszulaufen. Das ist natürlich immer der beliebteste Grund. Sonst machen sich Arzt und Schwester mit einem Notfallrucksack umgehend auf den Weg zur angegebenen Station, um dort zu helfen. Je nach Größe des Krankenhauses ist der Weg schon einmal länger oder die Station liegt im fünften Stock. Der Weg wird flott zurückgelegt, aber es wird nicht gelaufen, denn zu rennen und dann für eine Reanimation keine Puste mehr zu haben ist natürlich kontraproduktiv …

Der Patientin ging es auf der Wachstation so schlecht, dass die Kollegen sie gleich mit auf unsere Station mitgebracht haben. So ist nun das letzte Bett, welches eigentlich für einen Patienten nach einer OP geplant war, unvermittelt belegt. Der schon unter dem Messer befindliche Patient benötigt natürlich trotzdem einen Intensivplatz. Deshalb wird ein weiterer Patient verlegt, der eigentlich noch einen Tag bei uns bleiben sollte. In solchen Fällen „geht es dann nicht anders“ – das ist der reinste Domino-Effekt.

Manchmal helfen sich die Intensivstationen untereinander mit Betten aus, aber ein Polytrauma ist auf einer internistischen Station mit überwiegenden Herzinfarkten nicht am richtigen Platz und umgekehrt.

Auf jeden Fall wurde Frau Weidemann gestern Nachmittag noch intubiert, mit Medikamenten ruhiggestellt und nach knapp vierundzwanzig Stunden am Beatmungsgerät sind ihre Lungenwerte wieder besser. Heute steht ein Kontroll-CT des Kopfes an, das klären soll, ob es vielleicht doch noch eine Blutung gibt. Ihr CT bei der Aufnahme war zwar unauffällig, aber manche Blutungen zeigen sich erst nach Stunden. Ist es wieder unauffällig, soll sie wach gemacht und der Tubus herausgezogen werden.

Mein Dienst beginnt wie gestern: erst die Übergabe und dann die verschiedenen Kontrollen. Danach mache ich mich an den Wechsel der Infusionssysteme. Bei Frau Weidemann ist nicht viel zu tun, da bin ich nach zehn Minuten fertig.

Herrn Beyers Versorgung gestaltet sich aufwändiger. Bis ich seine Infusionen und Spritzenpumpen erneuert habe, geht mindestens eine halbe Stunde ins Land. Sein Bett halte ich dafür nicht an und so kann ich wieder ein paar Mal die Fußbank hinauf und herunter klettern, bis alle Schläuche an Ort und Stelle sind.

Zwischendurch kommt die Visite vorbei, auch die Ärzte machen bei uns Schichtdienst und visitieren mehrmals am Tag. Prompt wird der Infusionsplan noch einmal umgestellt. Eine der frisch angehängten Flaschen landet im Müll, dafür hänge ich eine andere an. Ich möchte nicht wissen, was das auf die

Dauer kostet. Aber mit dem Plan zu warten, bis die Visite überall durch ist, geht gar nicht, dann hängen die Flaschen erst in zwei Stunden.

Die „Bilanz" muss ich als „Intensiv-Buchhalterin" auch noch errechnen: Alle acht Stunden wird bilanziert, was in den Patienten an Flüssigkeiten hinein gelaufen ist und wie viel über Urin und Drainagen ausgeschieden wurde. So behalten wir im Blick, ob jemand über Tage hinweg Wasser einlagert oder vielleicht zu „trocken" wird. Feste Werte gibt es dafür nicht, das ist je nach Patient sehr unterschiedlich. Mittags nach dem Systemwechsel wird die Gesamtbilanz errechnet. Dafür leere ich alle Drainagen aus oder markiere die Flaschen, rechne die Infusionen ab und bestimmte Medikamente oder auch Blutkonserven.

Wieder ist die Rechnerei bei Herrn Beyer sehr aufwendig. Seinen 16 verschiedenen Infusionen und Medikamenten stehen zwölf Drainagen plus die Urinausscheidung gegenüber.

Bis ich damit fertig bin, ist es fast drei Uhr. Höchste Zeit, Frau Weidemann umzulagern. Der Frühdienst hat sie gegen zwölf auf die Seite gedreht, nach fast drei Stunden muss sie unbedingt auf die andere Seite. Alle zwei Stunden lagern, wie es eigentlich sein sollte, ist oft schwer einzuhalten.

Ihr CT ist für siebzehn Uhr angemeldet, da muss ich jetzt noch nichts vorbereiten. Dafür kommt eine Kollegin vorbei, sie braucht Hilfe, ihr Patient hat abgeführt. Gemeinsam wuchten wir seine 120 kg auf die Seite, säubern ihn und beziehen das Bett frisch.

Kaum kommen wir aus ihrem Zimmer, stehe ich bei der nächsten Kollegin, sie hat Probleme mit dem Monitor, möchte eine bestimmte Einstellung programmieren und weiß nicht mehr, wie das geht. Ich leider auch nicht und so ziehen wir eine dritte Kollegin zurate. Gemeinsam kriegen wir es hin. Gut, dass wir keine Einzelkämpfer sind. Was der eine nicht weiß, kann der andere und umgekehrt. So helfen wir uns gegenseitig.

Jetzt aber ab ins Spritzenzimmer und Medikamente vorbereiten. Heute habe ich zur Abwechslung keine Lust darauf, Zettel zu schreiben, und nehme die Kurven dafür mit. Wieder ist mein Wagen voll und eine halbe Stunde vorbei. Danach fange ich sofort meine Sechzehn-Uhr-Runde an, um pünktlich fertig zu werden. Die Besuchszeit beginnt gleich und da möchte ich nichts mehr am Patienten tun müssen.

Bei uns gibt es eine „offizielle" Besuchszeit, nach Rücksprache ist aber auch jede andere Zeit möglich. Nur bei unangemeldeten Besuchern wird es öfter schwierig. Eine Ganzkörperwaschung dauert manchmal über eine Stunde und wenn dann Besucher vor der Tür stehen, müssen sie lange warten. Meinen Patienten deswegen nass im Bett liegen zu lassen, ist auch keine Option. Genau so ist das bei geplanten Untersuchungen: Mit Vor- und Nachbereitung gehen die Stunden schnell ins Land. So lange vor der Tür zu sitzen macht keinem Besucher Spaß und mir bereitet es auch keine Freude, wenn ich weiß, dass die Angehörigen darauf warten, ins Zimmer zu können. Natürlich möchte ich Wartezeiten für die Besucher vermeiden, aber meine Arbeit muss ich ja auch gründlich machen, die Situation ist also für niemanden glücklich.

Notfallsituationen sind leider nicht planbar und die Patientenversorgung geht selbstverständlich vor. Mit einer kurzen Erklärung sind die meisten Besucher aber zufrieden und kommen später wieder.

Sechzehn Uhr: Die Besucher treffen ein und ich verziehe mich mit einer Kollegin zur Pause in die Küche. Sie gehört erfreulicherweise nicht zu den Rauchern und so haben wir etwas Zeit, uns über alte Storys zu unterhalten. Nach ein paar Dienstjahren auf der Intensivstation hätte man ein abendfüllendes Programm zusammen, leider sind viele Geschichten zu traurig oder unappetitlich für „unbedarfte" Personen. Dafür tauschen wir uns untereinander gerne aus.

Um halb fünf sind wir zurück, höchste Zeit, das CT vorzubereiten. Gut, dass Frau Weidemann nicht viele Medikamente laufen hat, so nehmen wir nur die Spritzenpumpe mit dem Schlafmittel mit. Monitor und Kabel befestige ich am Bett, die laufenden Infusionen stelle ich ab und nehme nur eine Flasche Kochsalzlösung mit. Noch das transportable Beatmungsgerät geholt, dessen Sauerstoffflasche überprüft und die Notfalltasche unters Bett gepackt, dann bin ich startklar.

Ein letzter Anruf im CT beschert uns leider ein wenig Wartezeit, ein verletztes Kind liegt dort auf dem Tisch und seine Untersuchung dauert noch etwas. Sie rufen an, wenn wir losfahren können. Jetzt hänge ich in der Luft. Frau Weidemann ist startklar und in der Wartezeit mit der Pflege bei Herrn Beyer anzufangen, lohnt sich nicht. Immerhin bereite ich mir alle benötigten Gegenstände dafür schon einmal vor.

Eine Kollegin freut sich über die Wartezeit und sofort stehe ich einmal wieder an einem anderen Bett, um zu helfen.

Auch Herrn Beyers Besuch ist eingetroffen, nach ein paar Tagen seiner Betreuung kenne ich seine Eltern schon und rede ein paar Worte mit ihnen. Später werden sie vom Stationsarzt noch genauere Auskünfte bekommen. Seine Schwester ist erst zehn Jahre alt und würde ihn gerne besuchen, bei uns sind Besucher aber erst ab vierzehn Jahren erlaubt. Mit zehn Jahren muss man unserer Meinung nach nicht den Anblick eines von Schläuchen umgebenen, ganz anders aussehenden Bruders oder von anderen Verwandten verkraften müssen. Selbst erwachsene Angehörige sind in dieser Situation schon umgekippt. In Ausnahmefällen (beispielsweise sprach in einer Familie nur die achtjährige Tochter fließend Deutsch) wird gemeinsam beraten und manchmal seelsorgerische Betreuung hinzugezogen.

Ich schlage der Mutter von Herrn Beyer vor, dass ihre Tochter ein schönes Bild für ihren Bruder malen und ein paar Fotos zusammenstellen könnte. Später kann sie ihm vielleicht einen MP3-Player mit seiner Lieblingsmusik mitbringen. Somit hat sie zumindest ein wenig das Gefühl, etwas für ihren Bruder tun zu können.

Die Familie ist sehr besorgt, kein Wunder, die Verletzungen von Herrn Beyer sind immer noch lebensgefährlich und niemand weiß im Moment, ob er wieder heil nach Hause kommt. Seine „Schuld“, auch noch andere Menschenleben auf dem Gewissen zu haben, macht ihre Situation nicht leichter. Leider habe ich nicht mehr Zeit für sie, denn jetzt ruft das Personal der CT-Abteilung an, wir können los.

Der Stationsarzt schließt die Transportbeatmung an, ich ziehe noch die letzten Stecker heraus (ab jetzt müssen Spritzenpumpen, Monitore etc. über den Akku laufen) und dann geht es los. Um zum CT zu kommen, müssen wir Richtung Notaufnahme, dort sind neben den Schockräumen alle wichtigen Untersuchungsplätze. Etwa fünf Minuten brauchen wir für die Fahrt, immerhin sind wir auf keinen Fahrstuhl angewiesen. Idealerweise sollten in großen Kliniken Notaufnahme, Untersuchungsräume, Intensivstation und OP nahe beieinanderliegen, um im Akutfall keine Zeit zu verlieren. Aber erklären Sie das einmal den Architekten ...

Die Röntgenassistenten erwarten uns schon. Mit einem Rollbrett als Hilfe lagern wir Frau Weidemann auf den CT-Tisch. Der Assistenzarzt ist relativ neu auf der Intensivstation, da muss ich doppelt aufpassen. Er ist für die Beatmung zuständig, ich für den Rest. Aber er vergisst, das Beatmungsgerät an den Wandanschluss zu hängen, und als ich ihn darauf hinweise, wird er sogar patzig und meint, wir wären ja nicht so lange hier und was ich denn wollte ... Immerhin steckt er um. Ich habe meine Erfahrungen: Wenn doch nicht alles läuft wie geschmiert, ist auf dem Rückweg die Flasche leer. Auf diesen unnötigen Stress habe ich keine Lust.

Ein Schädel-CT geht schnell, Zwischenfälle gibt es auch nicht und so sind wir Viertel vor sechs wieder auf der Station.

Jetzt ordnungsgemäß alle Schläuche zurück an ihren Platz sortieren und fertig. Eine Kollegin kommt vorbei und räumt netterweise meine Utensilien weg. Den Befund erhalten wir auch schnell, Computertechnik sei Dank. Und da keine Blutung nachweisbar ist, soll Frau Weidemann jetzt wach und der Beatmungsschlauch herausgenommen werden. Natürlich am besten gleich und sofort.

Aber erst steht die nächste Runde an: Werte und Medikamente. Verpasse ich übrigens eine Runde, kann ich auf dem Monitor im Trend nachschauen, welche Werte ich auf der Kurve eintragen muss. Über akute Ereignisse informieren mich meine Kollegen. Wenn einer von uns unterwegs ist, ist automatisch der Betreuer des Nachbarzimmers für dessen Patienten zuständig.

Während meiner Runde höre ich plötzlich Frau Weidemann

husten, und zwar kräftig. Wie geht das denn, mit ihrer Sedierung?! Schnell flitze ich zu ihr und kann gerade noch ihre Hände festhalten, bevor sie zum Tubus greift. Sie ist noch gar nicht ansprechbar und fuchtelt ungezielt in der Luft herum. Schnell kann sie sich im Beatmungssystem verfangen.

Ich werfe einen Blick auf die Spritzenpumpe mit der Sedierung und bin entsetzt: Sie ist aus! Wieso weiß ich davon nichts?

Frau Weidemann wird immer noch nicht ruhiger und fängt dazu noch an, auf den Tubus zu beißen. Ich rufe laut um Hilfe. („Ich brauche Hilfe, aber schnell", sind meine Worte meistens, wenn ich alleine nicht mehr klarkomme. Bei drohender Reanimation heißt es eher: „Notfall Zimmer drei!") Solange ich ihre Hände festhalten muss, komme ich nicht an die Spritzenpumpe heran, um ihr das Schlafmittel zu geben. Auf Hilferufe sind alle Mitarbeiter vom Chef bis zur Reinigungskraft geeicht und schnell stehen drei Kollegen im Zimmer. Einer reicht mir aber und nach einem Bolus (Extraschuss) Narkosemittel ist Frau Weidemann wieder beruhigt.

Wutentbrannt mache ich mich auf den Weg zum Stationsarzt. Patienten wach machen ohne Rücksprache ist ein „No go"! Aber schon wieder wird er patzig. Ich wüsste doch, dass sie wach werden sollte ... Na klar weiß ich das, aber ein paar Vorbereitungen sind dafür schon nötig. Die Patientin muss entsprechend gelagert werden: Oberkörper hoch und mit Decken und Kissen so umgeben, dass sie ihren Körper spüren kann. Außerdem werde ich ihre Hände fixieren, damit sie nicht an den Schläuchen zieht. (Ärztlich ist das abgesegnet und auf der Kurve unterschrieben.) Dieser Arzt ist zwar mit der Routine noch nicht so vertraut, aber wenn er mir noch einmal blöd kommt, gehe ich eine Instanz weiter. Vielleicht helfen ja ein paar warme Worte des Oberarztes ... Wir sind hier ein Team und Kommunikation gehört nun einmal dazu! Irgendwie hat das dieser Arzt noch nicht begriffen – und gefährdet mit seinem Verhalten unnötig die Patienten! Vielleicht ist es „unter seiner Würde", sich zur Kommunikation mit Pflegepersonal herabzulassen, keine Ahnung. Es ist mir auch vollkommen egal, was ihn dazu bewegt, ob es nun Standesdünkel sind, oder Unsicherheit oder sonst irgendetwas. Wenn er nicht auf meine Worte hören will, soll er sie eben von anderer Seite zu hören bekommen. Auch der Oberarzt will nicht, dass Patienten gefährdet werden, und wird mit ihm eine entsprechende Unterredung führen, wenn es denn sein muss. Das hat auch mit „Petzen" nichts zu tun, kritikfähig muss man bei uns schon sein – aufseiten der Ärzte genau wie auf der Seite des Pflegepersonals (ich halte auch meinen Kopf hin, wenn ich Mist gebaut habe). Wenn keine Kritik geäußert würde, könnte man auch keine Arbeitsabläufe verbessern oder Behandlungen optimieren. Es gehört also einfach dazu, Kritik zu üben, genau wie Kritik einzustecken – natürlich am besten sachlich und konstruktiv (was zugegebenermaßen im Eifer des Gefechtes manchmal schwierig ist).

Eine Kollegin hilft mir, Frau Weidemann wieder ordentlich ins Bett zu legen, durch ihre Unruhe liegt sie fast am Fußende. Richtig platziert und zur Vorsicht mit Bettgittern und Fixierung versorgt, stelle ich jetzt die Sedierung ab. Nach dem Bolus von vorhin wird sie aber noch ein bisschen schlafen.

Jetzt ist es allerhöchste Zeit, Herrn Beyer zu versorgen: wieder das ganze Bett auseinandernehmen, Gesicht frisch machen, Tubus umlagern und eine frische Unterlage einziehen. Diesmal dauert es etwas, meine zwei Helfer zusammenzukriegen, alle sind mit der Versorgung ihrer eigenen Patienten beschäftigt. Sind wir einer weniger, merkt man das sofort.

Zuerst bleiben die Nebenarbeiten liegen. Danach muss jeder nach seiner eigenen Prioritätenliste arbeiten, das Wichtigste zuerst erledigen und dann schauen, wie weit man kommt. Arbeiten, die man nicht schafft, bleiben entweder für die nächste Schicht liegen, wie zum Beispiel Wäsche oder Material auffüllen. Andere Sachen erledigt man noch schnell nach der Übergabe, wie die Patientendokumentation. Aber auf Dauer ist es unbefriedigend, wenn immer wieder Sachen nicht geschafft werden. Und es ist ja nicht gesagt, dass die ablösende Schicht Zeit für die Nebenarbeiten hat. Manchmal regiert das Chaos rund um die Uhr. Dann wechseln die Prioritäten auch, denn wenn kein Material mehr im Spritzenzimmer ist und deswegen keine Medikamente aufgezogen werden können, muss dies erledigt werden, egal ob andere Sachen anstehen oder nicht.

Dann notiere ich im Pflegebericht, warum ich einzelne Sachen nicht machen konnte, damit mir nicht „Nachlässigkeit“ unterstellt werden kann. Immerhin habe ich nicht faul herumgesessen, sondern einfach nicht so schnell Hilfe bekommen oder, weil ich bei wichtigeren Sachen helfen musste, meine eigenen nicht geschafft. Die Schreiberei ist nervig, fehlt mir doch die Zeit am Patienten, aber ohne Dokumentation gelten alle Pflegemaßnahmen als „nicht gemacht“.

Schließlich finde ich doch noch zwei Kollegen, die mitanfassen. Nur das Bett muss ich hinterher alleine zusammenbauen und entsprechend länger dauert es.

Zwischendurch regt sich wieder Frau Weidemann, aber wenn ich mich jetzt an ihr Bett stellen soll, liegt Herr Beyer zu lange auf dem Rücken. Ich gehe kurz hinüber und gebe ihr noch etwas zum Schlafen. Im Moment habe ich keine Zeit für sie. Das Narkosemittel wirkt auch nur kurz und viel habe ich ihr nicht gegeben, in ein paar Minuten ist es abgebaut.

Und so ist es. Kaum rotiert Herr Beyer wieder, ist sie schon wach. Wach in Anführungszeichen, denn auf meine direkte Ansprache reagiert sie noch nicht. Bis jetzt bewegt sie nur den Kopf und reißt an den Händefixierungen. So kann eine Extubation natürlich nicht gelingen. Sie aber immer wieder schlafen zu legen, ist auch keine Lösung. Ich hole den Stationsarzt und sie bekommt einige Medikamente zum Beruhigen, ohne dass sie gleich wieder in Narkose liegt.

Gleich ist es zwanzig Uhr, Zeit für meine letzte Runde, dann übernimmt der Nachtdienst. Dieser kommt um halb neun und bleibt bis morgens halb sieben.

Frau Weidemann hat sich beruhigt, öffnet jetzt sogar auf Ansprache die Augen und drückt mir die Hände. So weiß ich, dass sie mich versteht und auch schon wieder ein wenig Kraft hat. Der Tubus kann nun heraus. Ein letztes Mal kontrolliere ich ihre Blutgase unter Beatmungsbedingungen, sie sind in Ordnung.

Ich stelle ihre Sauerstoffversorgung zur Sicherheit auf

100 Prozent. Falls sie hinterher doch nicht gut atmet, hat sie eine gewisse Reserve, bis ihre Sauerstoffsättigung schlecht wird. Ihre Maske zur Atemgymnastik ist allerdings schon vorbereitet, mit ein paar Medikamenten zur Beruhigung und gegen Angstzustände wird sie die hoffentlich tolerieren.

Selbst auf der Wachstation kann man nicht alle Medikamente geben, die wir zur Verfügung haben. Einige machen atemdepressiv und dürfen nur mit einer entsprechenden Beatmungsmöglichkeit im Hintergrund verabreicht werden.

Zusammen mit dem Stationsarzt sauge ich ihr noch einmal Lunge und Nasenrachenraum ab, damit sie nicht gleich mit Schleim zu kämpfen hat. Das ist ihr unangenehm und sie hustet stark. Aber so löst sich noch mehr Schleim und dieser kann auch entfernt werden. Nach ein paar letzten Atemzügen mit Unterstützung der Maschine ziehen wir den Tubus heraus und jetzt ist sie wieder auf ihre eigene Atmung angewiesen. Die erste Zeit lassen wir sie nur etwas Sauerstoff atmen, später wird sie die andere Maske bekommen. Ich bin gespannt, ob sie bei uns kooperativ ist …

Ihre Händefixierungen löse ich jetzt. Selbst wenn sie sich irgendwelche Schläuche entfernen sollte, Lebensgefahr besteht dadurch nicht mehr. Also gibt es keinen Grund, sie weiter zu fixieren. Aus „Spaß" machen wir das ja auch nicht!

Halb neun, inzwischen ist der Nachtdienst auf der Station und wartet auf die Übergabe. Durch die fehlende Kollegin hatten wir alle bis zur letzten Sekunde zu tun, einiges auch nicht geschafft.

Ob der Nachtdienst es zusammenbringt, „hinter uns herzuräumen", sei noch dahingestellt. Er wird ohnehin mit weniger Personal geplant. Mehr gibt der Stellenplan nicht her und so müssen generell zwei Kollegen einen dritten Patienten betreuen. Fällt dann jemand aus und es gibt keinen Ersatz, wird es grenzwertig. Jeder muss drei Patienten betreuen, egal ob er neu dabei ist oder schon lange Intensiverfahrung hat.

Immerhin sehen wir zu, dass die Patienten „gerecht" verteilt werden, also ein neuer Kollege oder eine neue Kollegin nicht gleich mit drei Schwerstkranken, deren Leben permanent auf der Kippe steht, konfrontiert wird. Wer wen übernimmt, besprechen wir kurz im Team, so kann jeder seine Meinung äußern. Bis jetzt haben wir die Verteilung immer noch hinbekommen. Überfordern wollen wir unsere „Neuen" ja auch nicht, sonst bleiben sie nicht lange. Irgendwann müssen sie aber „schwimmen", denn dauerhaft die schwierigsten Patienten auf den erfahrenen „Oldies" abzuladen, ist genauso ungerecht.

Nach der Übergabe komme ich gegen Viertel nach neun aus der Klinik, mein Heimweg dauert eine halbe Stunde und so treffe ich mein Kind nur noch tief schlafend an. Netterweise hat mein Mann gekocht, mir hängt der Magen in den Kniekehlen. Vernünftige Essenszeiten im Schichtdienst: Fehlanzeige.

## Ruhe adieu: 220 Kilo Lebendgewicht im Nachtdienst

Eine Woche später habe ich Nachtdienst. Das ist eigentlich mein Lieblingsdienst. Es gibt nur halb so viele Visiten, weniger Ärzte und keine Besucher. So lange keine Notfälle kommen, kann ich meine Nacht schön strukturieren und alles abarbeiten. Es gibt tatsächlich Nächte ohne Notfälle …

Nach Möglichkeit versuche ich, nachmittags etwas zu schlafen, über vierundzwanzig Stunden auf den Beinen zu sein ist nichts für mich. Wie das manche Ärzte in ihren oft über 24 Stunden dauernden Diensten aushalten, ist mir schleierhaft.

Nach der ersten Nacht kann ich tagsüber nicht gut schlafen, mein Körper hat sich dem Rhythmus noch nicht angepasst. Dann bin ich in der nächsten Nacht froh, wenn viel zu tun ist, sonst werde ich so müde, dass ich im Stehen einschlafen könnte. Danach falle ich aber morgens wie ein Stein ins Bett und schlafe durch. Die Nachtdienste sind je nach Klinik sehr unterschiedlich gestaltet. Früher hat man ein bis zwei Wochen Nachtdienst am Stück gemacht, um dann hinterher die entsprechende Zeit frei zu haben, heutzutage sind kürzere Intervalle üblich. In der Regel machen wir zwischen drei und fünf Nächte hintereinander und haben danach einige Tage frei. Dafür gibt es einen Wunschplan, in den jeder seine Dienstwünsche eintragen kann, und meistens funktioniert das auch. In einigen Kliniken gibt es feste Schichten, da hat man in einem festen Rhythmus Früh-, Spät- und Nachtdienst. Wünsche zu äußern ist da natürlich schwierig. Und in kleinen Kliniken werden die Intensivstation und die Anästhesie von einem Team versorgt, da werden die Dienstzeiten noch „interessanter". Befindet man sich normalerweise zwei Monate auf der Intensivstation und danach einen Monat in der Anästhesie, so wird im Krankheitsfall munter hin und her getauscht. Ein Beispiel: Montag Frühdienst, Dienstag Spätdienst, Mittwoch Tagdienst in der Anästhesie, Donnerstag ebenfalls Anästhesie, und zwar inklusive des nächtlichen Bereitschaftsdiensts, wo man die Nacht im Krankenhaus verbringt und bei Bedarf angerufen wird. (Sie glauben gar nicht, wie viele Schwangere nachts per Kaiserschnitt entbinden oder wie vielen älteren Damen nach Mitternacht die Galle herausgenommen werden muss – und fragen Sie mich bloß nicht, warum! Nach einigen Jahren in einem kleineren Haus sind Sie der Meinung, dass die ganze Weltbevölkerung keine Galle mehr haben dürfte und es keine einzige Schwangere gibt, die auf normalem Weg entbinden kann.) Am Wochenende springen Sie dann Samstag und Sonntag im Nachtdienst auf der Intensivstation ein, haben dafür Montag frei und dürfen ab Dienstag wieder Ihren regulären Dienst versehen, inklusive ihres ohnehin vorgeplanten Tagdiensts am folgenden Wochenende. So kann man auch Überstunden sammeln. Theoretisch bekommt man dafür an anderen Tagen natürlich frei – praktisch können sich auch einmal Hunderte von Überstunden ansammeln. Manche Kliniken zahlen die auf Antrag aus, aber ich persönlich habe lieber freie Tage.

Meine Familie findet Nachtdienst nicht so toll, gegen halb acht Uhr abends muss ich aus dem Haus, halb neun ist Dienstbeginn. Dafür gibt es morgens frische Brötchen.

Diesmal habe ich ein anderes Zimmer und da die Betreuung der Patienten nicht allzu aufwändig sind, nehme ich einen dritten.

Frau Fischer, 34 Jahre alt, ist als Pkw-Beifahrerin verunglückt. Ein anderes Fahrzeug ist bei seinem Überholmanöver auf der Landstraße in den Gegenverkehr geraten, zu früh wieder eingeschert und hat den Wagen ihres Mannes touchiert. Ihr Mann konnte den Wagen nicht abfangen, geriet ins Schleudern und fuhr die Böschung hinunter. Nach mehrfachem Überschlagen blieben sie im Feld liegen. Der Unfallverursacher ist geflüchtet, nach ihm wird gefahndet.

Mit mehrfachen Beckenbrüchen, einer Thoraxprellung, einem doppelten Beinbruch und einer Schulterluxation (Verrenkung) liegt sie schon mehrere Tage bei uns. Große Sorgen macht sie sich um ihren Mann: Der liegt in der 100 km entfernten Uniklinik und schwebt noch in Lebensgefahr. Über seinen Zustand wird sie regelmäßig von unseren Stationsärzten informiert, die sich telefonisch jeden Tag bei ihren dortigen Kollegen nach seinem Befinden erkundigen.

Ihre fünfjährigen Zwillinge, die bei dem Unfall glücklicherweise nicht dabei waren, werden von ihrer Schwester versorgt, die im Nachbarort wohnt. Trotzdem will sie lieber heute als morgen nach Hause, die Situation und die Schmerzen machen ihr sehr zu schaffen.

Schmerzen im Becken sind eine fiese Sache, denn bei jeder Bewegung, die wir machen wollen, ist das Becken unmittelbar mit einbezogen. Reiben dann die Knochenenden aneinander, tut das höllisch weh. Operiert wird so etwas selten, stehen die Knochen gut zueinander, heilen sie von selbst.

Frau Fischer ist eine Musterpatientin. Trotz ihrer Schmerzen (gegen die sie natürlich Medikamente bekommt) und der psychischen Belastung mit den vielen Sorgen um Mann und Kinder ist sie immer freundlich und macht alles mit. Egal ob Atemgymnastik, Waschen, Lagerung oder Untersuchungen: Stets beißt sie lieber die Zähne zusammen als zu jammern. Hauptsache, es geht so schnell wie möglich heim.

In den nächsten Tagen soll sie endlich verlegt werden, sie freut sich schon darauf.

Neben ihr liegt (durch einen Sichtschutz getrennt) Herr Kruschkow, 60 Jahre alt, auf der Straße gestürzt und mit dem

Kopf auf die Bordsteinkante geschlagen. Er hatte über vier Promille Alkohol im Blut und war nach einer Feier mit Freunden zu Fuß auf dem Heimweg. Außer einer Blutung im Kopf und einigen Gesichtsverletzungen hat er nichts, trotzdem muss er noch einige Tage bleiben. Sein Kontroll-CT hat eine Zunahme der Blutung ergeben. Sein Zustand erfordert noch keine Operation, aber er muss engmaschig überwacht werden. Stündlich werden seine Pupillen mit einer Leuchte auf Größe und Reaktion getestet, Tag wie Nacht. Ändert sich etwas, muss er sofort wieder ins CT, damit eine eventuelle Nachblutung umgehend operiert werden kann.

Er findet das überhaupt nicht lustig, jede Stunde dafür geweckt zu werden. Außerdem leidet er unter Entzugserscheinungen, sein Alkoholleiden zieht sich durch sein ganzes Leben und das seiner Familie. Arbeiten kann er schon lange nicht mehr, die Familie lebt von Sozialhilfe. Im Vollrausch schlägt er immer wieder Frau und Kinder, die zeigen ihn aber nicht an. Somit hat die Polizei keine Handhabe, selbst wenn die Nachbarn sie rufen. Mit „vor den Schrank gelaufen" oder „Treppe runtergefallen" rechtfertigen sie sich dann. Eine für mich nicht vorstellbare Situation, die allerdings gar nicht so selten ist.

Jeden Tag kommt die Frau zu Besuch, bringt ihm selbstgebackenen Kuchen mit und lässt sich von ihm herunterputzen. Jedenfalls hört sich das so an, untereinander sprechen sie Russisch, das verstehe ich leider nicht. Aber ihr Gesichtsausdruck spricht Bände. Sein gebrochenes Deutsch steckt voller Schimpfwörter, „bitte" und „danke" scheint er nicht zu kennen. Ihm gegenüber freundlich und neutral zu bleiben ist eine schwierige Aufgabe! Anfangs hat er außerdem randaliert, geschlagen, getreten und gespuckt, wollte aus dem Bett und warf alles durch die Gegend, dessen er habhaft werden konnte.

Bei allem Respekt gegenüber Patienten, ich möchte meinen Dienst gerne unversehrt beenden! Und auch wenn wir noch so aufpassen, mehrere Brillen und auch ein paar Zähne sind im Dienst schon draufgegangen, das ist kein Witz! Ganz zu schweigen von blauen Flecken ... Wenn so ein Patient dich einmal zu fassen kriegt, kommst du von alleine nicht mehr los.

Mit einem Bauchgurt hindern wir ihn daran, aus dem Bett zu steigen, und zeitweise mussten wir sogar seine Füße fixieren (natürlich wieder ärztlich abgesegnet und dokumentiert).

Bei ihm mache ich „Dienst nach Vorschrift". Selbstverständlich wird er versorgt, aber für ein Schwätzchen zwischendurch stelle ich mich bestimmt nicht an sein Bett.

Mein dritter Patient ist ein besonders tragischer „Fall". Tobias Mannheimer, 14 Jahre alt, ist mit seinem Skateboard auf einer Rampe so unglücklich gestürzt, dass er sich einen kompletten „Querschnitt" der Halswirbelsäule zugezogen hat. Nur seine Arme kann er noch andeutungsweise bewegen, der Rest ist taub und bewegungslos. Er ist nun mit einer Trachealkanüle versorgt und wir versuchen gerade, ihn von der Beatmungsmaschine zu entwöhnen, damit ihm eine lebenslange künstliche Beatmung erspart bleibt. Besonders unglücklich ist dabei, dass er bei seinem Sturz leicht erkältet war, dies hat sich hier in eine handfeste Lungenentzündung umgewandelt. In den ersten zwei Wochen unter Narkose haben wir ihn extrem lagern müssen, um Sekret zu mobilisieren und seine Lunge zu belüften. Über Tage lag er immer wieder auf dem Bauch, damit auch die Lungenspitzen besser mit Luft versorgt werden konnten.

Inzwischen ist er wieder wach, muss aber noch beatmet bleiben und lernen, selbstständig zu husten. Noch klappt das nicht so ganz und wir müssen das Sekret immer wieder absaugen. Auch das Schlucken bereitet ihm Probleme, obwohl dies trotz Trachealkanüle geht. Er braucht wohl noch etwas Übung. Jeden Tag kommt die Krankengymnastin, bewegt ihn und übt mit ihm das Husten. Er tut ihr sehr leid, hat sie doch selbst einen Bruder im gleichen Alter. Sie gibt sich große Mühe, damit ihm die Übungen Spaß machen und nicht nur eine lästige Pflicht sind. Inzwischen freut er sich immer sehr, wenn sie um die Ecke kommt. Alle paar Tage kommt auch die Logopädin und macht Schluckversuche mit ihm. Die Fortschritte sind zwar klein, aber immerhin. Bis jetzt darf er nur unter Aufsicht kleine Schlucke klarer, leicht angedickter Flüssigkeit zu sich nehmen. Leicht angedickt spürt er die Flüssigkeit besser und verschluckt sich nicht so leicht.

Obwohl er nicht sprechen kann, klappt die Verständigung gut, er formt mit den Lippen die Wörter oder verzieht das Gesicht so, dass ich schon ahne, was los ist. Schnell sind „Schmerzen“, „anders Liegen“, „Trinken“ und Ähnliches abgefragt und für spezielle Wünsche haben wir eine Buchstabentafel. Erzählen kann er mir natürlich nichts und oft ist er traurig und demotiviert. Ich freue mich immer, wenn wir ein paar Witze machen und er dann lächelt. Aus dem Bauch heraus tief lachen geht nicht, dafür sitzt der Querschnitt zu hoch.

Auch er soll möglichst schnell verlegt werden, zur Frührehabilitation in ein Querschnittzentrum. Dort gibt es auch eine Intensivstation. In seiner Akutphase war Tobias nicht verlegungsfähig, ein Transport wäre ein unnötiges Risiko gewesen. Inzwischen ist er angemeldet und wartet auf einen Platz. So lange bleibt er noch bei uns. Wir hoffen, dass es innerhalb einer Woche klappt. Inwieweit er wieder hergestellt werden kann und vielleicht etwas mehr Gefühl oder Beweglichkeit in die Arme bekommt, lässt sich so früh nicht sagen, oft kommen die ersten Erfolge erst nach wochenlanger Therapie. Und eine Reha kann durchaus mehrere Monate dauern, da müssen die behandelnden Ärzte immer wieder mit den Krankenkassen Rücksprache halten – wieder einmal ein elender Papierkrieg.

Seine Eltern sind natürlich sehr betroffen, ist er doch ihr einziges Kind. Leider leben sie in Trennung und die Spannung zwischen ihnen ist bei jedem Besuch deutlich spürbar. Inzwischen kommen sie zu unterschiedlichen Zeiten, das ist besser. Immerhin sind beide für ihn da und versuchen, ihn jeden Tag wieder aufzumuntern. Er hat schon seinen MP3-Player am Bett und kann sich so mit Musik ablenken. Als Nächstes will der Vater ihm einen Laptop kaufen, damit er DVDs anschauen kann. Dafür streicht er sogar seine geplante Urlaubsreise, weil sonst das Geld dafür nicht reichen würde. Aber er will in dieser Situation ohnehin nicht wegfahren. Zwar ist Tobias noch viel zu schlapp, um sich länger auf eine Sache zu konzentrieren, aber er freut sich trotzdem, dass sein Vater sich um ihn kümmert. Von seiner Mutter ist er manchmal genervt, sie redet ununterbrochen auf ihn ein und versichert ihm, dass „alles gut“

werden würde, aber er ist alt genug, um die Schwere seiner Verletzung zu begreifen, und versteht, dass es eben auch sein kann, dass nicht wieder „alles gut“ wird. Manchmal ist er richtig froh, wenn sie wieder weg ist. Ich hoffe, dass sich das während der Reha einspielt. Er tut mir ja leid, aber von Mitleid ist er eher genervt und so versuche ich mir das nicht anmerken zu lassen und erzähle ihm lieber irgendwelche lustigen Sachen. Ich bin froh, dass wir erst Patienten ab dem Teeniealter aufnehmen, alle jüngeren kommen normalerweise auf die Kinderintensivstation. Kinder zu betreuen wäre nichts für mich, das habe ich in meiner Ausbildung gemerkt. Erwachsenen kann man erklären, warum etwas Bestimmtes gemacht wird, aber erklären Sie einem Zweijährigen, warum Spritzen gut tun sollen, obwohl sie schmerzhaft sind. Ich bleibe da lieber bei der Erwachsenenpflege.

Die Patienten, die ich im Tagdienst betreut habe, sind auch noch da, ich schaue kurz vorbei, aber an ihrem Zustand hat sich die letzten Tage nicht viel geändert.

Herr Kehlmann rotiert immer noch, die Winkel sind bereits von 60 auf 50 Grad reduziert, er soll also vom Bett entwöhnt werden. Frau Weidemann ist auch da, ihre Lungenfunktion ist weiter grenzwertig. Zwar schlägt sie nicht mehr um sich und toleriert auch die Atemmaske, aber wenn die betreuende Schwester diese nicht nach genau (!) dreißig Minuten abmacht, reißt sie sich diese selbst herunter. Das sehen wir natürlich nicht gerne. Erst einmal bekommt sie dann gar keinen Sauerstoff mehr, denn selbstständig die Nasenbrille anzulegen schafft sie nicht. Die Nasenbrille darunterlassen geht auch nicht, dann ist die Maske undicht. Trotz Erklärungen sieht sie nicht ein, dass es oft einfach nicht möglich ist, genau auf die Minute pünktlich ins Zimmer zu kommen. Eine kratzbürstige alte Dame …

Der Nachtdienst beginnt wie jeder andere, nach der Übergabe die Kontrollen, dann Medikamente für die Nacht vorbereiten, alle zwei Stunden die „große“ Runde (mit Werteaufschreiben, Medikamentegeben und Urinablassen), jede Stunde die „kleine“ (nur Werteaufschreiben). Manchmal bin ich mit einer Runde fertig und kann beim ersten Patienten gleich die nächste anfangen. Inzwischen bemüht man sich, auch auf der Intensivstation einen gewissen Tag-Nacht-Rhythmus hinzubekommen, früher hieß es immer: „Wir sind ein 24-Stunden-Betrieb.“ Aber Schlafentzug ist nun mal nicht förderlich für die Genesung und so bemühen wir uns es zumindest zwischen Mitternacht und fünf Uhr morgens ruhig und dunkel in den Zimmern zu haben. Die Balance zwischen notwendigen Therapien (wie Lagerung und Atemgymnastik) und Nachtruhe zu halten ist schon schwierig.

Für das Personal stellt sich im Nachtdienst zuallererst die Frage der Verpflegung. So eine Nacht ist lang und nicht jeder hat Lust, sich tagsüber etwas zu kochen, schon gar nicht unsere jungen Kollegen. Die erste Frage lautet also: „Bestellen wir heute?“ Irgendjemand findet sich immer für eine gemeinsame Bestellung. Zwar haben einige abends noch mit ihrer Familie gegessen und nur die Brotdose gepackt, aber die meisten sind einer kleinen Pizza nicht abgeneigt. Wir haben unsere Stammlieferanten und meistens gibt es Pizza, aber auch ein Thailänder zählt zu unseren Favoriten. Mit den Jahren hat sich eine feste Essenszeit eingependelt. Halb elf ist ein guter Zeitpunkt, da ist die erste große Runde gemacht und meistens etwas Zeit. Beginnt die Nacht allerdings schon im Chaos, bestelle ich mir lieber Nudeln (zum später Warmmachen) oder Salat – der ist ohnehin kalt. Kalte Pizza finde ich ekelhaft. Nach fünf Nächten bekomme ich übrigens auch zu Hause nachts unbändigen Appetit auf deftiges Essen und muss mich dann zurückhalten, um den Kühlschrank nicht leerzufuttern. Üppige Mahlzeiten am Abend sind zwar ungesund, im Schichtdienst ist es allerdings schwierig, regelmäßige Mahlzeiten zu sich zu nehmen. Außerdem kommt es auch darauf an, was man isst, es muss ja nicht jeden Tag ein Sahneschnitzel sein. In der Zentrale darf eigentlich nicht gegessen werden, aber im Nachtdienst nehmen wir es mit der Pausenregelung nicht so ernst. Wer will, geht natürlich in die Küche, aber einmal mit der kompletten Belegschaft zusammensitzen ist auch ganz nett.

Heute klappt es gut mit dem Timing und wir sitzen alle zusammen eine halbe Stunde in der Zentrale, essen und reden über die verschiedensten Dinge (das Dutzend-Mal-nach-Alarmen-Schauen nicht mitgerechnet ...) Noch sind wir auch alle fit, im Laufe der Nacht wechselt das allerdings. Morgens zwischen drei und vier Uhr ist es am schlimmsten, da könnte man sich mit dem Kopf auf die Tischplatte legen und umgehend einschlafen. Gut, dass das auf der Intensivstation nicht geht, dafür ist die Geräuschkulisse zu laut und ohnehin zu viel zu tun.

In meiner Ausbildung ist uns das auf der Normalstation aber wirklich einmal passiert! Wir saßen zu dritt (die beiden regulären Nachtschwestern und ich als Schülerin) im Dienstzimmer gemütlich auf unseren Stühlen, hatten die Füße hochgelegt und sind tatsächlich eingeschlummert – natürlich unbeabsichtigt! Und gerade in dieser Nacht war es vollkommen ruhig auf der Station, kein Patient klingelte und kein Telefon ging. Absolut tote Hose! Völlig abnormal für eine chirurgische Station mit über dreißig Patienten. Unsere regulare Arbeit, wie Tabletten vorbereiten und Material auffüllen, hatten wir schon fertig und so harrten wir der Dinge, die da kommen. Normalerweise ist es auf der Chirurgie nachts ziemlich unruhig, schon alleine wegen der Neuaufnahmen. Damals war es noch üblich, dass hilfsbedürftige Patienten nachts gewaschen wurden, und so mussten wir eigentlich gegen vier Uhr anfangen zu waschen, damit bis um sechs alle in Ruhe fertig waren. Heute käme niemand mehr auf die Idee, nachts Patienten wachzuschütteln, damit diese sich waschen, das wird im Tagdienst erledigt. Um Viertel nach fünf klingelte doch einmal ein Patient, weil er auf die Bettpfanne musste, und wir wurden durch die Tröte (das Klingelgeräusch klang tatsächlich wie eine scheppernde Tröte) geweckt. Da war der Schreck aber groß! In Windeseile stürzten wir zu den Patienten, um sie wenigstens halbwegs gewaschen zu haben. Die meisten Patienten waren aber froh darüber, dass sie etwas länger schlafen durften, und drückten ein Auge zu. „Rasiere ich mich eben morgen wieder und beim Zähneputzen hilft mir nachher meine Frau“, schmunzelten einige Männer, die natürlich unsere Hektik mitbekamen. Was waren wir froh, dass der eine Patient geklingelt hatte! Nicht auszudenken, wenn der

Frühdienst einen Haufen schnarchender Nachtschwestern vorgefunden hätte – wie peinlich! Inzwischen kann das nicht mehr passieren. Aufgrund der immer knapperen Personalsituation ist man froh, wenn überhaupt eine Pause drin ist. Bei der Mitternachtsrunde hat Herr Kruschkow immer noch kein Auge zugemacht, Frau Fischer ist von seiner lauten Stimme langsam genervt, so kommt sie nämlich auch nicht zum Schlafen. Ich hole den Stationsarzt und er verordnet ein weiteres Medikament, damit endlich Ruhe ist. Frau Fischer bekommt Ohrenstöpsel und eine neue Lagerung.

Herrn Kruschkow zu lagern ist vergebene Liebesmüh, sofort dreht er sich wieder auf den Rücken und schiebt alle Kissen zur Seite. Ihn immer wieder zurückzudrehen, dazu habe ich wirklich keine Lust. Ich lasse ihn auf dem Rücken liegen und notiere auf der Kurve „nicht lagerbar".

Als ich zu Tobias komme, schläft er gerade. Zwar würde ich ihn auch gerne umlagern, aber dazu müsste ich ihn wecken. Zurzeit ist seine Lungenfunktion halbwegs stabil und Hautläsionen hat er auch nicht, so lasse ich ihn vorerst auf seiner Seite liegen. Verschlechtert sich seine Sauerstoffsättigung, muss ich ihn leider doch umlagern (und damit aufwecken) und absaugen. Aber noch geht es.

Schnell ist es ein Uhr, wieder brauchen einige Kollegen Hilfe bei ihren Patienten und dann ist es auch Zeit für diverse Nebenarbeiten. Arbeitsräume kontrollieren, Material auffüllen, Apothekenbestellung schreiben, Sauerstoffflaschen der fahrbaren Beatmungsgeräte überprüfen und bei Bedarf auswechseln.

Mitten in der Arbeit ein Anruf: Der diensthabende Oberarzt ist am Telefon, das verheißt nichts Gutes. Und es kommt wirklich hammerhart: Wir bekommen einen etwa 220 kg schweren Patienten mit Verdacht auf Sepsis (Blutvergiftung). Dieser hatte sich vor einiger Zeit zu Hause eine Schramme am Bein zugezogen, die sich entzündet hat. Weder hat er seiner Frau davon erzählt noch einen Arzt verständigt. Nur mit einem Taschentuch hat er die Wunde abgedeckt. Heute Nacht hat ihn seine Frau mit Schüttelfrost und kaum ansprechbar auf der Couch vorgefunden. Der verständigte Notarzt fand zuerst keinen Grund für seinen Zustand und vermutete einen Infekt. Weil Herr Schubert auf Fragen nicht mehr reagierte, entschied der Arzt auf Einweisung ins Krankenhaus. Nur, wie mit Herrn Schubert die Treppe hinunterkommen? Das Treppenhaus ist viel zu schmal für eine Trage. Und selbst wenn: Zwei Leute alleine können ihn ohnehin nicht heben. So wird die Feuerwehr verständigt und muss ihn aus dem Fenster hieven. Mittels Kran und Spezialtrage wird Herr Schubert durch das Fenster aus dem Haus befördert. Im Rettungswagen wird er vorsorglich intubiert, weil er immer noch nicht ansprechbar ist. Schnell braucht er auch weitere Medikamente, um seinen Kreislauf zu stabilisieren.

In der Notaufnahme wird er zu weiteren Untersuchungen entkleidet und jetzt sieht man auch die Wunde: Unter dem Taschentuch verbirgt sich eine etwa acht Zentimeter lange, hochrote und eitrig belegte Wunde. Sie sieht katastrophal aus. Das ganze Gewebe ist schwammig und unter den Wundrändern befinden sich tiefe Taschen. Es stinkt wie die Pest! Schnell wird klar, dass Herrn Schuberts Zustand auf keinen grippeähnlichen Infekt zurückzuführen ist. Die Bakterien der Wunde haben sich im ganzen Körper verteilt und verursachen seinen Zustand. Mit Schüttelfrost und hohem Fieber versucht der Körper, die Eindringlinge zu vernichten, was ihm aber auf Grund der schlechten allgemeinen Konstitution von Herrn Schubert nicht gelingt. So können sie sich ungehindert ausbreiten und seine Organe schädigen.

Auch unter schnellstmöglicher Therapie ist das Risiko, an einer Sepsis zu versterben, relativ groß. Wegen dieser Wunde ist Herr Schubert jetzt kein internistischer Patient mehr (als der er angemeldet war), sondern ein chirurgischer. Die Innere „freut" sich natürlich, aber für uns ist die Nacht jetzt gelaufen.

Da er sich schon im Haus befindet, dauert es nicht lange bis zu seiner Ankunft. So müssen wir rasch verlegen, denn ein freies Bett haben wir nicht mehr. In Windeseile werden dem auserkorenen, nicht sehr erfreuten Patienten die Sachen zusammengepackt, er wird an die übernehmende Station übergeben und das Zimmer aufgerüstet.

Gut, dass es inzwischen sogenannte „Schwerlastbetten" im

Krankenhaus gibt, sie sind auf den Stationen verteilt und werden nach Bedarf eingesetzt. Unsere Intensivbetten sind nämlich nur bis 200 kg zulässig, die Schwerlastbetten bis 260 kg. Ein Patient im Schockzustand, der Flüssigkeit aus den Blutgefäßen ins Gewebe verschiebt und somit Massen an Infusionen benötigt, damit sein Kreislauf stabil bleibt, kann binnen kürzester Zeit zehn bis zwanzig Kilo zunehmen, also dürfen wir die Höchstbelastung der Betten nicht ausreizen.

Unsere Wachstation hat noch solch ein Bett und nachdem wir es geholt haben und der Platz fertig ist, geben wir grünes Licht. Inzwischen wird Herrn Schuberts Zustand immer kritischer, immer mehr Medikamente werden benötigt, um seinen Blutdruck aufrechtzuerhalten.

Alle Nebenarbeiten ruhen jetzt, jeder von uns hält sich für die Ankunft des Patienten den Rücken frei. Nur Tobias habe ich noch schnell umgelagert, musste ihn leider auch dafür wecken, aber ich weiß nicht, wann ich das nächste Mal Zeit fürs Lagern finde. Meine anderen beiden Patienten schlafen jetzt endlich.

Eine Kollegin, die in ihrem Zimmer selbst einen sehr instabilen Patienten betreut, nehmen wir von der Mitarbeit aus. Einer von uns muss sich auch um die anderen Patienten kümmern, nach den Alarmen schauen oder Spritzen wechseln. Sonst haben wir schnell mehrere lebensbedrohliche Situationen hier – das geht natürlich nicht.

Herr Schubert trifft ein und es geht los: Zuerst Umlagern in unser Schwerlastbett, auf der Trage kann er ja nicht bleiben. Mit sieben Personen (Oberarzt, Stationsarzt, einem Arzt der Notaufnahme nebst Schwester und drei Leuten von uns) wird er mittels Rollboard von der Trage ins Bett geschoben.

Dann sind wir schwer damit beschäftigt, alle Schläuche zu sortieren und Medikamente anzuhängen. Sepsispatienten haben ein bestimmtes Infusionsprogramm, da kommt ordentlich etwas zusammen. Als alles läuft, widmen wir uns seiner Lagerung, seine Lungenfunktion ist nämlich auch nicht gut. Dieser massige Bauch lässt der Lunge einfach keinen Platz. Ihn in Rückenlage zu bringen und den Oberkörper hochzulagern ist eine echte Herausforderung, immer wieder schwappt der

Bauch zu einer Seite und zieht ihn dadurch mit. Zu viert schaffen wir es schließlich und als das Kopfteil hochgestellt wird, liegt sein Bauch quasi zwischen den Knien. Dafür geht jetzt mehr Luft in die Lunge.

Beim Umlagern sind uns weitere Hautschäden an Herrn Schubert aufgefallen, sie kommen wohl vom ewigen Liegen zu Hause und werden von uns genauestens dokumentiert, damit man uns später die Schuld dafür nicht in die Schuhe schieben kann. Aber mit diesen Vorschädigungen kann Herr Schubert auf Dauer nicht in einem normalen Bett liegen bleiben. Wir müssen ein Spezialbett einer externen Firma bestellen. Dieses hat eine Wechseldruckmatratze und kann durch unterschiedliche Belüftung der Kammern auch den Oberkörper leicht hin und her schaukeln. So liegt Herr Schubert selbst in Rückenlage nie lange auf einem Punkt.

Diese Betten werden vom Krankenhaus gemietet und bei Bedarf angefordert. Die Organisation übernehmen wir selbst. Ein Anruf bei der Hotline der Firma genügt und das passende Bett ist bestellt (natürlich erst nach Rücksprache mit dem Arzt – einer muss ja den Kopf für die Kosten hinhalten). Die Damen und Herren der Hotline (die wirklich 24 Stunden am Tag erreichbar ist) setzen sich mit dem Bereitschaftsdienst der Firma in Verbindung und schnell erhalten wir einen Rückruf, dass das nächste Bett 100 km entfernt in einer anderen Klinik steht, aber frei ist und uns morgen früh geliefert wird. Gut.

In der Zwischenzeit beschäftigt Herr Schubert immer noch alle zur Verfügung stehenden Hände. Unser Arzt versucht, Ordnung in den Papierkram zu bringen und gleichzeitig Anweisungen für die weitere Therapie zu treffen. Die zuständige Schwester steht an den Spritzenpumpen mit den kreislaufwirksamen Medikamenten, inzwischen braucht Herr Schubert Mengen davon, die jeden herkömmlichen Rahmen sprengen. Minütlich korrigiert sie die Laufraten, damit sein Blutdruck halbwegs erhalten bleibt.

Der Oberarzt will einen zentralen Venenkatheter legen, bei der Menge an Medikamenten brauchen wir viele Lumen, damit sich die Medikamente nicht zu sehr vermischen. Gerade die kreislaufwirksamen Medikamente brauchen ein separates Lumen, weil mit jeder zusätzlichen Medikamentengabe sonst ein Extraschuss verabreicht wird. Das geht natürlich nicht!

Einen dicken Shaldon-Katheter und einen arteriellen Zugang hat Herr Schubert schon im Schockraum bekommen, so haben wir zumindest eine permanente Blutdruckanzeige und die Möglichkeit, Infusionen zügig einlaufen zu lassen. Danach will der Arzt einen weiteren Zugang legen, mit dem wir die Herzfunktion messen können, um Medikamente und Flüssigkeitsmengen zu optimieren. Natürlich alles am liebsten gleichzeitig …

Einen Blasenkatheter braucht Herr Schubert auch noch und weil er in seiner Vorgeschichte eine Prostataerkrankung hat, schmeißen wir den diensthabenden Urologen aus dem Bett. Eine Blutung aus der Harnröhre ist das Letzte, was wir jetzt brauchen, da soll der Spezialist lieber gleich selbst ran. Er ist natürlich begeistert, mitten in der Nacht geweckt zu werden, versteht aber, dass wir sofort die Nierenfunktion kontrollieren müssen. Ich renne hin und her, um das entsprechende Material zusammenzusuchen, eine andere Kollegin assistiert beim Legen der Katheter, die nächste kümmert sich um Labor und Medikamente.

Das Gerät zur Messung der Herzfunktion ist natürlich wieder einmal nicht auf der Station, eine andere Intensivabteilung hat es sich ausgeliehen. Wir brauchen es aber sofort zurück. Ich rufe dort an, die Station zeigt sich uneinsichtig und ich muss erst mit dem Oberarzt persönlich drohen, bis sie kooperieren. Was dabei für überflüssige Zeit ins Land geht … Für alle Intensivstationen ausreichend Geräte anzuschaffen ist offensichtlich zu teuer – das nervt! So muss man immer wieder abwägen, welcher Patient das Gerät am dringendsten braucht. Bei Querelen müssen das die Ärzte entscheiden – die sind darüber genauso wenig erfreut.

Es dauert über zwanzig Minuten, bis wir das Gerät endlich haben und anschließen können. Dazu ist noch ein Kabel kaputt und es dauert, bis das Ersatzkabel gefunden und angebracht ist. Endlich funktioniert alles und nach Auswertung der Parameter steht fest, dass wir bisher alles „richtig" gemacht haben. Also weiter Infusionen geben und Medikamente anpassen.

Zwischendurch lösen wir uns ab, damit jeder die Runde bei seinen Patienten selbst machen kann. Es ist schon nach drei Uhr, als Herr Schubert soweit versorgt ist. Trotzdem benötigt er weiterhin zwei Pflegekräfte, damit alles schnell genug geht. Jetzt kümmert sich eine um die Kurvenführung und die andere um weitere Medikamente. Sein Blutdruck schwankt stark und sein Puls ist so unregelmäßig, dass man ihn keine Minute aus den Augen lassen darf. Wenn wir jetzt reanimieren müssten, wäre das wohl das Ende für ihn, dabei ist er mit seinen 42 Jahren noch relativ jung.

Später will der Chirurg noch einmal vorbeikommen und sich das Bein näher ansehen. Die Wunde muss ja gesäubert und neu verbunden werden. Bei der Aufnahme haben wir auch einen Abstrich gemacht, damit die Bakterienart näher bestimmt werden kann, um entsprechende Antibiotika zu geben. Auch mittels einer Blutkultur (Blutabnahme in ein spezielles Gefäß mit Nährlösung) suchen wir nach Keimen. Vorerst wird er mit einem Breitbandantibiotikum versorgt, welches gegen mehrere Bakterienarten wirkt, sonst geht mit der Behandlung zu viel Zeit ins Land. Optimieren kann man später immer noch, je nach Befund. Seine Wunde haben wir bis jetzt nur steril abgedeckt, damit der Chirurg sich nachher ein genaues Bild machen kann.

Im Wartezimmer sitzt übrigens seine Frau, die sich natürlich Sorgen macht. Leider konnte noch niemand mit ihr sprechen, zu sehr sind alle damit beschäftigt, ihn überhaupt am Leben zu erhalten. Sobald es geht, wird sie aber Auskunft bekommen.

Ich schaue nach meinen Patienten. Tobias ist trotz der Umlagerung wieder eingeschlafen, aber Frau Fischer und Herr Kruschkow sind wach. Kein Wunder, im Flüsterton geht so eine Neuaufnahme natürlich nicht vonstatten …

Herr Kruschkow reißt an seinen Handfixierungen und Frau Fischer ist den Tränen nahe vor Erschöpfung. Ich platziere ein paar Kissen anders, damit sie besser liegt, und begebe mich dann zu dem randalierenden Herrn.

Vielleicht will er sich ja nur an der Nase kratzen – ich löse vorsichtig eine der Fixierungen. Sofort geht seine Hand Richtung Genitalbereich. Ich fange ihn gerade noch ab und schaue unter die Bettdecke. Beim Lüften eines Zipfels kommt mir schon ein eindeutiger Geruch entgegen. Seine Verdauung funktioniert … Es ist ja schön, wenn Patienten auch ohne größere Maßnahmen abführen, aber muss es ausgerechnet jetzt sein? So erklärt sich auch seine Unruhe. Beim genaueren Blick unter die Bettdecke stelle ich fest, dass dies eine größere Aktion wird, denn außer der Unterlage sind auch Laken, Bettdecke und Hemd verschmutzt. Dann kann ich ihn auch gleich komplett waschen. Normalerweise wäscht der Frühdienst, nur aufwendige Patienten in Narkose werden manchmal schon nachts versorgt. Es kommt auch immer darauf an, was noch für ein Patient im Zimmer liegt. Bei zwei Narkotisierten sind wir schon einmal großzügiger und waschen einen komplett, ist aber einer wach, hat die Nachtruhe Priorität.

Das gilt natürlich nicht für solche Situationen, ich kann schließlich keinen Patienten verdreckt im Bett liegen lassen. Für Frau Fischer ist die Nacht damit auch beendet. Um Herrn Kruschkow sauber zu machen, brauche ich Licht. Zwar nicht die große Deckenleuchte, aber nur Nachtlicht reicht mir nicht. Ich hole mir den Wäschewagen und richte sein Waschzeug her. Auf Dinge wie Rasieren und Zähneputzen verzichte ich aber, damit die Sache schneller geht und nicht so viel Lärm macht, das macht dann der Frühdienst.

Zur Sicherheit habe ich seine Hand wieder fixiert, damit er seine Ausscheidungen nicht näher untersucht. Auch beim Waschen löse ich immer nur eine Hand, er ist mir einfach zu unberechenbar. Wild schmeißt er seine Beine durchs Bett und weil die auch verschmutzt sind, gibt das eine schöne Sauerei. Normalerweise würde ich mir jetzt jemanden zum Helfen suchen, aber alle sind beschäftigt. So kämpfe ich alleine mit den Waschlappen und bemühe mich seinen Füßen zu entgehen. Nicht einfach. Als ihn endlich sauber habe, bin ich völlig aus der Puste. Ein Kollege sieht mich im Vorbeigehen kämpfen und grinst: „Na, noch Freude am Beruf?“ Helfen kann er mir nicht, er hat es eilig. Ich muss mich beherrschen, damit ich ihm keinen nassen Waschlappen hinterherwerfe! In diesen Situationen frage ich mich schon, warum ich nicht Sekretärin geworden bin, denn Akten schlagen weder um sich, noch sind sie mit menschlichen Exkrementen verschmiert. Und Sekretärinnen liegen um diese Uhrzeit normalerweise im Bett und schlafen schön – ein Traum.

Zum Umbetten brauche ich nun auf jeden Fall Hilfe, dazu muss ich beide Fixierungen lösen und den Bauchgurt entfernen. Das Risiko, dass er mir beim Beziehen aus dem Bett fällt, gehe ich nicht ein. Bei so unruhigen Patienten nützt auch kein Bettgitter, das erhöht nur die Fallhöhe. Zum Glück hat eine Kollegin jetzt Zeit, auch wenn sie lieber zwischendurch etwas getrunken hätte. Zu zweit bändigen wir Herrn Kruschkow und nachdem er wieder sauber und wohlriechend in seinem frisch bezogenen Bett liegt, schläft er nach fünf Minuten selig ein.

Nur Frau Fischer nützt das nichts mehr, in einer halben Stunde kommt der Frühdienst und dann steht auch für sie Waschen und Tagesprogramm an. Hoffentlich wird die nächste Nacht für sie ruhiger, denn Schlafentzug fördert nicht die Genesung!

Jetzt nur noch aufräumen und dann die letzte Runde machen. Um diese Uhrzeit Zwischenbilanz zu rechnen, ist echt nicht mein Ding. Am liebsten würde ich einen Taschenrechner holen, aber der liegt im Arztzimmer und bis dorthin zu laufen habe ich auch keine Lust. Also noch einmal das Gehirn anstrengen, rechnen und die Dokumentation führen.

Tobias schläft immer noch, zumindest in seinem Zimmer war es ruhig heute Nacht. Ganz vorsichtig verändere ich die Lage der zusammengerollten Decke in seinem Rücken, sodass sich sein Lagewinkel ein wenig verändert. Auf diese Weise liegt er immerhin nicht die ganze Zeit auf derselben Stelle. Er schläft weiterhin – die erste Nacht, seitdem er hier ist. Das Karussell in seinem Kopf hat wohl endlich einmal Pause.

Als ich endlich fertig bin, ist meine Kollegin immer noch mit Herrn Schubert beschäftigt, sein Zustand ist weiterhin sehr kritisch. Der Chirurg war auch schon da und hat beim Anblick der Wunde die Hände über dem Kopf zusammengeschlagen. Die Wundränder müssen abgetragen werden, darunter liegen mehrere große Taschen und alles muss gereinigt und ausgespült werden. Das gibt eine richtig große OP, die natürlich so schnell wie möglich angesetzt werden soll. Heute wird das allerdings nichts mehr, Herr Schubert ist dafür viel zu instabil. Morgen wird neu entschieden.

Der Frühdienst wartet auf seine Übergabe, ich erwische noch einen freien Stuhl und setze mich zum Erzählen hin. Jetzt erst merke ich, wie anstrengend die Nacht war. Das Hin- und Herlaufen ist noch nicht einmal das Schlimmste. Aber einige Patienten sind schwer und diese im Bett zu bewegen geht an die Substanz. Ich will gar nicht mehr aufstehen, aber es nützt natürlich nichts. Ein letztes Mal Übergabe und die gemeinsamen Kontrollen, um halb sieben ist die Nacht endgültig beendet.

Auf dem Heimweg kurbele ich das Autofenster trotz Kälte ganz hinunter, damit mir nicht die Augen zufallen. Es ist schon ein paar Stunden her, seit ich das letzte Mal etwas in den Magen bekommen habe, deshalb frühstücke ich noch mit meiner Familie. Danach schleppe ich mich kurz unter die Dusche, so verschwitzt mag ich nicht ins Bett gehen. Und dann, es ist schon kurz vor acht, heißt es endlich auch für mich: Gute „Nacht"!

## In der Grauzone – bin ich Juristin?

Oft werden wir gefragt, welche Tätigkeiten nun eigentlich ärztliche Aufgaben sind und welche die Aufgaben einer Krankenschwester. Darauf eine einfache Antwort geben zu können – das wäre schön!

Natürlich gibt es gesetzlich verankerte Richtlinien, aber auch diese lassen Raum für freie Interpretation und Entscheidungen, die jeder für sich selbst fällen muss. Ohne Anspruch auf Vollständigkeit und eventuell erfolgte zwischenzeitliche Aktualisierung hier ein paar Informationen:

Grundsätzlich dürfen bestimmte Tätigkeiten vom Arzt auf das Pflegepersonal übertragen werden, aber nicht wahllos. Dabei kommt es auf die Art der Tätigkeit und die Qualifikation der durchführenden Person an.

Es gibt „nicht delegationsfähige ärztliche Leistungen", wie Untersuchungen und Beratungen, Therapieentscheidungen,

Psychotherapie, Anlegen und Wechseln von Blutkonserven – also Maßnahmen, bei denen aufgrund der Schwierigkeit und der eventuellen Gefährlichkeit ärztliches Fachwissen nötig ist. Dann gibt es „Im Einzelfall delegationsfähige ärztliche Leistungen", wie Blutentnahmen, Infusionen oder Injektionen, für die die durchführende Person qualifiziert sein muss. Und es gibt die „Allgemein delegationsfähigen ärztlichen Leistungen", wie einfache Verbandswechsel, Blasenkatheterlegung, Blutdruckmessung und Ähnliches.

Bei all diesen Delegationen bleibt immer die Schwierigkeit, die tatsächliche Kompetenz der durchführenden Person festzustellen (ist sie durch ihre Ausbildung allgemein in der Lage, diese oder jene Tätigkeit durchzuführen, oder muss sich der Arzt persönlich davon überzeugen?). Wer ist verantwortlich dafür, wenn etwas schiefgeht? Eine schwierige Frage, die nur im Einzelfall zu beantworten ist.

Wie auch immer, die „Sorgfaltspflicht" der delegierenden sowie der ausführenden Person ist ein unumstößlicher Bestandteil der entsprechenden Tätigkeit. Der Arzt ist dazu angehalten, die ausführende Person sorgfältig auszuwählen sowie deren Leistungsfähigkeit einzuschätzen und zu kontrollieren. Das Pflegepersonal muss die eigenen Fähigkeiten zur Durchführung sowie die ärztliche Anordnung auf eventuelle Gefährdung des Patienten sorgfältig überprüfen und die „Durchführungsverantwortung" übernehmen. Jede Pflegekraft ist für ihr Handeln – oder ihr Nichthandeln – persönlich verantwortlich. Das heißt nichts anderes, als dass sie die Anordnung ablehnen muss, wenn sie aufgrund ihrer Ausbildung oder Qualifikation dadurch überfordert wird.

Es wäre leichter, wenn bestimmten Berufsgruppen an bestimmten Arbeitsplätzen bestimmte Tätigkeiten gesetzlich ganz klar zugeordnet wären, leider ist das – bis jetzt – nicht so.

Was bedeutet diese ganze trockene Theorie in der Realität? Es ist schlecht vorstellbar, dass in der Hektik des Intensivalltags immer ein Arzt hinter der Schwester herrennt, um ihr Tun zu kontrollieren – und so läuft es in der Praxis auch nicht. Einige Tätigkeiten werden sicherlich durch die Ausbildung zur

Krankenschwester oder Fachkrankenschwester als eigenständige Tätigkeit deklariert, wie zum Beispiel das Legen eines Blasenkatheters. Andere Tätigkeiten lernt man durch die Anleitung anderer Kollegen oder eines Arztes, wie zum Beispiel das Blutabnehmen aus einer Vene. Dann gibt es Tätigkeiten, die je nach Station unterschiedlich sind. Auf einer Medizinischen Intensivstation wird das Dialysegerät vielleicht durch die Intensivschwester angeschlossen, auf einer Chirurgischen Intensivstation kommt dafür die speziell ausgebildete Dialyseschwester. Dagegen werden in der Chirurgie die Drainagen vom Pflegepersonal gezogen und in der Inneren vom Arzt. Da spielt natürlich auch die Häufigkeit, mit der einzelne Tätigkeiten auf der Station anfallen, eine große Rolle.

Ähnlich verhält es sich mit dem Spritzen von Medikamenten. Bestimmte Medikamente gehören zur Standardbehandlung, sind also bekannt und werden vom Pflegepersonal gespritzt, andere Medikamente haben vielleicht gravierende Nebenwirkungen und sollten deswegen eher vom Arzt gespritzt werden – auch eine Grauzone, in der es keine eindeutigen Richtlinien gibt. Je nach Stationsschwerpunkt, also ob Innere, Chirurgie oder auch Neurologie, wird dies bei einigen Medikamenten unterschiedlich gehandhabt. Gehört ein Mittel gegen Krampfleiden auf der Neurologie vielleicht zu den Standardmedikamenten und wird dort vom Pflegepersonal gespritzt, so gibt man es auf der Chirurgie so selten, dass es vom Arzt gegeben wird.

Im Endeffekt lässt sich nur sagen, dass jede Schwester und jeder Pfleger für seine Handlungen die Verantwortung übernehmen muss und es so auch in ihrer oder seiner Verantwortung liegt, ärztlich delegierte Tätigkeiten abzulehnen. Je nach Berufserfahrung gibt es dabei natürlich auch Unterschiede, die eine Schwester spritzt ein Medikament, da sie es schon lange kennt und die Nebenwirkungen durchaus einschätzen kann, für eine andere Schwester ist das Medikament noch neu und sie bittet den Arzt es zu spritzen. Dass dies bei manchen Ärzten zu Verwirrung führt und auch mal nervige Diskussionen nach sich zieht, kann man sich gut vorstellen. Ob es aber jemals feste Richtlinien geben wird oder überhaupt geben kann, weiß ich nicht. Solange dies nicht eindeutig geklärt ist, werden wir uns jedenfalls weiterhin in dieser Grauzone befinden und im Bedarfsfall individuell entscheiden müssen.

## Hickhack oder Bin ich eigentlich noch Krankenschwester?

Prinzipiell sind die Tätigkeiten von Krankenpflegepersonal ja in der Ausbildungsverordnung des Krankenpflegegesetzes festgelegt. Manchmal frage ich mich allerdings, ob diese nicht ergänzt werden sollten. Warum? Weil ich den Eindruck habe, noch diverse andere Berufsgruppen zu vertreten.

Bei einem Dutzend Telefonaten wegen eines zu verlegenden Patienten oder einer Stunde vor dem Computer, um diverse Laboruntersuchungen anzufordern oder sonstige Untersuchungen anzumelden, komme ich mir eher vor wie eine Sekretärin. Bei einer nächtlichen Verlegung den Bettenplatz zu reinigen und dabei wegen diverser Blutspritzer oder anderer Sekrete auf dem Boden den Putzwagen aus der Kammer zu holen, Reinigungsmittel aufzufüllen und dann den Fußboden zu wischen, kommt auch eher dem Beruf der Reinigungsfachkraft entgegen. Bei Gängen zum Postfach, ins Labor zum Blutwegbringen oder beim Holen von Konserven aus der Blutbank komme ich mir vor wie ein Brief- oder Paketausträger. Bei kleineren Problemen wie lockeren Schubladen oder defekten Glühbirnen hole ich auch selbst den Werkzeugkasten heraus und repariere das, damit nicht extra ein Werkstattmitarbeiter kommen muss. Vor Jahren brachten wir sogar die Verstorbenen noch selbst in die Pathologie und „verstauten" sie in den Kühlfächern. Ebenso war es durchaus üblich, Hafer- oder Grießbrei für die Patienten auf der Station zu kochen. Um zu überlegen, ob mit oder ohne Butter oder mit Zucker oder Salz gekocht werden soll, gab es keine Diätassistentin. Bei der Überprüfung und Nachbestellung genau wie bei der Auffüllung von Materialien und Medikamenten erfülle ich hervorragend die Position einer Lageristin.

Um bestimmte Materialien zu bekommen (zum Beispiel eine spezielle Wundauflage oder Handschuhe mit längerem Schaft), diskutiere ich wie ein Werbevertreter mit der Einkaufsabteilung (die natürlich am liebsten einheitlich für das ganze Haus und so günstig wie möglich einkaufen will und Sonderwünsche überhaupt nicht mag). Handgeschriebene Anordnungen muss ich manchmal entziffern wie eine Graphologin und wenn ich nachfrage, heißt es oft: „Das hab ich nicht geschrieben." Da kann ich dann weiterraten oder sagen, dass ich die Anordnung nicht ausführe, solange sie unleserlich geschrieben ist. (Damit wären wir mal wieder bei der Durchführungsverantwortung.) Natürlich kümmern wir uns auch zuerst selbst darum, einen abgestürzten Computer wieder in Gang zu kriegen, anstatt sofort die IT-Abteilung (Informationstechnik) zu verständigen. Aufgeregten Angehörigen nach einem Gespräch mit dem Arzt dessen Inhalt in verständliche Worte zu fassen ist schon fast eine Dolmetschertätigkeit.

Wahrscheinlich ließe sich diese Liste noch um ein Vielfaches verlängern. Ich habe auch weder ein Problem damit, Laufwege zu erledigen, noch damit den Fußboden zu wischen. Es ist nur schade, dass diese Tätigkeiten nicht als „Pflegeminuten pro Station" auf den Personalschlüssel angerechnet werden, damit würde sich die Arbeitssituation auf vielen Stationen bestimmt deutlich entspannen!

## Die Kleinigkeiten nebenbei – abseits der Routine

Übrigens ist es zwar oft so stressig und hektisch, wie ich in diesem Buch beschreibe, aber glücklicherweise nicht nur. Wenn nicht so viel los ist, wir Betten frei haben oder „tote Hose" auf der Station herrscht, sind wir für alles zu haben und genau diese Erlebnisse bestätigen mir dann auch immer wieder, dass ich den richtigen Beruf gewählt habe. Manchmal sind das Kleinigkeiten, die mit der eigentlichen Pflege gar nichts zu tun haben. Auch als Intensivschwester muss man nicht den ganzen

Tag reanimieren wollen oder in einer Blutlache stehen. Es ist zwar interessant und anspruchsvoll, sich um diese Patienten zu kümmern, aber ein wenig Abwechselung ist auch schön.

Christian zum Beispiel, 15 Jahre alt und nach einem Mofaunfall lange bei uns auf der Station, konnte das Abendessen einfach nicht mehr sehen. Immer Brot und Aufschnitt kam ihm schon sprichwörtlich „zu den Ohren heraus". Krankenhausküchen sind ja zumeist nicht gerade bekannt für ihren Gourmetauftritt. Als er mitbekam, dass das Personal abends Pizza bestellte, fragte er, ob er sich anschließen könne. Seine Mutter ließ Geld da und seitdem gab es bis zu seiner Verlegung abends Salamipizza. Wie hat er sich gefreut – und wir uns mit ihm. Essen erfüllt eine wichtige Funktion im Krankenhaus. Wenn man den ganzen Tag daliegt und nur die Mahlzeiten die Routine unterbrechen, dann bekommt die Nahrung noch einmal einen höheren Stellenwert.

Oder Monika, 14 Jahre alt, schwerverletzt nach einem Autounfall als Beifahrerin. Endlose Komplikationen durchzogen ihre Verletzungen und ihre Motivation, sich für einen Fortschritt anzustrengen, ließ immer mehr nach. Selbst von der Beatmung bekamen wir sie nicht weg. Sobald wir versuchten, das Gerät abzustellen bekam sie sofort Panik und fing an hektisch zu atmen, und zwar so lange, bis ihre Werte dermaßen schlecht waren, dass wir sie wieder an die Maschine nehmen mussten.

Dann kamen wir auf die Idee, mit ihr (und der ganzen Überwachung) in den Garten zu fahren. Einmal andere Luft, andere Geräusche und etwas anderes sehen würden ihr vielleicht gut tun. Ein wenig Erpressung war allerdings schon dabei: Wir sagten ihr, dass sie diesen kleinen Ausflug ohne Beatmungsmaschine machen müsste, wir würden nur einen Beatmungsbeutel für den Notfall mitnehmen. Sauerstoff hatten wir ohnehin dabei. Sie war einverstanden und zu dritt zogen wir los. Zwei Schwestern schoben den Mobilisationsstuhl (das war die zweite Bedingung: dass sie aus ihrem Bett heraus musste) und unser Stationsarzt kümmerte sich um die Sauerstoffversorgung.

Siehe da – kein Problem! Sie war so abgelenkt, dass sie gar nicht über ihre Atmung nachdachte ... Es war ein voller Erfolg. Nach einer Stunde war sie froh wieder im Bett zu sein und schlief erst einmal tief und fest.

Natürlich hätte sie diese Ausflüge gerne jeden Tag gemacht, das ging aber nicht. Immerhin hatte sie jetzt wieder ein Ziel – weg von der Intensivstation! Eine Woche später war es dann soweit.

Ähnliche Probleme hatte auch Herr Karlson. Nach seiner Hüftoperation durfte er aufstehen und hatte das mit der Krankengymnastin auch schon geübt. Schön langsam mit dem Gehwagen, damit die Hüfte nicht voll belastet wird. Aber er hatte Angst, selbst wenn einer von uns neben ihm ging. Es war ihm einfach zu hektisch auf der Station. Viel zu viele Leute wuselten auf dem Flur herum und er konnte sich überhaupt nicht auf seine Schritte konzentrieren.

Die Lösung dieses Problems war die Idee, nachts mit ihm zu trainieren. Schlafen konnte er ohnehin nicht vor Mitternacht und so liefen wir fünf Nächte lang um halb zwölf mit ihm innerhalb der Station immer auf und ab. Jede Nacht eine Runde mehr. Danach schlief er gut und als er verlegt wurde, war er schon wieder richtig fit.

Mit Frau Behrend, 74 Jahre alt, fuhren wir in die Cafeteria. Schwer an Krebs erkrankt, wollte sie nach einem Unfall nur noch einmal ihre kleine Enkelin sehen. Diese war mit ihren fünf Jahren leider wirklich nicht dafür geeignet, eine Intensivstation von innen kennenzulernen. Ihre Oma sah in dem großen Bett mit allen Drainagen schon sehr fremd aus.

Zusammen mit Frau Behrends Tochter entwickelten wir aber einen Plan: Sie brachte von zu Hause ein hübsches Nachthemd und einen Morgenmantel mit und wir versteckten alle sichtbaren Drainagen unter dem Hemd oder klebten sie mit weißem Pflaster ab. Unser Überwachungsequipment beschränkten wir auf das Allernötigste. So gerüstet fuhren wir mit ihr, ihrer Tochter und ihrer Enkelin in die Cafeteria, wo die Oma dem Mädchen ein großes Eis spendierte. Es war ein wundervoller Nachmittag, an dem Oma und Kind viel erzählten und lachten.

Wenig später bekam Frau Behrens einen Rückfall und verstarb kurz darauf. Es war aber ein gutes Gefühl, dass wir ihr und ihrer Enkelin trotz ihrer Krankheit diesen Tag ermöglichen konnten!

Auch untereinander haben wir oft viel Spaß. Abgesehen von den Frotzeleien („du bist wieder soo langsam heute …") werden wir manchmal richtig kreativ.

Am Ostersonntag etwa kam mein Kollege Andreas auf die Idee, in jeder Notfallschublade ein Osterei zu verstecken. Wer eine Stunde nach Dienstbeginn noch keines hatte, wurde gleich der Schlamperei bezichtigt, hatte er doch die Schublade noch nicht kontrolliert …

Aber am besten war die Nacht mit Oliver, unserem Aushilfsstudenten. Vor Jahren hatte es ja noch nicht diese extreme Monitorüberwachung gegeben, wo wirklich jeder „Pups" zu einem Alarm führt. Außer der Blutdruckmanschette und dem EKG war noch nichts vorhanden gewesen. Auch in der Zentrale waren nicht alle Betten angezeigt worden. Außerdem musste man zu jedem einzelnen Alarm hingehen, unterdrücken konnte man ihn von der Zentrale aus noch nicht.

Unser nicht ausgelasteter, dafür umso besser gelaunter Nachtdiensthabende überredete Oliver also einen Patienten zu spielen. Kurz vor der Übergabe zog er sich ein Patientenhemdchen über, legte sich ins Bett und ließ sich das EKG anschließen. Eine halbleere Infusion war an eine abgeschnittene Kanüle angeschlossen (dass diese nicht tropfte, fiel tatsächlich keinem auf) und am Bett hing ein voller Urinbeutel mit Kamillentee. Eine Kurve war selbstverständlich vorhanden und ein ausgeliehenes Röntgenbild hing am Fenster. Ohne seine markante Brille und mit Sauerstoffmaske war Oliver wirklich nicht wiederzuerkennen. Sein leicht gebräunter Teint war perfekt, um einen Leberkranken zu imitieren, jedenfalls bei Nacht.

Seine Übergabe „Herr Hampel, 23 Jahre, alkoholbedingter Autounfall, nicht richtig ansprechbar, aber Schutzreflexe (Husten, Schlucken) vorhanden, Laborwerte zeigen beginnendes Leberkoma" wurde mit Verblüffung zur Kenntnis genommen: „23 Jahre – was muss der gesoffen haben?!" Staunend schauten wir unseren jungen Patienten an – und der verzog keine Miene!

Damals war es auch noch üblich, nach der Übergabe kurz

zusammen in der Küche einen Kaffee zu trinken, bevor es losging mit der Arbeit. Gerade den ersten Schluck getrunken, schlug der Alarm an und eine Kollegin ging los, um nachzusehen … Leichenblass kam sie zurück und stammelte nur: „Der Patient ist weg!“

Da flogen aber Kaffeetassen und Stühle! Ohne uns abzusprechen, verteilten wir uns automatisch über die Station und suchten die Räume ab. Der Stationsarzt wurde geweckt (die hatten damals noch Bereitschaftsdienst und durften schlafen gehen), aber der „Patient“ blieb verschwunden. Schließlich suchten wir auch vor der Station und fanden ihn auf den Stufen sitzend im Treppenhaus. Flugs wurde er geschnappt und wieder auf die Station geschleppt.

In dem Moment haben ihn die meisten von uns wiedererkannt und bemerkt, dass das Ganze ein riesiger Fake war. Oliver, in der Annahme, es wäre vorbei, wollte sich losmachen und fing auch an zu lachen. Da hatte er aber nicht mit meinen zwei Kolleginnen gerechnet, die erkannten ihn nämlich nicht! Sie packten ihn unter den Armen und zogen ihn wieder in Richtung Bett. Auf seine Beteuerung, er wäre doch der Student, kam tatsächlich die Antwort: „Ja, ja, und ich bin der Kaiser von China.“

Wenn wir unsere Kolleginnen nicht von ihrem Vorhaben abgehalten hätten, wäre der arme Kerl tatsächlich wieder im Bett gelandet und mit Schläuchen bestückt worden! Also klärten wir sie auf und der arme Oliver durfte sich endlich losmachen und wieder seine Brille aufsetzen. Er hatte schon leichte Panikanflüge bekommen, als die Kolleginnen ihn nicht loslassen wollten …

Dass wir vor Lachen erst einmal in der Ecke lagen und die Geschichte neuen Kollegen immer wieder gern erzählt wird, ist ja klar!

# 7. Der Intensivstation ist nichts Menschliches fremd …

Es gibt die erstaunlichsten Geschichten über Unfallhergänge und ihre Folgen. Sie sind tragisch, sie sind erschreckend, manchmal jedoch ist sogar ein Hauch von Komik oder Skurrilität nicht zu verleugnen. Menschen können einen unglaublichen Willen aufbringen, um ein Vorhaben in die Tat umzusetzen, und es ist traurig, welch tiefer Schmerz hinter manchen Taten steckt, der den anderen – selbst nahestehenden Personen – verborgen geblieben war. Manchmal verbirgt sich auch ein unfassbares (und nicht erklärbares) Glück hinter Ereignissen, wenn zum Beispiel ein Selbstmordversuch misslingt – selbst wenn die Betroffenen erst im Nachhinein dafür dankbar sind. Als staunender Zuseher versucht man in manchen Fällen nur zu ergründen, was in den Menschen eigentlich vorgeht. Hinter jeder einzelnen Story liegt ein individuelles Schicksal, über das ich mich hier nicht im Geringsten lustig mache oder es herabwürdige, denn für die Betroffenen ist ihre Geschichte ganz und gar nicht amüsant. Ich möchte Ihnen lediglich demonstrieren, welch unterschiedliche Wege zu uns auf die Intensivstation führen und womit wir täglich konfrontiert sind. Leid, Glück, Freude, tiefer Schmerz, komische und ernste Situationen und sogar kleine Wunder – all diese verschiedenen Schicksale ziehen an uns im Krankenhaus vorbei. Und viele diese Ereignisse, deren erste Zeugen wir sind, dienen als Beweis dafür, dass der Intensivstation wirklich nichts Menschliches fremd ist.

Mit den verschiedenen Menschen umzugehen ist manchmal eine echte Herausforderung und nur wer ein paar Einblicke in die Hintergründe hat, kann halbwegs nachvollziehen, was für eine psychische Belastung für das Personal der Intensivstation zur körperlichen Arbeit hinzukommt. Im Gegensatz zum Rettungsdienst oder der Arbeit in der Notaufnahme haben wir viel länger mit den Patienten (und ihren Angehörigen) zu tun und bekommen teilweise einen sehr tiefen Einblick in ihre Lebensumstände.

Wie gesagt, die folgenden Geschichten sind kein Anglerlatein! Natürlich besteht der Stationsalltag nicht nur aus kuriosen Storys, aber einige Geschichten wird man einfach nie vergessen – aus welchem Grund auch immer.

## Am Ende des Lebens – oder auch nicht

Unter den Todesursachen in der Bevölkerung nimmt der Suizid einen relativ hohen Stellenwert ein, allerdings ist dies von Land zu Land sehr unterschiedlich und die Dunkelziffer ist immens hoch. Man kann sich vorstellen, dass nicht jeder Suizidversuch auch als ein solcher angegeben wird. Da sind die Patienten lieber „die Treppe heruntergefallen", als „vom Balkon gesprungen". Auch bekommen wir als Krankenpflegepersonal nur die missglückten Fälle mit oder zumindest die, die den Weg ins Krankenhaus noch geschafft haben.

So manche Hintergrundgeschichte ist wirklich tragisch und das Schlimme ist, dass die belastende Situation durch den Suizidversuch nicht gelöst ist. Die eventuellen familiären Probleme bestehen weiterhin. Die Intensivstation ist keine Beratungsstelle für Lebenskrisen, wir helfen „nur" beim Über(!)leben – Ihr Leben an sich müssen Sie leider ohne uns (aber vielleicht mit Unterstützung anderer Institutionen) auf die Reihe kriegen.

Die folgenden Geschichten erzählen von traurigen Schicksalen, aber auch davon, welche unfassbaren Situationen Menschen nahezu unversehrt überleben, denn sich umzubringen ist gar nicht so einfach …

### *Doppelt hält nicht besser*

Suizidgedanken sollte man doch lieber seinem Arzt anvertrauen, als sie tatsächlich in die Tat umzusetzen. Das zeigt die Geschichte von Herrn Bärwald.

Nach der Trennung von seiner Frau wollte er nicht mehr weiterleben. Gründlich bereitete er seinen Tod vor, damit auch ja nichts schiefging. Nach dem Motto „Doppelt hält besser“ nahm er einen Strick und begab sich nachts um drei zu einer entlegenen Eisenbahnbrücke, die zudem über einen Fluss führte. An diesem Ort würde man ihn garantiert nicht finden, das war klar.

Der Weg auf die Brücke war ziemlich beschwerlich, führte ein Stück durch den Wald und eine Böschung hinauf. Schon bei Tag ist dieser Weg bestimmt nicht einfach zu gehen, geschweige denn in der Nacht, nur vom Licht einer Taschenlampe ausgeleuchtet. Aber er hatte es geschafft.

Nun sprang er, den Strick um den Hals gelegt und das andere Ende an einen Pfosten geknotet, von der zehn Meter hohen Brücke.

Aber es lief nicht so wie geplant …

Nicht nur, dass aufgrund der plötzlichen Belastung der Strick riss, auch den Fluss verfehlte er im Fallen und landete im seichten Sand des Ufers. Was wie Slapstick klingt, hatte ernste Folgen, denn nun war er zwar schwer verletzt, akute Lebensgefahr bestand aber nicht. Sich in den Fluss schleppen und dort ertrinken wollte er aber auch nicht mehr.

So blieb er, um Hilfe rufend, am Ufer liegen, wo ihn am nächsten Morgen ein paar Kanuwanderer fanden, in ihr Boot packten und an der nächstmöglichen Stelle Hilfe holten. Dort, wo er lag, wäre beim besten Willen kein Rettungswagen hingekommen, insofern hatte er seinen Platz schon gut ausgesucht.

Nach erfolgreicher Wirbelsäulen- und Beinoperation musste er mehrere Tage bei uns verweilen, da er seinen Selbstmordgedanken immer noch nachhing. Wegen seiner Wunden konnte er nicht in die Psychiatrie verlegt werden und auf die Normalstation durfte er nicht. Zu groß war die Gefahr, dass er sich dort etwas antat. So lag er mehrere Tage bei uns, mit einem Bauchgurt am Aufstehen gehindert, denn keiner konnte sagen, ob er nicht trotz seiner Schmerzen versuchen würde, das Bett zu verlassen. Zwar hätte ihm ein Fenstersprung aus dem Erdgeschoss nicht „weitergeholfen“, aber seine Wirbelsäule wäre wohl dauerhaft geschädigt gewesen. Immerhin tat es ihm gut, mit dem Psychiater zu reden, und er wollte sich auch in Therapie begeben.

*Vorsicht Anwalt!*

Herr von Goldregen, ein angesehener Anwalt mit großer Kanzlei, wollte sich mittels einer Schusswaffe das Leben nehmen. Nach dem Tod seiner Frau schwer an Depressionen erkrankt, hatte er jeglichen Lebensmut verloren. Als Mitglied im Schützenverein und leidenschaftlicher Waffensammler hatte er natürlich kein Problem mit der Auswahl eines passenden Tötungsinstrumentes. Sein Waffenschrank befand sich in seinem Büro zu Hause und dort wurde er auch mit drei Schüssen in der Brust von seiner Haushälterin gefunden, die ihm eigentlich nur den üblichen Morgenkaffee bringen wollte. Von den drei Schüssen traf keiner ein lebenswichtiges Organ, aber sein Blutverlust war groß. Wie er es geschafft hat, sich nach der ersten Kugel noch zwei Mal in die Brust zu schießen, blieb ein Rätsel.

Im Krankenhaus wurde er nach seiner Notoperation auf die Intensivstation aufgenommen, wo sich sein Zustand langsam stabilisierte.

In der Zeit, als er im medikamentösen Tiefschlaf lag, stritten sich seine erwachsenen Kinder (selbst allesamt Anwälte!) schon um Wohnung und Kontovollmachten. Dass er sich gar nicht mehr in akuter Lebensgefahr befand, konnten oder wollten sie nicht registrieren.

Herr von Goldregen, der ja eigentlich sein Ableben erhofft hatte, war über sein Erwachen nicht glücklich. Dementsprechend waren seine ersten klaren Worte: „Ich stelle Strafantrag!" (Nicht gegen seine Angehörigen, an deren Diskussionen konnte er sich Gott sei Dank nicht erinnern, sondern gegen Ersthelfer und Krankenhauspersonal.)

Dies war sein einziger Satz, ansonsten war er zu keiner Kommunikation bereit. Er befolgte zwar Aufforderungen und war bei allen Pflegemaßnahmen kooperativ, aber unterhalten konnte man sich mit ihm nicht. Näher erläutern wollte er seinen Satz auch nicht. Was er damit bezweckte, haben wir ebenfalls nicht herausgefunden. Irgendwann wurde er verlegt und damit war die Sache für uns erledigt. Zum Prozess ist es nie gekommen und ob er sein Anliegen überhaupt weiter verfolgte, blieb uns unbekannt.

### *Liebeskummer und Schusswaffen*

Auch Sven wollte sich mit seinen jungen achtzehn Jahren das Leben mit einer Schusswaffe nehmen – aus Liebeskummer.
Seine Freundin hatte sich in einen anderen verliebt und mit ihm Schluss gemacht. Bei der Frage nach dem „Wie“ hatte er ein leichtes Spiel gehabt. Sein Vater war leidenschaftlicher Waffensammler und so manches antike Stück funktionierte noch hervorragend. So war es für ihn nicht schwierig, sich den Schlüssel zum Waffenschrank zu organisieren und eine Waffe nebst Munition an sich zu bringen. Die Funktionsweise dieser Waffen hatte er schon vor Langem von seinem Vater gezeigt bekommen. Dieser hoffte, dass sein Sohn selbst Interesse an diesen Dingen finden würde, um die wertvolle Sammlung einmal zu übernehmen und weiterzuführen. Er suchte sich eine einfach zu handhabende Waffe aus, ging auf sein Zimmer und schoss sich zweimal in den Mund. Wieder bleibt es rätselhaft und absolut unbegreiflich, wie man sich mit einer Kugel im Kopf noch eine weitere dorthin schießen kann. Durch eine unglaubliche Portion Glück traf er weder sein Gehirn noch irgendwelche großen Blutgefäße.
So lag er dann mit dem Kopf auf seinem Schreibtisch, bis seine Mutter ihn fand, die nach der Arbeit nach ihm schauen wollte. Sie bekam natürlich den Schreck ihres Lebens, als sie ihren Sohn dort blutüberströmt liegen sah! Vom Notarzt wurde er vorsorglich in Narkose gelegt und intubiert, weil man ja schwerere Kopfverletzungen nicht ausschließen konnte. Im OP stellte sich aber heraus, dass die beiden Kugeln im Knochen stecken geblieben waren und er „nur“ Fleischwunden davongetragen hatte. Auf der Intensivstation musste er nicht lange bleiben, dafür hatte er Wochen damit zu tun, die nässenden Wunden

in seinem Mund zu spülen, ganz zu schweigen von dem Geschmack, den Eiter und Blut auf der Zunge hinterließen.

Er bereute sein Tun bitter, aber das machte die Wunden leider nicht besser! „So einen Scheiß mache ich nie wieder", waren seine genauen Worte. Und seine Freundin wollte er dann auch nicht mehr wieder haben.

*Polizist, Teich, Waffe und Fön*

Von Polizisten denkt man ja, auch sie hätten schon in die Abgründe der Menschheit geschaut und nichts wäre ihnen fremd. Sie sind immer unter den Ersten an Orten des Verbrechens oder bei Unfällen und müssen mehr reale Bilder im Kopf verarbeiten, als mancher Mensch in Horrorfilmen sieht. Und eigentlich müsste so jemand ja „erfolgreich" sein, wenn er beschließt, seinem Leben ein Ende zu setzen, so traurig das auch ist.

Herr Paulus war so ein Polizist, der sich aus uns unbekannten Gründen das Leben nehmen wollte, und damit nichts schiefging, sicherte er sich gleich dreifach ab. Mit seiner Waffe und einem laufenden Fön (dank Kabeltrommel) stellte er sich in seinen Gartenteich und hoffte, dass – sollte ihn der Schuss nicht hinrichten – der Fön mit einem Stromschlag für sein sicheres Ende sorgen würde. Zumindest würde er ertrinken, wenn er bewusstlos im Wasser läge. Ein raffinierter Plan – der zum Glück nicht aufging. Zwar konnte er sich in die Brust schießen, fiel auch vorne über und der Fön glitt ins Wasser, allerdings gab es sofort einen Knall und die Sicherung flog heraus. Sein Nachbar, aufgeschreckt durch den Lärm, blickte über den Gartenzaun, erfasste die Lage sofort und verständigte den Rettungsdienst. Dann rannte er zum Teich und zog Herrn Paulus mit einem Holzbesen aus dem Wasser. Vom Notarzt versorgt, kam er ins Krankenhaus, wurde an der Lunge operiert, die er mit der Kugel gestreift hatte, und lag dann bei uns auf der Station.

Seine Wunde heilte komplikationslos und nach einer Woche konnte er verlegt werden. Die Motive von Herrn Paulus blieben übrigens vollkommen unklar, weder mit seiner Familie noch mit uns oder dem Psychiater redete er jemals über diesen Vorfall. Ob er seinen Dienst bei der Polizei wieder aufnehmen konnte und ob er später doch einmal über die Beweggründe seiner Tat gesprochen hat, entzieht sich unserer Kenntnis.

*Anzünden im Auto*

Herr Krüger, ein über siebzigjähriger Herr, wollte auf ganz furchtbare Art und Weise aus dem Leben treten. Erst vor wenigen Wochen hatte er eine Dame seines Alters kennengelernt und sich in sie verliebt. Leider konnte die Dame seine Gefühle nicht auf dieselbe Art erwidern und zog sich von ihm zurück. Das hat ihn sehr getroffen, zumal er ein sehr zurückhaltender Mensch war und es ihn große Überwindung gekostet hatte, ihr seine Gefühle überhaupt zu gestehen. Wie verzweifelt er gewesen sein muss, kann kaum jemand erahnen.

Eines Abends setzte er sich in sein Auto, fuhr auf einen entlegenen Parkplatz, übergoss sich mit Benzin und zündete sich an. Entsetzlich! Wie schlimm muss es um einen Menschen stehen, der einem solch fürchterlichen Tod entgegentritt. Da die Autofenster aber geschlossen waren, breitete sich das Feuer nicht aus, sondern es gab „nur" eine kurze Verpuffung. Feuer benötigt für seine Entwicklung bekanntlich Sauerstoff und dieser war in dem verschlossenen Auto sehr schnell verbraucht. So war er nicht verbrannt, aber seine Lunge hatte ein schweres Inhalationstrauma (Lungenschäden durch Raucheinatmen) davongetragen und sein Gesicht sowie seine Hände wiesen Verbrennungen auf. Nasenspitze und Ohren waren richtig schwarz verfärbt und knisterten wie Pergamentpapier, wenn man sie anfasste. Teile davon mussten später auch amputiert werden, sie waren zu verkohlt und wären nie wieder durchblutet worden. Mehrere Wochen lag Herr Krüger bei uns auf der Station, denn durch die Schäden in seiner Lunge dauerte es sehr lange, bis er von der Beatmungsmaschine entwöhnt werden konnte. Leider erlitt er durch den Sauerstoffmangel einen dauerhaften Hirnschaden und musste später in einem Heim untergebracht werden.

Wäre nicht der Förster spät abends noch in seinem Revier unterwegs gewesen und durch den Benzingeruch auf Herrn Försters Auto aufmerksam geworden, hätte er es vielleicht „geschafft“ – wer weiß.

Die Frage, ob ein Leben mit Hirnschaden in einem Heim „besser“ ist als ein freiwilliger Tod, so schrecklich er auch herbeigeführt sein mag, ist hier nicht zu beantworten. Es mag jeder seine eigene Einstellung dazu haben und die kann auch niemand anderem übergestülpt werden.

*Todeswunsch oder Schrei nach Aufmerksamkeit?*

Frau Bender, 27 Jahre alt, war quasi eine „Stammkundin“ von uns. Immer, wenn sie mit sich und der Welt nicht zurechtkam, sprang sie von ihrem Balkon im zweiten Stock. Zwar befand sie sich in psychologischer Behandlung, geholfen hatte ihr das leider nicht.

So kam sie einmal im Jahr und musste ihre Becken- und Wirbelsäulenbrüche auskurieren. War sie nach ihrer (oft mehrmonatigen) Reha wieder zu Hause, dauerte es nicht lange, bis es das nächste Mal soweit war. Selbst mehrwöchige Aufenthalte in psychiatrischen Kliniken brachten nichts. Für eine dauerhafte Zwangseinweisung ging es ihr aber noch zu „gut“.

Bei uns liegend, war sie so fordernd und unverschämt in ihren Äußerungen, dass sie niemand gerne betreute. Ihr lautes „Beweg mal deinen Arsch, du faule Schlampe“ trug ihr definitiv keine Sympathiepunkte ein. Weder gutes Zureden noch deutliche Worte änderten ihr Verhalten. Dass wir unter diesen Umständen nicht gerne an ihrem Bett verweilten, ist wohl logisch. Bekam sie mit, dass wir am Nachbarbett zu tun hatten, wurde es noch schlimmer mit ihrem Gezeter. Wir würden sie vernachlässigen, alle anderen wären wichtiger als sie und überhaupt wären wir alle „Drecksäue“ und wollten sie „nur umbringen“. In der nächsten Minute waren wir alle „Schweine“, weil sie mal wieder überlebt hatte.

Unser Psychiater hatte alle Hände voll zu tun, sie medikamentös einzustellen – eine vergebene Liebesmüh. Bei uns spuckte sie die Tabletten durch die Gegend und zu Hause flogen sie wahrscheinlich in den Ausguss. Die Frage nach dem „Warum" ließ sie auch unbeantwortet. „Geht dich einen Scheißdreck an", bekam der Psychiater zur Antwort. Ob sie tatsächlich sterben wollte oder ob es ihr eher darum ging, Aufmerksamkeit zu bekommen, blieb eine weitere unbeantwortete Frage. Allerdings hätten wir bei einem ernsthaften Suizidversuch angenommen, dass sie ihren zweiten zumindest aus größerer Höhe vornehmen würde. Aber sie sprang immer nur von ihrem eigenen Balkon. Angehörige, die sich um sie kümmern mochten, hatte sie leider auch keine. Ein Exmann, den wir kontaktierten, sagte nur, er sei froh, diese „Psychotante" los zu sein.

Lange Zeit zuckten wir bei jeder Ankündigung einer Frau nach Sprung vom Balkon zusammen, befürchteten wir doch, es wäre wieder Frau Bender.

Nach dreimaligem Aufenthalt hörten wir allerdings nichts mehr von ihr. Ob sie doch dauerhaft in der Psychiatrie gelandet war oder ihr ein Balkonsprung letztendlich das Genick gebrochen hatte, haben wir nie erfahren. Hoffen wir einfach Ersteres …

Jemandem zu helfen, wenn er dies ausdrücklich nicht will, ist quasi unmöglich. Es gibt eben Menschen, die sich einfach nicht helfen lassen wollen. Und – ganz ehrlich – als Krankenschwester bin ich nicht für jedes persönliche Seelenheil eines Patienten verantwortlich, dafür gibt es andere Berufsgruppen (die auch die entsprechende Ausbildung haben, um diesen Menschen helfen zu können). Auf permanente Beschimpfungen habe ich auch keine Lust und diese Patientin war ja nicht verwirrt, sie wusste durchaus, was sie da von sich gab. Also bekam sie die Pflege, die sie brauchte, und ansonsten stellten wir unsere Ohren auf Durchzug und ignorierten ihre Unverschämtheiten. Niemand muss sich derartige Beschimpfungen gefallen lassen, auch keine Krankenschwester!

## *Zwei Versuche und ein Scheunendach*

Herr Landefeld, ein gut sechzigjähriger Herr mit eigener Landwirtschaft, wollte sein Leben mit einem Sprung vom hofeigenen Scheunendach beenden. Seine Frau war vor Kurzem gestorben und ohne sie sah er in seinem Leben keinen Sinn mehr. Er ging in die Scheune, kletterte über eine schmale Leiter auf den Heuboden und sprang aus der Luke, durch die normalerweise das Heu auf den Dachboden eingebracht wird. Gute vier Meter Fallhöhe reichten für seinen „Erfolg" aber nicht aus. Allerdings hatte er sich das Becken gebrochen, was erstens sehr schmerzhaft ist und zweitens die Beweglichkeit deutlich einschränkt.

Trotz seiner Verletzungen kletterte er noch einmal hinauf, um es erneut zu versuchen! Es ist kaum zu glauben, welche Anstrengungen Menschen auf sich nehmen, um ihrem Leben ein Ende zu setzen. Herr Landefeld muss unsagbare Schmerzen gelitten haben.

Nach seinem zweiten Versuch war er immer noch am Leben, konnte aber auf Grund seiner weiteren Verletzungen nicht ein drittes Mal auf die Leiter klettern. So rief er um Hilfe, bis ihn sein Sohn fand. Dieser, schwer geschockt, verständigte den Rettungsdienst, Herr Landefeld kam ins Krankenhaus und erholte sich relativ schnell von seinen Verletzungen, die außer seinem Becken noch Beine und Wirbelsäule betrafen, glücklicherweise ohne Folgeschäden.

Die ganze Familie (seine drei Söhne nebst Frauen und Enkelkindern) war natürlich tief betroffen über den Wunsch seines Ablebens. Um die verstorbene Mutter hatten alle Familienmitglieder sehr getrauert, aber dass dieser Verlust dem Vater die komplette Lebensfreude genommen hatte, hatte er sich nie anmerken lassen. Gemeinsam wollten sie nun versuchen, diese Zeit zu meistern, und wir denken, das haben sie auch geschafft.

## Pikanterien im Krankenhaus …

*Heimlichkeiten – oder Lügen haben kurze Beine*

Unaufschiebbare sexuelle Gelüste quälten Herrn Müller, der sich – nach seiner Verlegung auf die Normalstation – eine Prostituierte aufs Zimmer bestellte. (Sein eingeweihter Zimmergenosse zog sich derweil diskret zurück). Das Schäferstündchen verlief auch tatsächlich ungestört. Bei der Rechnung bekam er allerdings große Augen, sein Bargeld reichte für die in Anspruch genommenen Dienste nämlich nicht aus. „Schlau", wie er war, schickte er die Dame mit seiner EC-Karte nebst Geheimzahl zum nächsten Geldautomaten, damit sie ihn mit Bargeld versorgen möge. Ein schwerer Fehler! Dame und Karte sah er nie wieder.

Wenige Tage später war das Konto leer. Den Kontostand zu vertuschen war ihm unmöglich, handelte es sich doch um ein Gemeinschaftskonto von ihm und seiner Frau. Diese bestand natürlich auf einer Ermittlung, als sie das leergeräumte Konto bemerkte. Bis die Wahrheit ans Licht kam, dauerte es allerdings. Erst als der Zimmergenosse als möglicher Dieb ins Visier genommen wurde, rückte dieser mit der tatsächlichen Geschichte heraus. Wutentbrannt stellte die betrogene Ehefrau daraufhin ihren Mann zur Rede, verpasste ihm einen Faustschlag ins Gesicht und trat tatsächlich voll gegen sein noch eingegipstes Bein. Sehr schmerzhaft! Auch den Bettnachbarn hätte sie sich gerne vorgenommen, aber der war am Morgen entlassen worden. Zur persönlichen Schmach kam für sie die Wut über den Umstand hinzu, dass ihr Mann das Konto nicht rechtzeitig gesperrt hatte, so hätte sich der finanzielle Schaden vielleicht in Grenzen gehalten. Aber dieser hatte tatsächlich gehofft, die Dame würde sich nur ihren Lohn abholen! Nach ihrer Szene wurde die Ehefrau nie wieder auf der Station gesehen und ob die beiden noch verheiratet sind, entzieht sich leider unserer Kenntnis.

Auch die Heimlichkeiten von Herrn Grosser blieben bei seinem Intensivaufenthalt nicht lange verborgen. Fand sich doch bei seinen Papieren ein Liebesbrief, welcher an Eindeutigkeit nichts zu wünschen übrig ließ. Leider war der Brief nicht von seiner Ehefrau! Während er nach seinem Autounfall operiert wurde, wartete diese schon vor der Intensivstation, um später nach ihm zu sehen. Nach Erledigung der Aufnahmeformulare händigten wir ihr seine Sachen aus, die uns schon von der Notaufnahme gebracht worden waren.

Zwar wurden Herrn Grossers Sachen durchgesehen und genau aufgelistet, aber einzelne Briefe zu lesen steht uns natürlich nicht zu. So fand sie diesen Brief. Fassungslos erkannte sie, dass ihr Mann sie schon lange betrogen haben musste! Am liebsten hätte sie ihn natürlich sofort zur Rede gestellt, aber nach seiner Operation lag er noch in Narkose und schlief. Am nächsten Tag – er wurde nur nachbeatmet – holte sie das gründlich nach. Er stritt auch gar nichts ab und sagte ihr sogar, sie solle die Scheidung einreichen. Stinksauer wollte sie eigentlich nicht mehr ins Krankenhaus kommen, musste ihm aber zumindest einige Sachen vorbeibringen und sich um den Papierkram der Versicherungen kümmern. Die Situation war ihr natürlich zutiefst peinlich und sie empfand jeden Besuch als unangenehmen Spießrutenlauf.

Die Freundin kam währenddessen allabendlich zu Besuch und zugegebenermaßen kümmerte sie sich rührend um ihn. Wie es mit seinem Privatleben weiterging, haben wir natürlich nicht erfahren – und es geht uns ja auch nichts an.

Auch ein Motorradfahrer, der in einer engen Kurve schnittig ein Auto überholte und dafür in der nächsten Kurve von der Fahrbahn abkam, hatte eine Sozia dabei, die seiner Ehefrau unbekannt war. Sie wusste noch nicht einmal, dass ihr Mann überhaupt mit seinem Motorrad unterwegs war, da sie beide eigentlich in der Arbeit hätten sein müssen – wo sie sich im Gegensatz zu ihm auch befand. Seine Fahrt endete an einem Baum, wobei seine Sozia wesentlich schwerer verletzt wurde, als er selbst. Seine Prellungen und Schnittwunden waren harmlos, das Mädchen war allerdings mit Kopf und Oberkörper direkt gegen den Baum geprallt. Bewusstlos und ohne Eigenatmung lag sie vor dem Baum, der Fahrer saß leicht benommen und unter Schock neben seinem völlig zertrümmerten Motorrad. An praktische Hilfe von seiner Seite war nicht zu denken, aber immerhin verständigte er über sein Handy den Rettungsdienst.

Es war ihr großes Glück, dass in dem überholten Pkw zufällig unser Oberarzt saß, der natürlich sofort aus seinem Auto sprang und Erste Hilfe leistete. Er reanimierte das Mädchen bis zum Eintreffen des Hubschraubers mittels Herzdruckmassage und Atemspende und nahm dann mit dem eintreffenden Notarzt zusammen ihre weitere Versorgung vor. Sie bekam mehrere Venenzugänge, wurde intubiert und brauchte neben einer Halskrawatte auch noch zwei Thoraxdrainagen. Als die Erstversorgung erledigt war, wurde sie in die Klinik geflogen – und landete auf seiner eigenen Station. So sah er sie am nächsten Morgen gleich wieder. Es dauerte mehrere Wochen, bis sie sich von ihren Verletzungen erholte. Aber sie hat diesen schweren Unfall tatsächlich ohne Folgeschäden überlebt, was sie definitiv unserem Oberarzt zu verdanken hatte! Ohne seine sofortige Reanimation hätte sie – falls überhaupt überlebt – schwere Hirnschädigungen durch den Sauerstoffmangel davongetragen.

Ihre Familie stand unter Schock und die Familie des Unfallverursachers ebenso. Verheimlichen konnte dieser die Beziehung zu dem Mädchen jetzt natürlich nicht mehr. Dazu kam, dass sie noch nicht volljährig war, er dagegen befand sich schon im gesetzteren Alter und hatte neben seiner Ehefrau auch zwei erwachsene Söhne. Da die Eltern des Mädchens sofort ein Besuchsverbot gegen ihn aussprachen, blieb uns die weitere Geschichte verborgen, aber was sich hinter den Kulissen zwischen den Beteiligten abspielte, kann nicht nett gewesen sein.

Wenn Sie also mit jemandem unterwegs sind, der nicht zu Ihrem „öffentlichen“ Leben gehört, fahren Sie lieber vorsichtig! Alternativ könnten Sie natürlich auch die Heimlichkeiten sein lassen.

### *Intimitäten – schneller als jede Diagnose*

Dass es bei der Aufnahme von Patienten auch um andere Dinge als deren Diagnosen geht (zumindest wenn keine akute Lebensgefahr besteht), zeigt folgende Geschichte.

Bei schönstem Sonnenschein war eine Autofahrerin in einem schnellen Sportwagen mit offenem Verdeck auf der Landstraße unterwegs. Der Sportwagen an sich ließ jeden autobegeisterten Mann schon vor Neid erblassen. Leider fuhr sie viel zu schnell, flog aus einer Kurve und landete im Straßengraben. Alle Kommentare über Frauen und Autofahren und Frauen in Sportwagen behalten Sie aber jetzt bitte für sich!

Mit gefärbten blonden Haaren, riesiger Sonnenbrille und äußerst knapper Bekleidung bei üppigen Kurven entsprach sie allen erotischen Männerträumen. Schwer verletzt war sie nicht, durchlief im Schockraum aber die übliche Diagnostik.

Man will ja Krankenhaustratsch nicht überbewerten, aber schneller als ihr Name und ihre Diagnose sprach sich herum, dass sie ohne Unterhöschen unterwegs gewesen war. Auf die Intensivstation musste sie Gott sei Dank nicht.

Aber auch Männer fahren mal „unten ohne“. Die Beamten der Autobahnpolizei staunten nicht schlecht, als sie an einem Lkw vorbeikamen, dessen Fahrer seine (feuchte) Hose ins Lenkrad geklemmt hatte und mit nacktem Gesäß hinterm Steuer saß. Auf dem Sitz neben ihm lag ein Stapel erotischer Lektüre. Glücklicherweise wurde er angehalten, *bevor* er wegen seiner Fahrweise zum Intensivpatienten werden konnte, denn Polizeibeamte sehen es nicht so gerne, wenn Lenkräder zu etwas anderem benutzt werden, außer zum Lenken.

Woher die Feuchtigkeit auf seiner Hose kam und wie man sich beim Fahren seiner Hose entledigt – wir wollen es gar nicht so genau wissen.

### *Die Penisprothese*

Ein junger Patient kam als Notfall mit schweren Kopfverletzungen auf die Intensivstation und nach ein paar Tagen wunderten sich alle über seinen permanent erregten Penis. Bei bestimmten schweren Kopfverletzungen ist dies nicht unüblich, sodass man sich am Anfang keine allzu großen Gedanken darüber machte. Es sah halt ein bisschen seltsam aus, wie die dünne Decke in der Mitte immer schön hoch stand. Die Urologen kamen vorbei und ordneten diverse Medikamente an, aber nichts half.

Tage später klärte ein Telefongespräch mit dem Hausarzt das Rätsel: Auf Grund einer Erektionsstörung war der Patient Träger einer Penisprothese. Die Operationsnarbe konnte man auf Grund seiner Intimbehaarung aber nicht sehen und von seinen Verwandten hatten wir auch nichts davon erfahren (die wussten wahrscheinlich ebenfalls nichts davon).

Die Urologen durften wieder abziehen und weitere Medikamente blieben dem Patienten erspart. Später hat sich der Patient übrigens köstlich darüber amüsiert, dass sich so viele Leute über seinen Penis Gedanken gemacht hatten.

### *Überflieger im Heldenkostüm*

Dem Beischlaf der besonderen Art frönten Herr und Frau Brönner. Zu ihren Vorlieben gehörten Rollenspiele verschiedenster Art und Weise.

An jenem Abend steckte Herr Brönner in einem bunten Superheldenkostüm und wollte mit einem beherzten Satz von der Kommode des Schlafzimmers zu seiner Frau ins Bett springen. Leider berechnete er die Flugkurve falsch, prallte gegen den hölzernen Bettkasten und brach sich dabei beide Schienbeine. Hilflos und vor Schmerzen wimmernd lag er vor dem Bett.

Aufgrund seiner Verletzung war an ein Aufstehen und Umkleiden nicht zu denken. Seine Frau konnte ihm auch nicht helfen, denn sie lag mit Handschellen gefesselt auf dem Bett und wollte eigentlich von ihrem Superhelden „gerettet" und entsprechend verwöhnt werden.

So mussten sie – so peinlich es ihnen auch war – um Hilfe rufen.

Ihre Rufe wurden von den Nachbarn vernommen, die auch rasch Hilfe organisierten – und so einen Einblick in das Privatleben der Brönners bekamen, der wohl noch für einigen Diskussionsstoff sorgte.

Auf der Intensivstation lag Herr Brönner allerdings nur kurz. Durch einige Pfunde zu viel litt er unter Schlafapnoe (nächtliche Atemaussetzer, die einen bedrohlichen Sauerstoffmangel im Körper auslösen, einen erholsamen Schlaf unmöglich machen und so tagsüber zu ungeplanten Nickerchen verleiten) und musste nach der Operation eine Nacht überwacht werden.

Wie sich das Verhältnis zu ihren hilfreichen Nachbarn nach diesem doch sehr amüsanten Anblick gestaltete, wissen wir leider nicht. Und ob Brönners besonders stabile Massivholzmöbel in ihrem Schlafzimmer hatten, ist uns auch nicht bekannt ...

Von vielen Peinlichkeiten bekommen wir auf der Intensivstation gar nichts mit. Bis die Patienten bei uns ankommen, sind sie oft schon entkleidet und mit Schläuchen bestückt, viele auch narkotisiert und beatmet. Die Storys erfahren wir aber trotzdem. Meistens erzählen die Angehörigen oder der Notarzt, der vor Ort gewesen ist, was passiert ist. Besonders in ruhigen Nächten wird dann untereinander gerne aus dem Nähkästchen geplaudert.

## Zwischen Glück und Unglück

### *Ohne Helm ist auch keine Lösung*

Motorradfahrer, die ohne Helm verunglücken, haben eigentlich wenig Chancen, ihre Unfälle zu überleben. Zu hoch ist meistens die Geschwindigkeit und zu groß die Wucht des Aufpralls, als dass der Kopf dies ohne Schaden überstehen könnte.

So gesehen war der Unfall von Herrn Rauch sehr ungewöhnlich. Er fuhr ohne Helm direkt und ungebremst gegen einen heruntergelassenen Bahnschranken und zertrümmerte sich das Gesicht. Kein Knochen des vorderen Schädels blieb unverletzt, aber größere Hirnblutungen hatte er glücklicherweise nicht. Die Wiederherstellung seines Gesichtes war eine stundenlange Gemeinschaftsarbeit der HNO-Ärzte und des Kieferchirurgen. Da sein Gesicht natürlich massiv angeschwollen war und unter anderem auch die restlichen Zähne verdrahtet werden mussten, wurde er bei der Operation gleich mit einer Trachealkanüle versorgt. Kurze Zeit später konnte er auch wach gemacht werden, da seine Lunge keinen Schaden davongetragen hatte. Die Verständigung gestaltete sich schwierig, da seine Augen ebenfalls noch so zugeschwollen waren, dass er sie von alleine nicht öffnen konnte, und so konnte er uns weder sehen noch etwas aufschreiben. Reden ging aufgrund der Trachealkanüle natürlich auch nicht und so blieb ihm nur sein Gehör und ein leichtes Kopfnicken oder Kopfschütteln. Wir vermuteten, dass sich sein Unfall aus suizidalen Gründen ereignet hatte, eine Bestätigung bekamen wir allerdings nicht. Um sein Gesicht völlig wieder herzustellen, brauchte er noch mehrere Operationen und auch Folgebesuche beim Zahnarzt, denn seine Zähne bestanden nur noch aus einzelnen Fragmenten. Einige davon befanden sich sogar in seiner Lunge, wo sie deutlich auf den Röntgenbildern zu sehen waren und zum Teil mühsam über ein spezielles Bronchoskop entfernt werden mussten. Nach einigen Tagen wurde er in die Abteilung der Mund-, Kiefer- und Gesichtschirurgie verlegt und wir hoffen, dass seine Verletzungen inzwischen ausgeheilt sind.

### *Springen im Affekt*

Für Herrn Schulze war seine Krebsdiagnose ein dermaßen schwerer Schock, dass er drei Tage nach seiner Operation (eine Prostataentfernung aufgrund eines bösartigen Tumors) vom Balkon der im vierten Stock liegenden urologischen Station sprang. Die Anzeichen seiner Erkrankung hatte er zu Hause so lange ignoriert, bis er überhaupt keinen Urin mehr lassen konnte. Die vergrößerte Prostata hatte die Harnröhre komplett abgedrückt. Unter größten Schmerzen wurde er über die urologische Ambulanz stationär aufgenommen und sofort operiert.

Mit dieser Diagnose hatte er in keiner Weise gerechnet und so kam es zu dieser überstürzten Reaktion. Passenderweise landete er auf dem Rasen vor dem Fenster eines Untersuchungszimmers der chirurgischen Ambulanz. Der Chirurg, der gerade mit einem Patienten über dessen gebrochenes Sprunggelenk sprach, staunte natürlich nicht schlecht, als plötzlich ein Schatten kurz das Fenster verdunkelte und dann ein krachendes Geräusch zu hören war. Erschrocken schaute er nach draußen, erfasste sofort die Situation, verständigte das Notfallteam und sprang durch das (vorher geöffnete) Fenster, um dem Verletzten Hilfe zu leisten.

Mit mehreren Knochenbrüchen wurde Herr Schulze kurz darauf auf die Intensivstation aufgenommen. Seine Frau, die ihn besuchen wollte, fand ihn nicht im Zimmer und trat auf den Balkon, da sie dachte, ihr Mann wollte vielleicht etwas frische Luft schnappen. Man kann sich ihren Schreck vorstellen, als sie in die Tiefe blickte und dort das Rettungsteam um ihren Mann herum in Aktion sah. An seinem farbigen Bademantel war er eindeutig für sie zu erkennen. Sie taumelte zurück ins Zimmer und schrie so sehr, dass umgehend eine Schwester ins Zimmer stürzte und das ganze Geschehen auf diese Weise erst bekannt wurde. Auf der Station wurde Herr Schulze nämlich noch gar nicht vermisst. Die arme Frau stand derart unter Schock, dass sie selbst ärztlich betreut werden musste und zwei Tage in der psychiatrischen Notaufnahme zubrachte, bevor sie überhaupt in der Lage war, mit dieser schrecklichen Situation umzugehen und ihren Mann dann auch auf der Intensivstation zu besuchen. Herr Schulze verbrachte mehrere Wochen dort, bis seine Verletzungen soweit versorgt waren, dass er wieder auf die urologische Normalstation verlegt werden konnte, um dort seine weitere Krebstherapie in Angriff zu nehmen. Selbstverständlich bekamen er und seine Frau psychologische Unterstützung, damit sie gemeinsam dieses schreckliche Erlebnis verarbeiten konnten.

*Penis abschneiden in Notwehr*

Wenn ein Mann versucht, seine Frau zu „ehelichen Pflichten" zu nötigen, sollte er sich zu Recht auf Gegenwehr einstellen. In diesem Fall setzte sich Frau Schweinsberg mit einer großen scharfen Schere gegen ihren lüsternen (und schwer alkoholisierten) Mann zur Wehr – und schnitt ihm den Penis ab. Komplett! Die Lust auf Geschlechtsverkehr kehrte sich bei ihrem Mann sofort in den Wunsch nach Schmerzfreiheit um. Weil ihr Mann fürchterlich aus der Wunde blutete, rief Frau Schweinsberg den Notarzt. Danach flüchtete sie zu ihrer Schwester.

Dank findiger Ersthelfer wurde das beste Teil, welches klein und schrumpelig in einer Ecke des Zimmers lag, geborgen und mit dem Patienten ins Krankenhaus gesandt. Dort angekommen, standen die Urologen etwas hilflos vor dem in einer sterilen Nierenschale liegenden „Körperanhängsel". Mikrochirurgie war jedenfalls nicht ihr Fachgebiet und für die Wiederinbetriebnahme des Organs war es schon wichtig, Gefäße, Nerven, Samenleiter und Harnröhre möglichst genau wieder miteinander zu verbinden. Der diensthabende Hand(!)-Chirurg nahm sich der Sache an und nähte in einer mehreren Stunden dauernden Operation den Penis wieder an seiner vom Körper vorgesehenen Stelle an. Eine etwas außer seinem Fach liegende Erweiterung seiner Kompetenzen.

Damit die in filigraner Arbeit hergestellten Nähte nicht wieder rissen, bekam der Patient strengste Bettruhe verordnet. Da er keine weiteren Verletzungen davongetragen hatte, wurde er am Morgen nach der Operation extubiert und sollte bald verlegt werden. Leider hatten wir seine psychische Situation vollkommen unterschätzt – und seine Kraft ebenfalls. Schon lange vom Alkohol abhängig, der bei ihm Aggressionen auslöste, war Gewalt gegenüber seiner Frau für ihn etwas völlig normales. Ihre plötzliche Gegenwehr machte ihn so wütend, dass er vollkommen ausrastete! Noch unter Restalkohol stehend rollte er sich aus seinem Bett, schwankte „ich bring dich um" brüllend zum Nachbarbett (in dem er seine Frau vermutete) und versuchte die darin liegende Patientin am Bein aus dem Bett zu zerren! Die durch sein Brüllen aufgeschreckte und ins Zimmer eilende

Kollegin konnte nur noch um Hilfe schreien, sich dem völlig ausgerasteten Patienten zu nähern traute sie sich nicht. Zu unserem Glück waren an diesem Morgen unsere beiden größten und auch mit breiten Schultern versehenen Pfleger im Dienst. Bei aller Gleichberechtigung – manchmal hilft nur pure Körperkraft! Sie stürzten sich beide auf Herrn Schweinsberg und versuchten ihn wieder in sein Bett zu legen. Keine Chance! Der weiterhin Morddrohungen von sich gebende Patient setzte sich derart massiv zur Wehr, dass wir die Polizei riefen. Binnen drei Minuten – welch Rekordzeit! – waren die Beamten vor Ort. Während dieser Zeit konnten unsere Jungs den Patienten immerhin im klassischen Schwitzkasten quer über seinem Bett liegend festhalten. Gemeinsam packten sie ihn dann und fixierten ihn mit Bauchgurt nebst Hand- und Fußgurten ans Bett. Nun kam auch der Stationsarzt zum Zuge, dessen Beitrag bisher ein aus sicherer Entfernung gerufenes „Herr Schweinsberg, bleiben Sie ruhig, denken Sie an Ihren Penis, die Nähte reißen doch," gewesen war. Doch diesen gut gemeinten Vernunftgründen war der völlig außer Kontrolle geratene Patient leider gar nicht zugänglich. Jetzt konnte der Stationsarzt dem Patienten immerhin ein Beruhigungsmittel verabreichen und kurz darauf schlief Herr Schweinsberg tief und fest. Wegen seiner mehrfach geäußerten Mordabsichten stand er ab sofort unter Polizeibewachung und das war auch eine gute Entscheidung. Einen Tag später wurde er verlegt und rastete auf der Normalstation noch einmal aus. Wieder waren vier Personen nötig, um ihn zu bändigen! Er wurde nach seiner Genesung auch nicht entlassen, sondern in eine geschlossene psychiatrische Abteilung verlegt.

Ob sein Penis diese Missachtung der Bettruhe gut überstanden hatte, entzieht sich leider unserer Kenntnis. Außerdem kursiert in der Handchirurgie seitdem der Witz, man wisse nicht, ob der Patient mit seinem angenähten Penis wieder urinieren kann, aber vielleicht könne er jetzt damit greifen …

Übrigens wurde zeitgleich zur geschilderten Situation auf der Station eine Patientin reanimiert, die aus dem Magen blutete, und zwar so stark, dass das Blut aus ihrem Mund sprudelte, sich über ihren Oberkörper ergoss, vom Bett auf den Fußboden floss und dort eine Lache zu Füßen der reanimierenden Kollegen bildete. Nicht nur ein Paar Schuhe wurde hinterher im Müllsack entsorgt und die Patientin hat leider auch nicht überlebt. Sie können sich vielleicht vorstellen, dass eine gewisse Unruhe und Hektik auf der Station herrschten ...

Und – nein – wir befinden uns nicht bei „Emergency Room", sondern im (zugegebenermaßen nicht ganz alltäglichen) realen Leben auf der Intensivstation.

*Diamanten und Fenstersprünge*

Der Untersuchungshäftling Herr Mambasu wurde dem Gericht vorgeführt, wo man ihm einen Einbruch in einem Juwelierladen zur Last legte. Mehrere Schmuckstücke waren bei ihm gefunden worden und lagen dem Gericht als Beweismittel vor. Mitten in der Verhandlung sprang der Häftling plötzlich auf, rannte zum Tisch mit den Beweisstücken, schnappte sich einen Diamantring, schluckte ihn hinunter, stürzte zum offenen Fenster und sprang hinaus. Das alles geschah so rasch, dass keiner der verblüfften Anwesenden irgendwie reagieren konnte. Leider hatte Herr Mambasu wohl nicht mitbekommen, dass der Verhandlungssaal im zweiten Stock des Gerichtsgebäudes lag. Er landete hart auf dem gepflasterten Innenhof, wo seine Flucht auch prompt endete. Mit diversen Knochenbrüchen kam er in die Klinik. Zu seinem großen Pech war auch die Wirbelsäule irreparabel verletzt und so wird er in der Zukunft auf den Rollstuhl angewiesen sein. Hat sich das ausgezahlt?!

Nun fehlte natürlich der Ring. Auf dem Röntgenbild konnte man genau sehen, dass er vom Magen schon in den Darm weitergewandert war, so konnte er nicht mehr mit einem Gastroskop geborgen werden. Er musste also auf natürlichem Wege wieder zum Vorschein kommen. Die betreuende Schwester durfte zu ihrer größten Freude jeden Kotabgang von ihm mit einem Spatel genauestens unter die Lupe nehmen, bis der Ring tatsächlich wieder auftauchte. Ob der Juwelier später den Ring – trotz Säuberung – noch verkaufte, entzieht sich leider unserer Kenntnis.

Herr Mambasu hatte übrigens eine „nette“ Eigenart: Er konnte spucken wie ein Lama, weit und zielgerichtet. Eine riesige Schweinerei! Und nicht nur eine Person hat er mit seinem schnodderigen Speichel voll erwischt. Wenn man überlegt, wie viele Keime sich im Speichel befinden und dass auch Hepatitis und HIV darüber übertragen werden können, kann man sich vorstellen, wie „gerne“ wir ihn betreut haben.

War niemand im Zimmer, spuckte er auf den Fußboden und wir mussten aufpassen, nicht auf den Schleimpfützen auszurutschen. Allerdings machten wir dieses Spiel nicht lange mit. Als er einmal schlief, schlich eine Kollegin an sein Bett und band ihm einen Mundschutz um. Davon wurde er natürlich wach, aber da saß der Mundschutz schon am richtigen Platz. Seine Augen wurden groß, als er merkte, dass es mit seinen Spuckattacken nun vorbei war. Der Schleim blieb jetzt im Mundschutz hängen und sammelte sich an seinem Kinn, von wo aus er langsam den Hals hinunterlief. Das gefiel ihm überhaupt nicht, aber so war es dann. Den Rest seines Aufenthaltes verbrachte er mit Mundschutz, denn eine weitere Gelegenheit zum Spucken wollte ihm niemand ermöglichen. Wir waren alle froh, als er endlich ins Gefängniskrankenhaus verlegt wurde!

*Eine Ahnung – mit schlimmem Ausgang*

Sven Böttinger, 28 Jahre alt, war als Arzt in der Inneren Abteilung unseres Krankenhauses tätig. Wie schon so oft ging er am Wochenende seinem Hobby, dem Paragliden, nach. Dabei erwischte ihn eine sogenannte Fallböe und „sein“ Wind war auf einmal weg. Wie ein Stein stürzte er zu Boden und verletzte sich natürlich schwer. Außer Armen und Beinen waren bei ihm auch innere Organe betroffen.

In einem kleinen Krankenhaus vor Ort wurde er notversorgt, bekam die Arme eingegipst und seinen Oberschenkel genagelt. Außerdem musste eine Blutung an der Milz übernäht werden. Als er halbwegs kreislaufstabil war, wurde er heimatnah in unser Krankenhaus verlegt. Noch intubiert und unter Schmerzmitteln stehend, war er aber soweit wach, dass man sich mit ihm verständigen konnte. Sein größtes Risiko war eine erneute Milzblutung, entsprechend oft wurden Kontroll-Sonografien durchgeführt. Trotzdem befand er sich auf dem Wege der Besserung, sollte bald extubiert werden und die Klammern seiner Bauch-OP wurden morgens gezogen. Am späten Nachmittag wurde sein Blutdruck auf einmal niedriger, allerdings noch nicht so niedrig, dass der Monitor alarmiert hätte. Aber im Gesicht sah er irgendwie „komisch" aus.

Zu dem Zeitpunkt befand sich unser diensthabender Stationsarzt in seinem Zimmer, um vor der Nacht etwas die Füße hochzulegen – damals gab es noch keinen Schichtdienst bei den Ärzten, sondern einer musste über vierundzwanzig Stunden auf der Station bleiben. Der zweite Stationsarzt war mit einem anderen Patienten im CT und wurde erst in einer halben Stunde zurückerwartet und der diensthabende Oberarzt war im OP beschäftigt.

Was nun tun? Den Arzt, der die ganze Nacht noch vor sich hatte, wecken? Oder warten, bis der zweite Arzt aus dem CT kam? Schließlich hatte ja noch nichts alarmiert und wenn wir nicht zufällig im Zimmer eine Spritze hätten wechseln müssen, wäre uns gar nichts aufgefallen. Trotzdem stand nach kurzer Beratung untereinander fest: Wir wecken den ersten Dienst! Der war natürlich begeistert, mit einem „Ich weiß nicht warum, aber Herr Böttinger gefällt mir nicht", geweckt zu werden. Allerdings erschien er ohne weitere Diskussionen sofort auf der Station und sah sich den Patienten an. In der Zwischenzeit hatten wir schon eine Blutgasanalyse gemacht, das Ergebnis war aber noch nicht fertig.

Zeitgleich, als das Ergebnis kam, verdrehte Herr Böttinger die Augen – Herzstillstand! Sein Hämoglobinwert war so niedrig, dass nur eine akute Blutung als Ursache dafür infrage kam. Sofort fingen wir mit Wiederbelebungsmaßnahmen an, machten Herzdruckmassage und spritzen diverse Medikamente. Intubiert war Herr Böttinger noch, so verloren wir damit keine kostbare Zeit. Zugleich riefen wir die Chirurgen an, sie sollte sich den Patienten ansehen, informierten unseren diensthabenden Oberarzt und organisierten Blutkonserven aus der Blutbank.

Nach einigen Minuten hatte Herr Böttinger wieder einen halbwegs stabilen Blutdruck und wir warteten nur noch auf das Abfahrtskommando Richtung OP. Etwas anderes als eine erneute Milzblutung hatte niemand auf dem Plan.

Doch bevor die Chirurgen ihr Sonogerät auch nur angeschaltet hatten, blieb Herrn Böttingers Herz erneut stehen! Und dieses Mal reagierte er auf keines der Medikamente, die wir ihm gaben. Die Blutkonserven waren inzwischen auf der Station und zwei von uns drückten sie gleichzeitig in den Patienten hinein. In der ganzen Hektik platzte auch noch eine Konserve und lief unserem Oberarzt den Rücken hinunter bis in die Unterhose. Der ließ sich davon aber gar nicht irritieren und gab weiter seine Anweisungen.

Eine Fahrt in den OP war unter diesen Umständen natürlich nicht mehr möglich! Der Chirurg orderte ein Team mit einem Bauchsieb (also den nötigen Instrumenten für eine Bauchoperation) zu uns auf die Station. Die Kollegen wussten erst gar nicht, was wir von ihnen wollten, eine Operation auf der Station war bis dato noch nie vorgekommen. Aber dann standen sie blitzschnell mit allen benötigten Dingen in der Tür.

Wir schütteten noch rasch eine Flasche Händedesinfektionsmittel über Herrn Böttingers Bauch, an eine vorschriftsmäßige Einwirkzeit war natürlich nicht mehr zu denken und los ging es: Schnell mit Kittel, Mundschutz und Handschuhen ausgestattet, öffnete der Chirurg die frische Narbe. Gut, dass die Klammern seit dem Morgen entfernt waren. All dies passierte unter permanenter Herzdruckmassage, bei der das ganze Bett wackelte!

Mit ein paar Griffen sortierte der Arzt die Gedärme an die Seite, die lagen jetzt tatsächlich wie ein großer glibberiger Berg auf Herrn Böttingers Unterbauch. Ebenso schnell klemmte er die Milz ab und legte sie ebenfalls an die Seite. Nur – die Milz hatte gar kein Leck!

Es herrschte allgemeine Ratlosigkeit. Bis wir sahen, dass sich das Zwerchfell pulsierend vorwölbte. Als letzte Möglichkeit, noch eine Blutungsquelle zu finden, öffnete der Chirurg die Brusthöhle. Das Blut kam ihm wie ein Wasserfall entgegen! Keine Chance, irgendeine Ursache zu finden!

Wir konnten Herrn Böttinger nicht retten, er verblutete uns unter den Händen … Sein Bett bestand aus einem einzigen roten Meer aus Blut.

Völlig geschockt beendeten wir unsere Reanimationsmaßnahmen und begannen dieses fürchterliche Chaos zu beseitigen. Der Chirurg klammerte den Bauch wieder zu (natürlich mitsamt den Gedärmen) und wir wischten Unmengen an Blut weg. Überall war es verteilt, auch durch die geplatzte Konserve: auf dem Patienten, dem Bett, dem Bettgestell, den Infusionsgeräten, der Beatmungsmaschine. Sogar den Fußboden mussten wir mehrfach wischen.

Die Eltern von Herrn Böttinger wurden verständigt und wollten ihn einmal noch sehen. Sie waren natürlich außer sich! Und nicht nur bei ihnen liefen die Tränen, auch bei einigen von uns. Wir waren so verdammt machtlos gewesen, obwohl alle Leute und alle Möglichkeiten sofort vor Ort gewesen waren … Tagelang machten wir uns Gedanken, ob wir etwas übersehen hatten oder schneller hätten reagieren müssen. Aber schneller reagieren als auf eine „Ahnung“ geht ja auch nicht.

Herrn Böttingers Todesursache galt als ungeklärt, deshalb wurde er obduziert und dabei kam heraus, dass er sich bei seinem Sturz einen Einriss der Muskelschicht des Aortenbogens zugezogen hatte. Der Aortenbogen ist die Hauptschlagader, die kurz nach dem Herzen einen Bogen macht, um sich dann weiter zu verzweigen. Sie ist ein riesiges Blutgefäß mit einem Durchmesser von zweieinhalb bis dreieinhalb Zentimetern. Wenn es daraus blutet, ist wirklich Not am Mann! Dieser Einriss hatte sich langsam vergrößert und immer mehr Blut hatte sich in der Ausbuchtung angesammelt. Unter der Herzdruckmassage war das Gefäß komplett gerissen und nun danach hatte es direkt in die Brusthöhle geblutet.

Wir hatten keinerlei Chance gehabt, ihn zu retten! Dies war zu einer Zeit gewesen, als die technischen Möglichkeiten noch lange nicht soweit waren wie heute, geschweige denn, dass es selbst in einem größeren Krankenhaus immer Herz- oder Gefäßchirurgen vor Ort gegeben hätte.

Für uns war es jedoch die Bestätigung, weiterhin zu unserem Bauchgefühl zu stehen – egal, ob wir damit einen Arzt nerven oder nicht! Und man muss noch einmal sagen: Unser Arzt war zwar nicht begeistert gewesen, aber sofort und ohne Diskussionen am Patientenbett gestanden.

Übrigens fand diese Aktion in einem Zweibettzimmer statt, der Nachbarpatient von Herrn Böttinger stand kurz vor der Verlegung und bekam natürlich alles haargenau mit! Als wir hinterher noch einmal mit ihm über die Situation redeten, zeigte er sich zwar geschockt, aber auch gefasst. Immerhin wüsste er jetzt, dass im Notfall wirklich alles für die Patienten getan würde ...

Diese Situation zeigt auch wieder einmal die Grauzonen der Intensivmedizin auf. Was macht der Arzt, was macht die Schwester? Gesetzlich geht es dabei, wie bereits beschrieben, um „Delegation", also um die Übertragung von Zuständigkeiten und Befugnissen an in der Regel nachgeordneten Personen und um die „Durchführungsverantwortung", also darum, ob die Personen gemäß ihres Leistungsstandes in der Lage sind, diese Tätigkeiten zu übernehmen.

Zum Beispiel ist das Verabreichen von Blutkonserven eine rein ärztliche Tätigkeit, die auch nicht delegiert werden kann. Aber was macht man einer Situation wie der geschilderten, in der der Arzt einfach keine Hand frei hat, um sich der Konserven anzunehmen? Die Konserven selbst überprüfen und anhängen? Oder abwarten, bis der Arzt sich darum kümmern kann? Im Falle von Herrn Böttinger haben wir nur seine Blutgruppe mit der Blutgruppe der Konserven verglichen und diese ohne weitere Überprüfung angehängt. Wären wir so vorgegangen, wie es laut Gesetz vorgesehen ist, wäre Herr Böttinger wohl bereits tot gewesen, bevor die erste Konserve seinen Blutkreislauf erreicht hätte.

Aber jede Notfallsituation ist anders und es kann natürlich keine Empfehlung zu einem bestimmten Verhalten geben, das ist ja klar!

„Opa Kurti" war ein ganz besonderer Fall. Mit seinen fast 86 Jahren fuhr er immer noch mit seinem Mofa durch die Gegend. Dieses hatte schon mehrere Jahrzehnte auf dem Buckel, brachte ihn aber treu und brav überall hin. Die wenigen Wege rund ums Dorf konnte er noch gut damit erledigen und war bis zu diesem Winter immer unfallfrei unterwegs gewesen.

Aber an diesem Abend auf glatter Straße rutschte er in einer Kurve seitlich weg und landete unglücklicherweise unter einem parkenden Auto. Eingeklemmt zwischen Auto und Mofa hatte er Glück, dass ein anderer Autofahrer den Unfall beobachtet und sofort Hilfe organisiert hatte. Die Feuerwehr musste ihn mit schwerem Rettungsgerät befreien, so verkeilt hatte er sich. Seltsam war nur, dass sein Unfallort etwa 80 km weit von seinem Wohnort entfernt lag. Also viel weiter weg, als seine üblichen Strecken ihn führten.

Immerhin war er nicht schwer verletzt, kam aber wegen seines Alters und weil er völlig unterkühlt war, auf die Intensivstation. Leider herrschte bei seiner Ankunft gerade völliges Chaos auf der Station. Sein mitgelieferter Rucksack wurde in den Tiefen seines Schrankes verstaut und erst einmal ignoriert.

Tage später machte sich ein komischer Geruch im Zimmer breit. Nun riecht es in Patientenzimmern öfter mal nicht lecker, aus welchen Gründen auch immer ... Nur dieser Geruch war besonders auffällig. Als ob ein Abfluss verstopft wäre. Allerdings kam der Geruch nicht vom Waschbecken her.

Des Rätsels Lösung lag einen Meter weiter links – im Rucksack! Schon beim Öffnen der Schranktür haute der Gestank uns buchstäblich um! Mit Mundschutz und Handschuhen versehen, leerten wir den Inhalt des Rucksackes auf einem (abgedeckten) Tisch aus. Und staunten nicht schlecht!

Im Rucksack befanden sich Essensvorräte für mehrere Tage und was diesen Gestank verursachte, waren in Papier eingewickelte gekochte Eier, die ihren Zenit schon weit überschritten hatten. Wabbelig und von undefinierbarer Farbe fanden sie ihren sofortigen Weg in den Mülleimer. Außerdem hatte Herr Kurt mit einem Stapel an Butterbroten, einer halben Mettwurst und mehreren Dosen Bier für seinen eventuellen Hunger und Durst unterwegs gut vorgesorgt. Auch diese Sachen fanden ihr umgehendes Begräbnis im Mülleimer. Selbst die Bierdosen hatten ein Haltbarkeitsdatum, welches lange vor der Einführung des Dosenpfandes abgelaufen war …

In einem kleinen Plastikbeutel fanden wir außerdem zwei Unterhosen, zwei Paar Socken und ein Unterhemd. Weiters eine Zahnbürste, die von der Optik her ebenso alt war wie die Bierdosen, und einen Kamm.

Der überraschendste Fund befand sich aber in einer Seitentasche des Rucksackes in einem braunen Umschlag und sorgte sofort für helle Aufregung. In diesem befanden sich nämlich mehr als zehntausend Euro in bar! Nach ordnungsgemäßer Dokumentation durch mehrere Kollegen verständigten wir die Polizei, damit sie diesen Fund in ihre Obhut nahm, um die Herkunft des Geldes zu klären (Herr Kurt hätte das Geld ja gestohlen haben können – was ihm allerdings niemand zutraute). Natürlich fragten wir Herrn Kurt ebenfalls, was es mit diesem Rucksack für eine Bewandtnis habe. Aber er beteuerte immer wieder, dass dieser ihm gar nicht gehöre und ein Irrtum vorliegen müsse. Sein Gesichtsausdruck sprach allerdings eine ganz andere Sprache.

Erst Tage später bekamen wir die ganze Geschichte zu hören: Seit mehreren Jahren versorgte Herr Kurt mithilfe eines Pflegedienstes seine schwer kranke Frau zu Hause. Nach einem Schlaganfall halbseitig gelähmt, muss sie ihm wohl das Leben zur Hölle gemacht haben. Schon vorher war sie keine einfache Frau gewesen, legte sich wegen jeder Kleinigkeit mit ihren Mitmenschen an und wurde im Dorf nur die „Keifzange“ genannt. Als er ihre Unterbringung in einem Pflegeheim andachte, ist die Situation wohl so eskaliert, dass sich Herr Kurt nicht mehr zu helfen wusste.

Er ging zur Bank und löste das Sparkonto auf. Auf die besorgte Nachfrage des Bankbeamten hin gab er an, das Geld als Kaution für die Unterbringung seiner Frau in einer betreuten Wohngemeinschaft zu benötigen. Im Dorf war allgemein bekannt, wie es um Herrn Kurt und seine Frau stand, und so bekam er anstandslos das Geld. Als der Pflegedienst am frühen Abend seine Frau ins Bett gebracht hatte, war es soweit: Mit etwas Wechselwäsche, ordentlich Proviant und dem Geld flüchtete er von zu Hause. Wohin er wollte und wie er sich die Zukunft vorstellte, konnte er allerdings nicht erklären.

Nun war auch klar, warum der Unfallort so weit entfernt von seinem Zuhause lag. Er muss die 80 km mit seinem Mofa am Stück durchgefahren sein, es lagen ja nur wenige Stunden zwischen seiner Flucht und dem Unfall. Das erklärte auch, warum er völlig unterkühlt war, trotz dicker Kleidung.

Immerhin gab er nun zu, der Eigentümer von Geld und Rucksack zu sein und es bei seiner Frau nicht mehr ausgehalten zu haben. Die Polizeibeamten mochte er dann doch nicht belügen. Auch war er ziemlich erleichtert, dass man seine Frau noch in der Unfallnacht über seinen Verbleib informiert hatte und sie inzwischen in einem Heim versorgt wurde. Der Verlust seines Mofas schmerzte ihn allerdings sehr – Totalschaden, Reparatur unmöglich.

Für die weitere Organisation seines Lebens wurde der Sozialdienst eingeschaltet. Inzwischen lebt er ebenfalls in einem Pflegeheim, allerdings getrennt von seiner Frau in einer eigenen kleinen Wohnung. Ob die beiden jemals wieder ein Wort miteinander gewechselt haben, entzieht sich leider unserer Kenntnis.

### *Ein Unglück kommt selten allein*

Herr Hinzmann, 36 Jahre alt und allein lebend, wollte sich eigentlich nur eine Tasse Kaffee kochen. Da die Kaffeemaschine kaputt war, stellte er einen Topf auf den Herd, um das Wasser zu erhitzen. Die Zeit, bis das Wasser kochte, wollte er nutzen, um schnell unter die Dusche zu springen.

Leider kochte das Wasser viel schneller, als er dachte, und als die ersten Dampfschwaden durch die Wohnung zogen, wurde er leicht panisch. Ohne sich abzutrocknen, eilte er vom Bad in die Küche, um den Topf vom Herd zu ziehen.

Dabei rutschte er mit seinen nassen Füßen auf den Badezimmerfliesen aus und prellte sich heftig beide Knie. Humpelnd zog er weiter in Richtung Küche, knickte vor dem Herd aber so unglücklich um, dass er mit dem Gesicht auf die Drehknöpfe aufschlug. Die schöne violette Verfärbung, die sich sofort auf beiden Augen ausbreitete, nennt man passenderweise „Brillenhämatom" und wie eine wild gewordene Brillenschlange sah er auch aus. Zwar konnte er trotzdem irgendwie den Topf beiseite ziehen, vergaß beim Aufrichten aber, dass die Platte noch heiß war. Mit der kompletten Handfläche fasste er auf die heiße Platte! An ein Aufrichten war natürlich nicht mehr zu denken! Sein gellender Schrei war bis in die Nachbarwohnung zu hören. Zu seinem Glück erfasste die Nachbarin gleich den Ernst der Lage und verständigte den Rettungsdienst, nachdem Herr Hinzmann nicht auf ihr Klingeln an der Haustür reagierte.

Es muss ein seltsames Bild gewesen sein, der nackte Herr Hinzmann vor dem Herd liegend, mit geschwollenen Knien, zwei blauen Augen und einer schlimm verbrannten Hand. Und alles wegen einer Tasse Kaffee – aber es heißt ja, Kaffee sei ungesund …

*Vorsicht vor dem Vorführeffekt*

Für den Fall, dass Sie unbedingt mit einer Waffe vor Ihren Freunden angeben müssen, vergewissern Sie sich bitte lieber dreimal, ob diese auch richtig gesichert ist. Sonst ergeht es Ihnen wie Herrn Sulzbach.

Herr Sulzbach wollte ein paar Freunden sein altes Bolzenschussgerät vorführen, mit dem Tiere betäubt oder mit einem Schuss ins Gehirn getötet werden. So etwas hat schließlich nicht jeder zu Hause und natürlich erweckte dieses Gerät bei den Kumpels großes Interesse. Warum Herr Sulzbach es für notwendig erachtete, die Funktionstüchtigkeit des Geräts an sich selbst zu demonstrieren, entzieht sich leider meiner Kenntnis. Jedenfalls hielt er sich für seine Vorführung das Gerät genau zwischen die Augen und – drückte ab.

Das Bolzenschussgerät funktionierte tadellos, wie Herr Sulzbach zu seinem Leidwesen und vermutlich zum großen Schreck für seine Freunde feststellen musste. Glücklicherweise war das Gerät nicht für Rinder, sondern nur für Kleintiere gedacht, sonst wäre diese Tat die letzte in seinem Leben gewesen.

So kam er mit einer tiefen Wunde auf der Stirn davon und eine dicke Narbe zeugt noch immer von seiner „Heldentat“.

*Wunder mit Hindernis*

Eigentlich hätte Frau Niehaus Glück im Unglück haben können ...

Sie war nach einem anstrengenden Arbeitstag mit ihrem Oberklasse-Kombi auf der Autobahn unterwegs. Dichter Verkehr und starker Regen machten die Fahrt nicht gerade angenehm. Als sie auf der linken Spur in eine Baustelle einfuhr, kam neben ihr ein Lkw-Anhänger ins Schleudern. Der Höhenunterschied zwischen den beiden Fahrbahnen brachte den leeren Anhänger aus der Spur. Sie hatte keine Chance auszuweichen. Er touchierte Frau Niehaus' Wagen mit ungeheurer Wucht am rechten hinteren Kotflügel. Sofort kam auch ihr Wagen ins Schleudern, durchbrach die Baustellenabsperrung und überschlug sich mehrfach. So ein Szenario ist eigentlich eine Garantie für einen langen Aufenthalt in der Intensivstation.

Doch wie durch ein Wunder wurde Frau Niehaus nur leicht verletzt. Sie hatte unglaubliches Glück, dass sie von diesem Unfall lediglich ein paar Prellungen und eine Gehirnerschütterung davongetragen hatte. Trotz des Schreckens war sie immerhin soweit Herrin ihrer Sinne, dass sie sich abschnallte und das Fahrzeug verlassen wollte. Die Fahrertür klemmte zwar etwas, ließ sich aber öffnen.

Frau Niehaus stieg immer noch leicht benommen aus ihrem Auto, machte zwei Schritte vorwärts – und stürzte sechs Meter tief in eine Baugrube!

So verbrachte sie die nächsten Wochen trotz glimpflich verlaufenem Unfall auf der Intensivstation. Das Schicksal nimmt manchmal seltsame Wendungen ...

*Wunder sind möglich!*

Einer der schlimmsten Unfälle mit unerwartetem Ausgang betraf die siebzehnjährige Julia.

Sie fuhr als Sozia auf dem Motorrad ihres Freundes mit. Eigene Schutzkleidung besaß sie noch nicht und der Helm war auch nur geliehen. Ihr Freund, selbst gerade achtzehn Jahre alt und noch Führerscheinneuling, wollte Julia nach einem Treffen wieder nach Hause bringen. In einer Kurve unterschätzte er seine Geschwindigkeit, rutschte quer über die Gegenfahrbahn in die Böschung und blieb an einem Baum hängen. Er hatte Glück und kam mit ein paar gebrochenen Knochen davon.

Julia flog vom Motorrad, verlor den etwas zu großen Helm und streifte mit ihrem Kopf den Baum. Sonst kaum verletzt, kam sie mit schwersten Schädelbrüchen und einer starken Blutung zu uns auf die Station. Als ihr Hirndruck immer weiter stieg und ihr Kontroll-CT eine Zunahme der Blutung zeigte, wurde sie nachts notoperiert. Die Blutung wurde ausgeräumt und ein Teil des Schädeldaches entfernt, damit ihr Gehirn mehr Platz zum Ausdehnen hatte. Trotzdem war ihr Hirndruck nicht in den Griff zu bekommen, alle Medikamente halfen überhaupt nichts. Eigentlich warteten wir nur darauf, dass sich durch die Schwellung das Gehirn die eigene Blutversorgung abdrückte und dadurch der Hirntod eintreten würde.

Ihre Familie saß Tag und Nacht neben ihrem Bett, die Eltern wechselten sich ab und jeden Nachmittag kamen ihre Brüder vorbei und leisteten der Bewusstlosen Beistand. Die beiden Jungs, richtige Teenies, flippig gekleidet und die Baseballkappen schräg auf dem Kopf tragend, waren rührend um ihre Schwester besorgt. Unablässig redeten sie ermutigend auf sie ein und streichelten ihr über die Hände.

Lange Zeit schwebte Julia buchstäblich zwischen Leben und Tod. Alle Arztgespräche verliefen in die Richtung: „Wir tun, was wir können, aber es sieht nicht gut aus.“ Hinter den Kulissen gingen die Überlegungen schon dahin, ob man die Eltern vielleicht vorsichtig über einen möglichen Hirntod und die nachfolgende Möglichkeit einer eventuellen Organspende aufklären sollte. Doch noch war es nicht soweit.

Überraschenderweise gingen Julias Hirndrücke während der nächsten Tage ganz, ganz langsam zurück. Eine positive Prognose abzugeben wagte jedoch niemand, zu schwer waren ihre Verletzungen und zu groß die Möglichkeit einer bleibenden Hirnschädigung. Langsam wurde auch ihre Sedierung zurückgenommen, Julia sollte wacher werden. Zuerst machte sie ihre Augen ein Stück weit auf, bewegte die Pupillen aber nur ziellos umher. Als Nächstes bewegte sie einen Arm aus dem Ellenbogen heraus ungelenk zur Seite. „Wahrscheinlich Ausdruck einer Hirnschädigung und spastische Zuckungen", hieß es bei den Visiten.

Nur die Schwestern, die sie länger betreut hatten, bemerkten ganz langsam eine Veränderung. Wir meinten, dass sie versuchen würde, unsere Blicke zu erwidern, und dass ihre ungelenken Bewegungen Abwehrreaktionen sein könnten, wenn ihr etwas unangenehm war. Einen Arzt konnten wir davon aber nicht überzeugen. Ganz deutlich wurden die Versuche ihrer Kontaktaufnahme jedoch eines Tages kurz vor ihrer Verlegung in die Reha.

Bei der Haarwäsche hatte das junge Mädchen einen ganz entspannten Gesichtsausdruck, als würden ihr die Kopfmassage und das warme Wasser sehr gefallen. Beim anschließenden Zähneputzen verzog sie das Gesicht und sah nun gar nicht mehr entspannt aus. Außerdem schlug sie wieder mit ihrem Arm. Trotz aller gegenläufigen Meinungen – das war doch eine gezielte Reaktion!

Als ihre Eltern kamen und wir uns so über den Vormittag unterhielten, erzählten wir davon. Damit lehnten wir uns ziemlich aus dem Fenster, denn eigentlich mochten wir keine unberechtigten Hoffnungen wecken, schon gar nicht, wenn die Meinung der Ärzte eine andere war. Aber verdammt noch einmal, es war einfach so!

Die Eltern weinten fast vor Freude, schon länger waren sie der Meinung, Julia würde leichte Reaktionen zeigen, auch wenn diese Hoffnungen sich mehr auf Ahnungen stützten. Wir empfahlen ihnen, sich über die „Basale Stimulation" zu informieren, die Möglichkeiten aufzeigt, mit einfachen Mitteln Kontakt zu wahrnehmungsgestörten Menschen aufzunehmen.

Am nächsten Tag kamen sie freudestrahlend zu Besuch, die ganze Nacht über hatten sie im Internet recherchiert, sich informiert und jede Menge Lektüre bestellt. Es gibt viele Möglichkeiten, die Sinne anzuregen, damit wollten sie Julia in der Reha unterstützen.

Das war der Tag, an dem die Stimmung kippte – im positiven Sinne. Als Julia zwei Tage später verlegt wurde, sprach niemand mehr von „spastischen Zuckungen". Die weiteren Berichte aus der Reha waren durchgehend positiv. Sie machte in einer Weise Fortschritte, die niemand für möglich gehalten hätte! Zwar kann man bei Kopfverletzungen nie eine genaue Prognose abgeben, inwieweit der Patient wieder hergestellt werden kann; manche Dinge müssen über Jahre trainiert werden, bis sie wieder funktionieren. Aber Julia ging es Woche für Woche besser und wir freuten uns alle für sie und ihre Familie. Am allerbesten nach ihrer Entlassung war der Tag, an dem Julia uns besuchen kam! Ungefähr ein halbes Jahr, nachdem sie die Intensivstation verlassen hatte, erschien ein junges, flippig gekleidetes Mädchen bei uns auf der Station, das niemand erkannte. Nur ihre Begleiter kamen uns vertraut vor. Kein Wunder, so viele Jungs mit Baseballkappen haben wir nicht als Besucher. Das sollte Julia sein? Keine Spur von gravierenden Spätschäden, nichts! Vielleicht zog sie ein Bein noch etwas nach, aber sonst war ihr nichts mehr von dem schweren Unfall anzusehen. Es war der Hammer!

Als Dankeschön brachten ihre Eltern neben einem riesigen Esskorb ein großes Bild mit Fotos aus der Reha mit. Anfangs noch mit hängendem Kopf und schrägem Blick im Rollstuhl sitzend, war Julia bereits wenige Wochen später mit ihrer Familie Pizza essen. Passend zum Geburtstag der Mama kam sie nach Hause. Weihnachten buk sie mit ihr schon wieder Plätzchen, lässig in die Kamera grinsend.

Von ihrem Freund, der den Unfall verursacht hatte, war sie inzwischen getrennt, ihn hatten solche Schuldgefühle geplagt, dass es für sie nicht auszuhalten war. Zwar hätte er sie gerne zwischendurch auch einmal besucht, aber in der langen Zeit der Ungewissheit wollte die Familie lieber unter sich bleiben. Aber auch später war die unbefangene Beziehung zwischen den beiden einfach dahin. An den Unfall selbst kann sich Julia nicht mehr erinnern, an die Zeit bei uns auch nicht.

Ihre Geschichte war für uns wieder einmal eine Lehre, auch schwerst verletzte Patienten nicht zu schnell aufzugeben. Das tat uns richtig gut! Und genau diese Patienten sind es, die der Arbeit auf der Intensivstation einen Sinn geben. Allen können wir nicht helfen, aber die, die wir dem Tod quasi von der Schippe gezerrt haben, geben uns Durchhaltevermögen für die nächsten schwer verletzten Menschen.

## No risk no fun? – Gedanken einer Krankenschwester

Auch wenn sich manche Geschichten für uns amüsant anhören und Situationen lustig klingen, für den Patienten ist ein Aufenthalt auf einer Intensivstation alles andere als schön.

Die Patienten, die unverschuldet in Unfälle verwickelt wurden oder schwere Krankheiten haben, müssen hier eine Zeit durchleben, die sie weder zu verantworten haben noch beeinflussen können. Patienten, die als Ausweg in ihrem Leben nur den Freitod als Lösung sehen, wünscht man professionelle Hilfe, bevor sie dieses Vorhaben in Tat umsetzen können.

Aber bei denen, die sich keine Gedanken um irgendwelche Folgen ihres Handelns machen, wünscht man sich als Krankenschwester, dass sie vor (!) ihren Aktivitäten ihr Gehirn einschalten würden.

Muss man unbedingt Auto fahren, obwohl man nicht mehr geradeaus laufen kann? Durch die Nacht rasen, um den Kumpels zu imponieren, oder zu faul sein den Gurt anzulegen? Überholen, obwohl man nichts sieht? Mit dem Motorrad jede Kurve ausreizen, bis die Fußraste Funken schlägt? Bei der kleinsten Diskussion Messer statt Argumenten verwenden?

Leider schaltet das Gehirn nach einer bestimmten Menge Alkohol einfach ab und gerade Alkohol ist oft der Auslöser der schwersten Unfälle oder der Grund, warum Streitereien eskalieren.

Und dann liegen die Betroffenen auf der Intensivstation und wundern sich, dass Knochenbrüche wirklich weh tun und vier Wochen Bettruhe auch vier Wochen Waschen im Liegen und Stuhlgang auf der Bettpfanne bedeuten.

Und es wird gejammert: „Hätte ich das gewusst ...", aber dann ist es zu spät!

Mit den Folgen werden diese Personen unter Umständen ein Leben lang zu tun haben, ob es nun bleibende Hirnschäden sind oder ein Leben im Rollstuhl. Und – ich gebe es offen zu – nicht für jeden kann ich Mitleid empfinden, ab und zu schwebt schon ein „selbst schuld" in meinem Hinterkopf herum. Schließlich sind wir auf der Intensivstation tagtäglich mit jenen schwerwiegenden Schäden, dem Leid und den Schmerzen konfrontiert, die unbedachtes und verantwortungsloses Handeln auslösen.

Nun, solange das so bleibt und wenn Sie ebenfalls nach dem Motto „no risk, no fun" Ihr Leben gestalten, sehen wir uns vielleicht eines Tages auf der Intensivstation.

Ich hoffe, nicht!

# 8. Zum Schluss – ein Dankeschön

Ein Buch entsteht nie alleine und deswegen ist mir ein Dankeschön an dieser Stelle sehr wichtig!

Als Allererstes möchte ich mich bei Verena Minoggio-Weixlbaumer, der Verlagsleiterin des Goldegg Verlags in Wien, bedanken. Bei einem unverlangt eingeschickten Manuskript liegt die Chance, veröffentlicht zu werden, bei ungefähr 1:1000. Gegen den Autor – ist ja klar!

Ich hatte großes Glück, dass sie sich für mein Thema interessierte, es näher unter die Lupe nahm und tatsächlich befand, daraus könne man etwas machen. Sie hat aus meinem Material, welches hauptsächlich aus harten Fakten bestand, durch ihre Anmerkungen und Fragen eine runde Sache gemacht. Die Zusammenarbeit mit ihr und ihrem Team hat mir von Beginn an großen Spaß gemacht und ich hatte sofort das Gefühl, irgendwie dazuzugehören. Die Entstehung eines Buches von der ersten Manuskriptzeile bis zum fertigen Buch zu begleiten und mitzugestalten war eine tolle und aufregende Erfahrung! Ein dickes Dankeschön dafür!

Das nächste Dankeschön geht an meine Kolleginnen und Kollegen – gäbe es euch nicht, wäre dieser Beruf nicht zu ertragen! So manche Situation haben wir zusammen erlebt und gemeistert. Ob es nun um die gemeinsame Bewältigung einer chaotischen Nacht ging oder um das Verständnis bei privaten Problemen, irgendjemand hatte immer eine hilfreiche Hand, ein offenes Ohr oder einen Scherz auf den Lippen – einer auch ein Liedchen, nicht wahr? Und ohne eure „Weißt du noch …?"-Erinnerungen wären einige Geschichten nicht hier aufgetaucht. Danke euch!

Und ein Wort an die Ärzte, die hier zum Teil ja nicht gut weggekommen sind – mit vielen von euch kann man super zusammenarbeiten und wenn die Arbeit „flutscht", also Hand in Hand geht, dann bekommt man die stressigsten Tage gut herum. Und auch wir als Pflegepersonal sind nicht immer einfach. Einige von euch möchten uns bestimmt manchmal auf den Mond schießen. Aber darüber müsst ihr euer eigenes Buch schreiben – jawohl!

Ein Dankeschön auch an meine Test- und Korrekturleser, die sich mit ihren Meinungen, ob es nun um Lob, Kritik oder Rechtschreibfehler ging, nicht zurückhielten und so manche Änderung oder Ergänzung bewirkten.

Besonders Petra, die ich hier namentlich erwähnen darf, hat mir bei dem Thema „Querschnittslähmung" sehr weitergeholfen. Sie beschreibt auf ihrer Internetseite „www.friesenlovecoach.ch/privat.htm" sehr anschaulich ihr Leben mit Querschnittslähmung seit einem Kutschenunfall 2004. Danke, dass ich dich kennenlernen durfte!

Ein weiteres Dankeschön geht an meine Familie. Als ich damals nach dieser chaotischen Nacht nach Hause kam und nur noch knurrte: „Wenn ich jemals einen Laptop habe, dann schreibe ich mal auf, was diese jungen Raser bei uns so erwartet! Immer dieses Gejammer, sie hätten gar nicht gewusst, was im Krankenhaus alles auf sie zukommt – ich kann es nicht mehr hören!", rechnete ich nicht damit, zwei Wochen später tatsächlich mit Schreiben anfangen zu „müssen". Da hatte mein Mann doch tatsächlich einen Rundruf bei seinen Freunden veranstaltet und einen ausrangierten Laptop aufgetrieben (ein neues Gerät wäre nie im Familienbudget drin gewesen). Als ein Freund von ihm mir diesen zu Ostern auf den Tisch stellte, war ich sprachlos (kommt nicht oft vor)!

Und wenn er und seine Freunde mir als PC-Legasthenikerin nicht bei allen Hard- und Softwareproblemen unter die Arme gegriffen hätten, wäre dieses Buch nie entstanden. Danke schön! (Allerdings bin ich immer noch der Meinung, dass Computer ein Eigenleben haben – ganz ehrlich!)

Meine Tochter hat es übrigens mit stoischer Ruhe ertragen, ihre Mutter des Öfteren abends mit dem Computer teilen zu müssen. Und es war schon klasse, wenn ich ihr (für Teenieohren geeignete) Textstellen vorgelesen habe, und es hieß: „Mama, du hast echt einen coolen Schreibstil." Was will man mehr? Ich bin sehr froh, dass es euch gibt!